实用护理技术与专科护理实践

张新晶　孙大翠　李　燕　主编

陕西新华出版
陕西科学技术出版社
Shaanxi Science and Technology Press
西安

图书在版编目（CIP）数据

实用护理技术与专科护理实践 / 张新晶，孙大翠，李燕主编. -- 西安：陕西科学技术出版社，2025. 5.
ISBN 978-7-5369-9188-0

Ⅰ. R47

中国国家版本馆CIP数据核字第2025X8A339号

SHIYONG HULI JISHU YU ZHUANKE HULI SHIJIAN

实用护理技术与专科护理实践

张新晶　孙大翠　李　燕　主编

责任编辑　高　曼
封面设计　宗　宁

出 版 者　陕西科学技术出版社
西安市曲江新区登高路1388号陕西新华出版传媒产业大厦B座
电话（029）81205187　传真（029）81205155　邮编710061
http//www.snstp.com
发 行 者　陕西科学技术出版社
电话（029）81205180 81205178
印　　刷　陕西隆昌印刷有限公司
规　　格　787mm×1092mm　16开
印　　张　19.5
字　　数　490千字
版　　次　2025年5月第1版
2025年5月第1次印刷
书　　号　ISBN 978-7-5369-9188-0
定　　价　98.00元

编委会

主　编

张新晶　孙大翠　李　燕

副主编

常林林　王艳红　周　甜　丁永强

姜晓君　位　鹏　张　苓

编　委（按姓氏笔画排序）

丁永强　滨州医学院烟台附属医院

王艳红　山东中医药大学附属医院

王瑞华　山东省滨州市无棣县海丰街道社区卫生服务中心

孙大翠　枣庄市立医院

李　燕　巨野县北城医院

位　鹏　山东省莱阳市妇幼保健院

张　苓　青岛市市南区中西医结合医院（青岛市市南区人民医院）

张新晶　宁阳县第一人民医院

周　甜　山东省公共卫生临床中心

郝志广　山东省鄄城县人民医院

姜晓君　山东省烟台市牟平区整骨医院

常林林　山东省滨州市无棣县柳堡镇卫生院

前言

FOREWORD

护理学是一门综合性的应用科学，专注于研究预防保健、疾病治疗及康复过程中的理论、技术和实践。它不仅关乎个体的身心健康，更是社会文明与进步的重要标志。随着医疗技术的飞速发展和人们对健康需求的日益增长，护理学已经从传统的疾病护理扩展到康复促进及健康教育等多个领域，其内涵与外延不断得到丰富和拓展。这一转变不仅要求护理工作者具备扎实的专业知识与技能，还需要他们拥有敏锐的洞察力、良好的沟通能力和持续学习的精神，以适应不断变化的医疗环境和患者需求。在此背景下，临床护理作为医疗卫生工作的核心环节，如何有效应对新医疗模式的挑战，如何满足民众对高品质医疗卫生服务的迫切需求，成为当前亟待解决的关键问题。为拓宽广大护理工作者的视野，充实护理理论知识，提高实践操作水平，促进护理工作紧跟时代步伐，我们特邀请从事临床护理工作多年的专家共同编写了《实用护理技术与专科护理实践》一书。

本书紧密围绕临床护理的实际需求，秉承理论与实践相结合的原则进行构建。开篇介绍了临床常用护理技术；然后，重点讲解了临床各科室常见疾病的护理，内容涵盖了疾病的概念、病因、发病机制、临床表现、护理评估、护理目标、护理措施。全书结构清晰，内容精炼，兼具科学性与实用性，旨在为护理工作者提供一套科学、规范、合理的临床护理参考资料。

当然，鉴于护理学涉及知识广泛，加之医疗环境的快速变化，本书难免存在疏漏与不足之处。我们恳请读者在使用过程中提出宝贵意见，以便在未来的修订中不断完善。

《实用护理技术与专科护理实践》编委会

2025 年 2 月

目录
CONTENTS

第一章　临床常用护理技术……（1）

第一节　口服给药法……（1）

第二节　导尿术……（3）

第三节　生命体征监测技术……（6）

第二章　神经内科护理……（14）

第一节　面神经炎……（14）

第二节　病毒性脑膜炎……（17）

第三节　短暂性脑缺血发作……（23）

第四节　脑梗死……（27）

第五节　脑出血……（31）

第六节　癫痫……（36）

第三章　心内科护理……（49）

第一节　原发性高血压……（49）

第二节　病毒性心肌炎……（55）

第四章　呼吸内科护理……（57）

第一节　急性上呼吸道感染……（57）

第二节　急性气管支气管炎……（61）

第三节　支气管扩张症……（64）

第四节　支气管哮喘……（69）

第五节　肺炎……（72）

第六节　急性肺水肿……（81）

第七节　急性呼吸窘迫综合征……（89）

第五章　消化内科护理 …………………………………………………… (96)
第一节　消化性溃疡 …………………………………………………… (96)
第二节　反流性食管炎……………………………………………… (106)
第三节　慢性胃炎…………………………………………………… (110)
第四节　炎症性肠病………………………………………………… (112)
第五节　肠易激综合征……………………………………………… (117)
第六节　肝硬化……………………………………………………… (119)
第七节　胆囊结石…………………………………………………… (126)
第六章　内分泌科护理………………………………………………… (130)
第一节　腺垂体功能减退症………………………………………… (130)
第二节　甲状腺功能亢进症………………………………………… (134)
第三节　甲状腺功能减退症………………………………………… (138)
第四节　皮质醇增多症……………………………………………… (141)
第五节　尿崩症……………………………………………………… (145)
第六节　肥胖症……………………………………………………… (148)
第七节　糖尿病……………………………………………………… (152)
第七章　骨科护理……………………………………………………… (162)
第一节　全髋关节置换手术………………………………………… (162)
第二节　下肢骨折内固定手术……………………………………… (166)
第三节　脊柱与脊髓损伤手术……………………………………… (168)
第八章　妇产科护理…………………………………………………… (171)
第一节　经前期综合征……………………………………………… (171)
第二节　盆腔炎性疾病……………………………………………… (172)
第三节　过期妊娠…………………………………………………… (176)
第九章　老年科护理…………………………………………………… (179)
第一节　老年人日常生活的护理…………………………………… (179)
第二节　老年人饮食与睡眠的护理………………………………… (183)
第三节　老年人用药的护理………………………………………… (188)
第四节　老年人疼痛的护理………………………………………… (193)
第五节　老年人安全的护理………………………………………… (196)

第六节　老年人急性心肌梗死……………………………………………………………（200）
第七节　老年人心力衰竭…………………………………………………………………（202）
第八节　老年人冠心病……………………………………………………………………（209）
第九节　老年人肺炎………………………………………………………………………（214）
第十节　老年人腹膜炎……………………………………………………………………（219）
第十一节　老年人高脂血症………………………………………………………………（220）
第十二节　老年人骨质疏松症……………………………………………………………（222）
第十三节　老年性白内障…………………………………………………………………（226）
第十章　康复科护理………………………………………………………………………（233）
第一节　帕金森病…………………………………………………………………………（233）
第二节　痉挛………………………………………………………………………………（239）
第三节　压疮………………………………………………………………………………（242）
第十一章　急危重症护理…………………………………………………………………（247）
第一节　电击伤……………………………………………………………………………（247）
第二节　急性中毒…………………………………………………………………………（251）
第三节　颅脑创伤…………………………………………………………………………（263）
第四节　急性冠状动脉综合征　……………………………………………………………（268）
第五节　心源性猝死………………………………………………………………………（277）
第六节　心源性休克………………………………………………………………………（281）
第七节　癫痫持续状态……………………………………………………………………（286）
第八节　高血压危象………………………………………………………………………（287）
第九节　甲状腺功能亢进危象……………………………………………………………（290）
第十二章　病例分析………………………………………………………………………（294）
第一节　心力衰竭…………………………………………………………………………（294）
第二节　混合型颈椎病……………………………………………………………………（296）
第三节　腰椎间盘突出症合并神经根型颈椎病…………………………………………（297）
参考文献……………………………………………………………………………………（299）

第一章　临床常用护理技术

第一节　口服给药法

口服是一种最常用的给药方法。它既方便又经济且较安全，药物经口服后，通过胃肠黏膜吸收进入血液循环，起到局部或全身的治疗作用。口服法的缺点：吸收慢而不规则；有些药物到达全身循环前要经过肝脏，使药效受到破坏；有的药物在肠内不吸收或具有刺激性而不能口服。病危、昏迷或呕吐不止的患者不宜应用口服法。因此，护士应根据病情、用药目的及药物吸收的快慢，掌握用药的时间。

一、摆药

（一）病区摆药

1.用物

药柜（内有各种药物、量杯、滴管、乳钵、药匙、纱布或小毛巾），发药盘或发药车，药杯，小药牌，服药单（本），小水壶内备温开水。

2.操作方法

（1）操作前应洗手、戴口罩，打开药柜将用物备齐。

（2）按服药时间挑选小药牌，核对小药牌及服药单，无误后依床号顺序将小药牌插入发药盘内配药，注意用药的起止时间，先配固体药，后配水剂及油剂。

（3）摆固体药片、药粉、胶囊时应用药匙分发，同一患者的数种药片可放入同一个杯内，药粉或含化药须用纸包。

（4）摆水剂用量杯计量，左手持量杯，拇指置于所需刻度，右手持药瓶先将药液摇匀，标签朝上，举量杯使所需刻度与视线平行，缓缓倒入所需药量（图 1-1），倒毕，以湿纱布擦净瓶口放回原处。同时服用几种水剂时，须分别倒入几个杯内。更换药液品种应洗净量杯。

（5）药液不足 1 mL，须用滴管测量，1 mL＝15 滴，滴时须稍倾斜。为使患者得到准确的药量，避免药液沾在杯内，应滴入已盛好凉开水的药杯。

（6）药摆毕，应将药物、小药牌与服药单全部核对一遍；发药前由别人再查对一次，无误后方可发药。

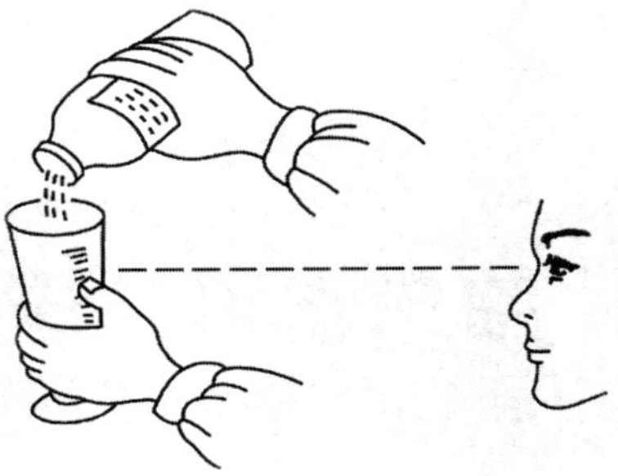

图 1-1 倒药液法

(二)中心药站摆药

有的医院设有中心药站,为住院患者集中摆药。中心药站具有全院宏观调控药品的作用,避免积压浪费,减少病区摆药、取药、退药、保管等烦琐的工作。

病区护士每天查房后,将药盘及小药牌一起送到中心药站,由药站专人负责摆药、核对。摆药一次备一天的量(三次用量),之后由病区护士核对取回,按时发给患者。

各病区可另设一小药柜,存放少量的常用药、抢救药、针剂,以及极少量毒、麻、限制药品等,以备夜间及临时急用。

二、发药

(1)备好温开水,携带发药车或发药盘、服药单进病室。

(2)按规定时间送药至床前,核对床号、姓名,并呼唤患者无误后再发药物,待患者服下后方可离开。

(3)对危重患者护士应予以喂服,鼻饲患者应由胃管注入。若患者不在或因故不能当时服药者,将药品带回保管。换药或停药应及时告知患者,如患者提出疑问,应耐心解释。

(4)抗生素及磺胺类药物需在血液内保持有效浓度,必须及时给药。

三、发药后处理

药杯用肥皂水和清水洗净,消毒擦干后,放回原处备用。油剂药杯应先用纸擦净后清洗再消毒,同时清洁药盘或发药车。

四、注意事项

(1)某些刺激食欲的健胃药宜在饭前服,因为刺激舌的味觉感受器,使胃液大量分泌。

(2)某些磺胺类药物经肾脏排出,尿少时即析出结晶引起肾小管堵塞,服药后指导患者多饮水,而对呼吸道黏膜起保护性作用的止咳合剂,服后则不宜立即饮水,以免冲淡药物降低药效。

(3)服用强心苷类药物如洋地黄、地高辛等,应先测脉率、心率,并注意其节律变化,脉率低于60次/分或节律不齐时则不可继续服用。

(4)某些药物对牙齿有腐蚀作用或使牙齿染色(如酸类或铁剂),服用时应避免与牙齿接触,可将药液由滴管吸入,服后再漱口。

(张新晶)

第二节　导　尿　术

一、目的

（1）为尿潴留患者解除痛苦，使尿失禁患者保持会阴清洁干燥。

（2）收集无菌尿标本，进行细菌培养。

（3）避免盆腔手术时误伤膀胱，为危重、休克患者正确记录尿量、测量尿比重提供依据。

（4）检查膀胱功能，测膀胱容量、压力及残余尿量。

（5）鉴别尿闭和尿潴留，以明确肾功能不全或排尿功能障碍。

（6）诊断及治疗膀胱和尿道的疾病，如进行膀胱造影或对膀胱肿瘤患者进行化学治疗（化疗）等。

二、准备

（一）物品准备

1.治疗盘内

橡皮圈 1 个，别针 1 枚，备皮用物 1 套，一次性无菌导尿包 1 套（治疗碗 2 个、弯盘、双腔气囊导尿管 1 根、弯血管钳 1 把、镊子 1 把、小药杯内置棉球若干个、液状石蜡棉球瓶 1 个、洞巾 1 块），一次性手套 1 双，无菌持物钳及容器 1 套，男患者导尿另备无菌纱布 2 块。常用消毒溶液：0.1％苯扎溴铵（新洁尔灭）、0.1％氯己定等。

2.治疗盘外

小橡胶单和治疗巾各 1 套（或一次性治疗巾），便盆及便盆巾。

（二）患者、护理人员及环境准备

患者了解导尿目的、方法、注意事项及配合要点。取仰卧屈膝位，调整情绪，指导或协助患者清洗外阴，备便盆。护理人员应衣帽整齐，修剪指甲，洗手，戴口罩。环境安静、整洁，光线、温湿度适宜，关闭门窗，备屏风或隔帘。

三、评估

（1）评估患者病情、治疗情况、意识、心理状态及合作度。

（2）患者排尿功能异常的程度，膀胱充盈度，会阴部皮肤、黏膜的完整性。

四、操作步骤

将用物推至患者处，核对患者床号、姓名，向患者解释导尿的目的、方法、注意事项及配合要点。消除患者紧张和窘迫的心理，以取得合作。①用屏风或隔帘遮挡患者，保护患者的隐私，使患者精神放松。②帮助患者清洗外阴部，减少逆行尿路感染的机会。③检查导尿包的日期，是否严密干燥，确保物品无菌性，防止尿路感染。④根据男女性尿道解剖特点分别执行不同的导尿术。

(一)男性患者导尿术操作步骤

(1)操作者位于患者右侧,帮助患者取仰卧屈膝位,脱去对侧裤腿,盖在近侧腿上,对侧下肢和上身用盖被盖好,两腿略外展,暴露外阴部。

(2)将一次性橡胶单和治疗巾垫于患者臀下,弯盘放于患者臀部,治疗碗内盛棉球若干个。

(3)左手戴手套,用纱布裹住阴茎前 1/3,将阴茎提起,另一手持镊子夹消毒棉球按顺序消毒:阴茎后 2/3 部→阴阜→阴囊暴露面。

(4)用无菌纱布包裹消毒过的阴茎后 2/3 部、阴阜及阴囊暴露面,消毒阴茎前 1/3,并将包皮向后推,换另一把镊子夹消毒棉球消毒尿道口,向外螺旋式擦拭龟头→冠状沟→尿道口数次,包皮和冠状沟易藏污,应彻底消毒,预防感染。污棉球置于弯盘内移至床尾。

(5)在患者两腿间打开无菌导尿包,用持物钳夹浸消毒液的棉球于药杯内。

(6)戴无菌手套,铺洞巾,使洞巾与包布内面形成无菌区域。嘱患者勿移动肢体保持体位,以免污染无菌区。

(7)按操作顺序排列好用物,用镊子取液状石蜡棉球,润滑导尿管前端。

(8)左手用纱布裹住阴茎并提起,使之与腹壁呈 60°,使耻骨前弯消失,便于插管。将包皮向后推,右手用镊子夹取浸消毒液的棉球,按顺序消毒尿道口,螺旋消毒龟头、冠状沟、尿道口数遍,每个棉球只可用一次,禁止重复使用,确保消毒部位不受污染,污棉球置于弯盘内,右手将弯盘移至靠近床尾无菌区域边沿,便于操作。

(9)左手固定阴茎,右手将治疗碗置于洞巾口旁,男性尿道长而且又有 3 个狭窄处,当插管受阻时,应稍停片刻嘱患者深呼吸,减轻尿道括约肌紧张,再徐徐插入导尿管,切忌用力过猛而损伤尿道。

(10)用另一只血管钳夹持导尿管前端,对准尿道口轻轻插入 20～22 cm,见尿液流出后,再插入约 2 cm,将尿液引流入治疗碗(第一次放尿不超过 1 000 mL,防止大量放尿,腹腔内压力急剧下降,血液大量滞留腹腔血管内,血压下降虚脱及膀胱内压突然降低,导致膀胱黏膜急剧充血,发生血尿)。

(11)治疗碗内尿液盛 2/3 满后,可用血管钳夹住导尿管末端,将尿液倒入便器内,再打开导尿管继续放尿。注意询问患者的感觉,观察患者的反应。

(12)导尿毕,夹住导尿管末端,轻轻拔出导尿管,避免损伤尿道黏膜。撤下洞巾,擦净外阴,脱去手套置弯盘内,撤出臀部一次性橡胶单和治疗巾置治疗车下层。协助患者穿好裤子,整理床单。

(13)整理用物。

(14)洗手,记录。

(二)女性患者导尿术操作步骤

(1)操作者位于患者右侧,帮助患者取仰卧屈膝位,脱去对侧裤腿,盖在近侧腿上,对侧下肢和上身用盖被盖好,两腿略外展,暴露外阴部。

(2)将一次性橡胶单和治疗巾垫于患者臀下,弯盘放于患者臀部,治疗碗内盛棉球若干个。

(3)左手戴手套,右手持血管钳夹取消毒棉球做外阴初步消毒,按由外向内,自上而下,依次消毒阴阜、两侧大阴唇。

(4)左手分开大阴唇,换另一把镊子按顺序消毒大小阴唇之间→小阴唇→尿道口→自尿道口至肛门,减少逆行感染的机会。污棉球置于弯盘内,消毒完毕,脱下手套置于治疗碗内,污物放置治疗车下层。

(5)在患者两腿间打开无菌导尿包,用持物钳夹浸消毒液的棉球于药杯内。

(6)戴无菌手套,铺洞巾,使洞巾与包布内面形成无菌区域。嘱患者勿移动肢体保持体位,以免污染无菌区。

(7)按操作顺序排列好用物,用镊子取液状石蜡棉球,润滑导尿管前端。

(8)左手拇指、示指分开并固定小阴唇,右手持弯持物钳夹取消毒棉球,按由内向外,自上而下顺序消毒尿道口、两侧小阴唇、尿道口,尿道口处要重复消毒一次,污棉球及弯血管钳置于弯盘内,右手将弯盘移至靠近床尾无菌区域边沿,便于操作。

(9)右手将无菌治疗碗移至洞巾旁,嘱患者张口呼吸,用另一只弯血管钳夹持导尿管对准导尿口轻轻插入尿道 4～6 cm,见尿液后再插入 1～2 cm。

(10)左手松开小阴唇,下移固定导尿管,将尿液引入治疗碗。注意询问患者的感觉,观察患者的反应。

(11)导尿毕,夹住导管末端,轻轻拔出导尿管,避免损伤尿道黏膜。撤下洞巾,擦净外阴,脱去手套置弯盘内,撤出臀部一次性橡胶单和治疗巾置治疗车下层。协助患者穿好裤子,整理床单。

(12)整理用物。

(13)洗手,记录。

五、注意事项

(1)向患者及其家属解释留置导尿管的目的和护理方法,使其认识到预防尿路感染的重要性,并主动参与护理。

(2)保持引流通畅,避免导尿管扭曲堵塞,造成引流不畅。

(3)防止泌尿系统逆行感染。

(4)患者每天摄入足够的液体,每天尿量维持在 2 000 mL 以上,达到自然冲洗尿路的目的,以减少尿路感染和结石的发生。

(5)保持尿道口清洁,女患者用消毒棉球擦拭外阴及尿道口,如分泌物过多,可用0.02%高锰酸钾溶液冲洗,再用消毒棉球擦拭外阴及尿道口。男患者用消毒棉球擦拭尿道口、阴茎头及包皮,1～2 次/天。

(6)每周定时更换集尿袋 1 次,定时排空集尿袋,并记录尿量。

(7)每月定时更换导尿管 1 次。

(8)采用间歇性夹管方式,训练膀胱反射功能。关闭导尿管,每 4 小时开放 1 次,使膀胱定时充盈和排空,促进膀胱功能的恢复。

(9)离床活动时,应用胶布将导尿管远端固定在大腿上,集尿袋不得超过膀胱高度,防止尿液逆流。

(10)协助患者更换体位,倾听患者主诉,并观察尿液性状、颜色和量,尿常规每周检查一次,若发现尿液浑浊、沉淀、有结晶,应做膀胱冲洗。

(张新晶)

第三节　生命体征监测技术

一、体温、脉搏、呼吸测量

(一)目的

通过观察体温、脉搏、呼吸的变化,了解疾病发生和发展的规律,协助医师做出正确诊断,为治疗和护理提供依据。

(二)操作前准备

1.告知患者或家属

将操作目的、方法、注意事项、配合方法告知患者或家属。

2.评估患者

(1)年龄、病情、意识状态、自理能力、治疗情况、合作程度、心理状态。

(2)测量部位肢体及皮肤状况。

(3)影响测量准确性的相关因素。

3.操作护士

操作护士需着装整洁、修剪指甲、洗手、戴口罩。

4.物品准备

准备治疗盘、弯盘、体温计、手表、快速手消毒剂;集体测量时准备治疗车、记录单、笔。

5.环境

室温适宜、光线充足、环境安静。

(三)操作过程

(1)携带用物至患者床旁,核对腕带及床头卡。

(2)测量体温:根据患者病情选择合适的体温测量方式(腋下、口腔、直肠),协助患者取舒适卧位。①腋下测温:需擦干腋窝,将体温计水银端放于腋窝深处并紧贴皮肤,10 分钟后取出读数。②口腔测温:将体温计水银端放置于患者舌下,让患者紧闭口唇,切勿用牙咬,用鼻呼吸,3 分钟后取出读数。③直肠测温:患者取侧卧或屈膝仰卧位露出臀部,润滑肛表水银端,轻轻插入肛门 3～4 cm,婴儿 1.25 cm、幼儿 2.5 cm,3 分钟后取出读数。

(3)测量脉搏:①将患者手臂放于舒适位置。②用示指、中指、无名指指腹按于桡动脉处或其他浅表大动脉处。③计数 30 秒,将测得的脉率乘 2。④脉搏异常,危重患者需测量 1 分钟。⑤脉搏短绌时需两人同时分别测量心率和脉率各 1 分钟,以分数方式记录,即心率/脉率。

(4)测量呼吸:①以诊脉状,观察胸腹起伏,计数 30 秒。②危重患者呼吸不易观察时,用少许棉絮置于患者鼻孔前,记录 1 分钟棉絮被吹动的次数。

(5)协助患者取舒适卧位。

(6)消毒体温计。

(7)洗手、记录、确认医嘱。

(四)注意事项

(1)婴幼儿、意识不清或不合作患者测温时,护士不宜离开。

(2)婴幼儿、精神异常、昏迷、有口腔疾病、不合作、口鼻手术或呼吸困难患者,禁忌测量口温。

(3)进食、吸烟、面颊部冷/热敷患者应推迟 30 分钟后测口腔温度。

(4)腋下有创伤、手术、炎症,腋下出汗较多、极度消瘦的患者,不宜采取腋下测温;沐浴后需等待 20 分钟后再测腋下温度。

(5)腹泻、直肠或肛门手术、心肌梗死患者不宜采用直肠测量法。

(6)体温和病情不相符合时应重复测温,必要时可同时采取两种不同的测量方式作为对照。

(7)异常脉搏应测量 1 分钟,当脉搏细弱难以触诊时,可用听诊器听诊心率 1 分钟代替。

(8)偏瘫患者选择健侧肢体测量脉搏。

(9)除桡动脉外,可测颞动脉、肱动脉、颈动脉、股动脉、腘动脉、足背动脉等。

(10)测量呼吸时宜取仰卧位。

(11)不可用拇指诊脉。

(五)评价标准

(1)患者或家属能够知晓护士告知的事项,对服务满意。

(2)遵循查对制度,符合标准预防、安全原则。

(3)护士操作规范、准确。

二、血压测量

(一)目的

测量血压值,观察血压的动态变化,目的在于协助诊断,为预防、治疗、康复、护理提供依据。

(二)操作前准备

1.告知患者

将操作目的、方法、注意事项、配合方法告知患者。

2.评估患者

(1)年龄、病情、意识状态、治疗情况、心理反应、合作程度。

(2)测量部位肢体及皮肤状况。

(3)影响测量准确性的相关因素。

3.操作护士

操作护士应着装整洁、修剪指甲、洗手、戴口罩。

4.物品准备

准备血压计、听诊器、快速手消毒剂,集体测量时准备治疗车、记录单。

5.环境

室温适宜、光线充足、环境安静。

(三)操作过程

肱动脉测量方法如下。

(1)携带用物至患者床旁,核对腕带及床头卡。

(2)患者取舒适卧位,协助其露出手臂,手掌向上,肘部伸直,排尽袖带内空气,袖带缠于上臂中部,下缘距肘窝 2～3 cm,松紧以可放进一指为宜。

(3)使水银柱“0”点与肱动脉、心脏处于同一水平，将听诊器胸件放在肱动脉搏动最强处固定，充气至动脉搏动音消失，再加压使压力升高 2.6～4.0 kPa(20～30 mmHg)，缓慢放气。

(4)告知患者血压数值。

(5)取下袖带，排尽空气，血压计向右倾斜 45°，关闭水银槽开关。

(6)整理床单位，协助患者采取舒适卧位。

(7)消毒血压计、听诊器。

(8)洗手、记录、确认医嘱。

(四)注意事项

(1)对需要长期密切观察血压的患者，应遵循四定的原则：定时间、定体位、定部位、定血压计。

(2)测量肢体的肱动脉与心脏处于同一水平位置，卧位时平腋中线，坐位时平第 4 肋。

(3)偏瘫患者选择健侧上臂测量。

(4)测量前需检查血压计的有效性，定期监测、校对血压计。

(5)如发现血压听不清或异常，应重测：先驱净袖带内空气，使汞柱降至“0”，稍休息片刻再行测量，必要时做对照复查。

(五)评价标准

(1)患者或家属能够知晓护士告知的事项，对服务满意。

(2)遵循查对制度，符合标准预防、安全原则。

(3)测量方法正确，测量结果准确。

三、心电监测

(一)目的

遵医嘱正确监测患者心率、心律、呼吸、血压、血氧饱和度，动态评价病情变化，为临床治疗提供依据。

(二)操作前准备

1.告知患者或家属

将操作目的、方法、注意事项、配合方法告知患者或家属。

2.评估患者

(1)病情、年龄、意识状态、合作程度、心理反应。

(2)胸部皮肤情况。

3.操作护士

操作护士应着装整洁、修剪指甲、洗手、戴口罩。

4.物品准备

准备治疗车、监护仪、导联线、一次性电极片、酒精或盐水棉签数根、污物桶、快速手消毒剂。

5.环境

保持环境整洁、安静。

(三)操作过程

(1)携带用物至患者床旁，核对腕带及床头卡。

(2)协助患者取平卧位，暴露胸部皮肤。

(3)连接监护仪电源，将电极片连接于导联线上。

(4)用酒精棉签擦净皮肤，将电极片贴于患者胸部正确位置。

(5)连接血氧饱和度(SpO_2)、血压袖带。

(6)打开监护仪开关，设置监测指标的报警界限。

(7)整理用物及床单位，按医疗垃圾分类处理用物。

(8)擦拭治疗车。

(9)洗手、记录、确认医嘱。

(四)注意事项

(1)放置电极片时，应避开伤口、瘢痕、中心静脉插管、起搏器及电除颤时电极板的放置部位。

(2)密切监测患者异常心电波形，排除各种干扰和电极脱落，以及时通知医师处理；对于带有起搏器的患者，要区别其正常心律与起搏心律。

(3)定期更换电极片及其粘贴位置。

(4)心电监护不具有诊断意义，如需更详细了解心电图变化，需做常规导联心电图。

(5)对躁动患者，应当固定好电极和导线，避免电极脱位及导线缠绕。

(五)评价标准

(1)患者或家属能够知晓护士告知的事项，对服务满意。

(2)护士操作过程规范、准确。

(3)遵循查对制度，符合标准预防及安全原则。

(4)注意观察患者病情变化，出现异常情况及时处理。

四、血糖监测

(一)目的

遵医嘱准确测量患者血糖，为诊断和治疗提供依据。

(二)操作前准备

1.告知患者

将操作目的、方法、注意事项、配合方法告知患者。

2.评估患者

(1)病情、意识状态、治疗情况、合作程度。

(2)末梢循环、皮肤情况、进食时间。

(3)评估血糖仪的工作状态，检查试纸有效期。

3.操作护士

操作护士应着装整洁、修剪指甲、洗手、戴口罩。

4.物品准备

准备治疗车、治疗盘、75%乙醇、棉签、血糖仪、血糖试纸、一次性采血针、快速手消毒剂、利器盒、污物桶。

5.环境

保持环境整洁、安静。

(三)操作过程

(1)携带用物至患者床边，核对腕带及床头卡。

(2)清洁患者双手,协助患者取适当体位。

(3)按照说明书使用血糖仪。

(4)用75%乙醇消毒指端皮肤,待干。

(5)采血宜选用指血自然流出法,采血后用干棉签按压。

(6)读取血糖值,告知患者。

(7)整理床单位,协助患者取舒适卧位。

(8)按医疗垃圾分类法处理用物。

(9)擦拭治疗车、血糖仪。

(10)洗手、记录、确认医嘱。

(四)注意事项

(1)测血糖前,确认血糖仪上的号码与试纸号码一致。

(2)测血糖时应轮换采血部位。

(3)避免试纸受潮、污染。

(4)血糖仪应按生产商使用要求定期进行标准液校正。

(五)评价标准

(1)患者能够知晓护士告知的事项,对服务满意。

(2)遵循查对制度,符合标准预防、安全原则。

(3)操作过程规范,动作娴熟。

五、血氧饱和度监测

(一)目的

监测患者血氧饱和度,动态评价病情变化,为临床治疗提供依据。

(二)操作前准备

1.告知患者或家属

将操作目的、方法、注意事项、配合方法、影响监测效果的因素告知患者或家属。

2.评估患者

(1)意识状态、吸氧浓度、自理能力、合作程度。

(2)指(趾)端循环、皮肤完整性、指(趾)甲及肢体活动情况。

3.操作护士

操作护士应着装整洁、修剪指甲、洗手、戴口罩。

4.物品准备

准备治疗车、血氧饱和度监测仪、酒精或盐水棉签、快速手消毒剂、污物桶。

5.环境

保持环境安静、整洁、光线适宜。

(三)操作步骤

(1)携带用物至患者床旁,核对腕带及床头卡。

(2)协助患者取舒适体位,暴露测量部位。

(3)连接血氧饱和度监测仪电源。

(4)清洁患者局部皮肤及指(趾)甲。

(5)安放传感器。

(6)开机,设置报警界限,读取数值并告知患者。

(7)整理床单位,安抚患者。

(8)整理用物,按医疗垃圾分类处理用物。

(9)擦拭治疗车。

(10)洗手、记录、确认医嘱。

(四)注意事项

(1)SpO_2监测报警低限设置为90%,发现异常及时通知医师。

(2)注意休克、体温过低、低血压、使用血管收缩药物、贫血、偏瘫、指甲过长、同侧手臂测量血压、周围环境光照太强、电磁干扰及涂抹指甲油等对监测结果的影响。

(3)注意更换传感器的位置,以免皮肤受损或血液循环受阻。

(4)怀疑CO中毒的患者不宜选用脉搏血氧监测仪。

(5)对躁动患者,应当固定好导线,避免传感器脱位及导线缠绕。

(五)评价标准

(1)患者或家属能够知晓护士告知的事项,对服务满意。

(2)传感器安放正确,接触良好,松紧度适宜。

(3)操作过程规范、安全,动作熟练。

六、中心静脉压监测

(一)目的

监测中心静脉压的目的是了解循环血量,判断心功能及周围循环阻力,指导临床补液,评估治疗效果。

(二)操作前准备

1.告知患者或家属

将操作目的、方法、注意事项、配合方法告知患者或家属。

2.评估患者

(1)病情、意识状态、合作程度。

(2)中心静脉置管及周围皮肤情况。

(3)体位及凝血状况。

3.操作护士

操作护士应着装整洁,修剪指甲,洗手,戴口罩。

4.物品准备

准备治疗车、监护仪、压力套装(导联线、压力传感器、加压袋、0.9%氯化钠250 mL)、穿刺盘、污物桶、快速手消毒剂。

5.环境

保持环境整洁、安静、私密。

(三)操作步骤

(1)携带用物至患者床旁,核对腕带及床头卡。

(2)连接电源,打开监护仪的开关。

(3)协助患者取平卧位,暴露置管部位。

(4)将压力套装挂在输液架上,加压袋充气加压至40.0 kPa(300 mmHg),排气。

(5)拧下置管上的肝素帽,消毒,连接压力传感器,冲管。

(6)将监护仪调至中心静脉压(CVP)的模块,设置参数。

(7)将传感器置于腋中线第4肋间(右心房水平),校正零点,测压,读数。

(8)测量完毕。

(9)协助患者取安全、舒适卧位。

(10)整理用物,按医疗垃圾分类处理用物。

(11)擦拭治疗车。

(12)洗手、记录、确认医嘱。

(四)注意事项

(1)严格无菌操作。

(2)避免管道扭曲,保持测压管道的通畅。

(3)每天检查穿刺部位皮肤有无红肿、脓性分泌物,定期更换敷料、管路、压力套装和冲洗液。

(4)选择标准的测压零点,传感器置于腋中线第4肋间与右心房同一水平,每次测压前均应校正压力传感器零点。

(5)中心静脉测压通路应避免输注血管活性药物,以免引起血压波动。

(6)注意影响中心静脉压数值的因素,如患者的体位、机械通气、腹内压等。

(7)观察有无心律失常、出血、血肿、气胸、血管损伤等并发症的发生,股静脉插管时,注意观察置管侧下肢有无肿胀、静脉回流受阻等下肢静脉栓塞的表现。

(五)评价标准

(1)患者或家属能够知晓护士告知的事项,对服务满意。

(2)遵循无菌操作原则、符合消毒隔离制度。

(3)操作过程规范、安全,动作娴熟。

七、斯旺-甘茨(Swan-Ganz)导管监测

(一)目的

(1)监测目的在于评估左右心室功能,反映左心室前负荷和右心室后负荷。

(2)指导治疗,为扩容补液,应用强心药物、血管收缩药物和血管扩张药物治疗提供依据,同时还可以判断治疗效果和预后。

(二)操作前准备

1.告知患者

告知患者操作目的、方法、注意事项、配合方法。

2.评估患者

(1)病情、体位及合作程度。

(2)置管及穿刺部位周围皮肤情况。

3.操作护士

操作护士应着装整洁、修剪指甲、洗手、戴口罩。

4.物品准备

准备测压装置、监护仪、注射器、快速手消毒剂等。

5.环境

保持环境安静、整洁。

(三)操作过程

(1)携带用物至患者床旁,核对腕带及床头卡。

(2)暴露置管部位,测量导管插入长度。

(3)连接测压装置,加压袋充气加压为 40.0 kPa(300 mmHg)左右,注意排尽管道内气体。

(4)测压前需调整零点,压力换能器需与患者右心房在同一水平。

(5)测量肺动脉楔压时,应将气囊缓慢充气(充气量＜1.5 mL),待出现嵌顿压图形后,记录数字并放掉气囊内气体。

(6)非测量肺动脉楔压时,抽尽气囊内气体并锁住气囊注射器。

(7)记录测量数据。

(8)整理床单位,协助患者取舒适卧位。

(9)整理用物,按医疗垃圾分类处理用物。

(10)洗手、签字、确认医嘱。

(四)注意事项

(1)每次测量各项指标之前须调定零点。

(2)穿刺伤口定期换药,若渗出液较多应及时换药。

(3)保证测压装置严密畅通。

(4)及时了解影响压力测定的因素,观察有无相关并发症的发生。

(5)保持管道通畅,每小时用肝素生理盐水 3～5 mL 冲洗测压导管及 Swan-Ganz 导管。

(6)拔除导管时,应在监测心率、心律的条件下进行,拔管后,穿刺的局部应压迫止血。

(五)评价标准

(1)患者或家属能够知晓护士告知的事项,对服务满意。

(2)遵循查对制度,符合无菌技术、标准预防原则。

(3)操作过程规范、安全,动作轻柔。

(李　燕)

第二章 神经内科护理

第一节 面神经炎

面神经炎是由茎乳孔内面神经非特异性炎症所致的周围性面瘫，又称为特发性面神经麻痹，或称贝尔麻痹，是一种最常见的面神经瘫痪疾病。

一、病理生理

其早期病理改变主要为神经水肿和脱髓鞘，严重者可出现轴突变性，以茎乳孔和面神经管内部分尤为显著。

二、病因与诱因

面神经炎的病因尚未完全阐明。受凉、感染、中耳炎、茎乳孔周围水肿及面神经在面神经管出口处受压、缺血、水肿等均可引起发病。

三、临床表现

（1）本病任何年龄、任何季节均可发病，男性比女性略多。一般为急性发病，常于数小时或1～3天症状达到高峰。

（2）主要表现为一侧面部表情肌瘫痪，额纹消失，不能皱额蹙眉；眼裂闭合不能或闭合不完全；病侧鼻唇沟变浅，口角歪向健侧（露齿时更明显）；吹口哨及鼓腮不能等。

（3）病初可有侧耳后麻痹或下颌角后疼痛。少数人可有茎乳孔附近及乳突压痛。面神经病变在中耳鼓室段者可出现说话时回响过度和病侧舌前2/3味觉缺失。影响膝状神经节者，除上述表现外，还出现病侧乳突部疼痛，耳郭与外耳道感觉减退，外耳道或鼓膜出现疱疹，称为Hunt综合征。

四、辅助检查

面神经传导检查对早期（起病5～7天）完全瘫痪者的预后判断是一项有用的检查方法，EMG检查表现为病侧诱发的肌电动作电位M波波幅明显减低，如为对侧正常的30%或以上者，则可望在2个月内完全恢复。如为10%～29%者则需要2～8个月才能恢复，且有一定程度的并发症；如仅为10%以下者则需要6～12个月才有可能恢复，并常伴有并发症（面肌痉挛等）；如病后10天内出现失神经电位，恢复时间将延长。

五、治疗

改善局部血液循环，减轻面部神经水肿，促使功能恢复。

（1）急性期应尽早使用糖皮质激素，可用泼尼松30 mg口服，1次/天，或地塞米松静脉滴注10 mg/d，疗程1周左右，并用大剂量维生素B_1、维生素B_{12}肌内注射，还可以采用红外线照射或超短波透热疗法。若为带状疱疹引起者，可口服阿昔洛韦7～10天。眼裂不能闭合，可根据情况使用眼膏、眼罩，或缝合眼睑以保护角膜。

（2）恢复期可进行面肌的被动或主动运动训练，也可采用碘离子透入理疗、高压氧等治疗。

（3）2个月后，对自愈较差的高危患者可行面神经减压手术，以争取恢复的机会。发病后1年以上仍未恢复者，可考虑整容手术或面-舌下神经或面-副神经吻合术。

六、护理评估

（一）一般评估

1.生命体征

一般无特殊。体温升高常见于感染。

2.患者的主诉

（1）诱因：发病前有无受凉、感染、中耳炎。

（2）发作症状：发作时有无侧耳后麻痹或下颌角后疼痛，一侧面部表情肌瘫痪，额纹消失，不能皱额蹙眉；眼裂闭合不能或闭合不完全；病侧鼻唇沟变浅，口角歪向健侧（露齿时更明显）；不能吹口哨及鼓腮。

（3）发病形式：是否急性发病，持续时间，症状的部位、范围、性质、严重程度等。

（4）既往检查、治疗经过及效果，是否有遵医嘱治疗。目前情况包括使用药物的名称、剂量、用法和有无不良反应。

3.其他

体质指数（BMI）、体位、皮肤黏膜、饮食状况及排便情况的评估和（或）记录结果。口腔卫生评估：评估患者的口腔卫生清洁程度，患侧脸颊是否留有食物残渣。疼痛的评估：使用口诉言词评分法、数字等级评定量表、面部表情测量图对疼痛程度、疼痛控制及疼痛不良反应的评估。

（二）身体评估

1.头颈部

（1）外观评估：患侧额皱纹是否浅，眼裂是否增宽。鼻唇沟是否浅，口角是否低，口是否向健侧歪斜。

（2）运动评估：让患者做皱额、闭眼、吹哨、露齿、鼓气动作，比较两侧是否相等。

（3）味觉评估：让患者伸舌，检查者以棉签或毛笔蘸少许试液（醋、盐、糖等），轻擦于舌之前部，如有味觉可以手指预先符号表示之，不能伸舌和讲话。先试可疑一侧再试健侧。每种味觉试验完毕时，需用温水漱口，一般舌尖对甜、咸味最敏感，舌后边对酸味最敏感。

2.胸部

无特殊。

3.腹部

无特殊。

4.四肢

无特殊。

(三)心理-社会评估

(1)了解患者对疾病知识特别是预后的了解。

(2)观察患者有无心理异常的表现，患者面部肌肉出现瘫痪，自身形象改变，容易导致其焦虑和急躁的情绪。

(3)了解患者家庭经济状况，家属及社会支持程度。

(四)辅助检查结果评估

1.常规检查

一般无特殊，注意监测体温、血常规有无异常。

2.面神经传导检查

有无异常。

(五)常用药物治疗效果评估

以糖皮质激素为主要用药。

(1)服用药物的具体情况：是否餐后服用，主要剂型、剂量与持续用药时间。

(2)胃肠道反应评估：这是口服糖皮质激素的常见不良反应，主要表现为上腹痛、恶心及呕吐等。

(3)出血评估：糖皮质激素可诱发或加剧胃和十二指肠溃疡的发生，严重时引起出血甚至穿孔。患者服药期间，应定期监测血常规和观察异常出血的情况。

(4)体温变化及其相关感染灶的表现：皮质激素对机体免疫反应有多个环节的抑制作用，削弱机体的抵抗力。容易诱发各种感染，尤其是上呼吸道、泌尿道、皮肤(含肛周)的感染。

(5)神经精神症状的评估：小剂量皮质激素可引起精神欣快感，而大剂量则出现兴奋、多语、烦躁不安、失眠、注意力不集中和易激动等精神症状，少数尚可出现幻觉、幻想谵妄、昏睡等症状，也有企图自杀者，这种精神失常可迅速恶化。

七、护理诊断

(一)身体意象紊乱

身体意象紊乱与面神经麻痹所致口角㖞斜等有关。

(二)疼痛

下颌角或乳突部疼痛与面神经病变累及膝状神经节有关。

八、护理措施

(一)心理护理

患者突然出现面部肌肉瘫痪，自身形象改变，害怕遇见熟人，不敢出现在公共场所。容易产生焦虑、急躁情绪。应观察有无心理异常的表现，鼓励患者表达对面部形象改变后的心理感受和对疾病预后担心的真实想法；告诉患者本病大多预后良好，并介绍治愈病例，指导克服焦躁情绪和害羞心理，正确对待疾病，积极配合治疗；同时护士在与患者谈话时应语言柔和、态度和蔼亲切，避免任何伤害患者自尊的言行。

（二）休息与修饰指导

急性期注意休息，防风、防寒，尤其患侧耳后茎乳孔周围应予以保护，预防诱发。外出时可戴口罩，系围巾，或使用其他改善自身形象的恰当修饰。

（三）饮食护理

选择清淡饮食，避免粗糙、干硬、辛辣食物，有味觉障碍的患者应注意食物的冷热度，以防烫伤口腔黏膜；指导患者饭后及时漱口，清除口腔患侧滞留食物，保持口腔清洁，预防口腔感染。

（四）预防眼部并发症

眼睑不能闭合或闭合不全者予以眼罩、眼镜遮挡及点眼药等保护，防止角膜炎、溃疡。

（五）功能训练

指导患者尽早开始面肌的主动与被动运动。只要患侧面部能活动，就应进行面肌功能训练，可对着镜子做皱眉、举额、闭眼、露齿、鼓腮和吹口哨等运动，每天数次，每次 5～15 分钟，并辅以面肌按摩，以促进早日康复。

（六）就诊指征

受凉、感染、中耳炎后出现一侧面部表情肌瘫痪，额纹消失，不能皱额蹙眉；眼裂闭合不能或闭合不完全；病侧鼻唇沟变浅，口角歪向健侧（露齿时更明显）；不能吹口哨及鼓腮，以及侧耳后麻痹或下颌角后疼痛，及时就医。

九、护理效果评价

（1）患者能够正确对待疾病，积极配合治疗。

（2）患者能够掌握相关疾病知识，做好外出的自我防护。

（3）患者口腔清洁舒适，无口腔异物、异味及口臭，无烫伤。

（4）患者无角膜炎、溃疡的发生。

（5）患者积极参与康复锻炼，坚持自我面肌功能训练。

（6）患者对治疗效果满意。

（常林林）

第二节　病毒性脑膜炎

病毒性脑膜炎是病毒侵犯脑膜引起的中枢神经系统感染性疾病。病毒性脑膜炎病原复杂，可引起该病的病毒有 100 多种，常见病毒有脊髓灰质炎病毒、柯萨奇病毒、麻疹病毒、单纯疱疹病毒、巨细胞病毒等。本病以夏秋季为高发季节，多急性起病。临床表现病毒感染的全身中毒症状包括发热、腹泻、头痛、恶心、呕吐和颈强直等脑膜刺激征。不同的病毒所致病情轻重不等，轻者可自行缓解，预后良好，重者可引起严重的神经受损、颅内压增高，甚至导致死亡，或留有严重的后遗症。本病是一种自限性疾病，主要是对症治疗、支持治疗和防止并发症，一般采取退热、降低颅压、抗病毒、止痛、抗癫痫等措施。

一、发病机制

引起脑膜炎的病毒经胃肠道（肠道病毒）、呼吸道（流行性腮腺炎病毒、肠道病毒和腺病毒等）、皮肤（虫媒病毒、单纯疱疹病毒）、结合膜（某些肠道病毒）及泌尿生殖系统进入机体。

病毒感染机体后能否进入中枢神经系统取决于病毒的性质、病毒寄生的部位及机体对病毒的免疫反应。病毒在侵入部位和局部淋巴结内复制后，于第一次或第二次病毒血症时经血行播散至中枢神经系统及其以外的组织。一般多在中枢神经系统以外部位经多次复制后，在第二次病毒血症时由血源性途径到达中枢神经系统。也可沿神经进入，病毒进入机体后，经过初次复制侵入局部周围神经，然后沿周围神经轴索向中枢侵入。如脊髓灰质炎病毒、带状疱疹病毒、单纯疱疹病毒均可沿轴索直接侵入。

病毒性脑膜炎引起神经系统损伤主要是由于：①病毒对神经的直接侵袭；②机体对病毒抗原的免疫反应，即剧烈的炎症反应可导致脱髓鞘病变及血管和血管周围的损伤，而血管病变又影响脑循环加重脑组织损伤。

二、临床表现

病毒性脑膜炎是病毒性中枢神经系统感染的常见疾病，各种病毒性脑膜炎的临床表现大致相同。一般急性起病，主要表现为发热、头痛、呕吐及脑膜刺激征。

典型病例呈突然起病，几小时内病情发展到高峰，表现为额部或眼眶后剧烈疼痛，并出现发热，体温在 38～40 ℃，此外，常伴有周身不适，颈痛、肌痛、眼睛运动时疼痛，畏光、恶心及呕吐等病毒感染造成的非特异性全身症状和体征。症状的严重程度随年龄增长而增加，婴幼儿可有发热、易激惹及淡漠。神经系统体检时常发现颈项强直，Kernig 征和 Brudzinski 征可有可无，其他阳性体征少见。当出现昏迷、病理反射，局灶性神经症状和体征时，提示病变已累及脑实质。病毒性脑膜炎一般呈良性，病程 2～3 周，也可短至几天。少数患者可出现持续数周的头晕、疲乏、头痛及肌痛等不适症状，个别患者可持续数年。

病毒性脑膜炎中枢神经系统以外的表现常提示与所感染的病毒种类有关，不同病毒感染可出现各自特异的表现。某些肠道病毒感染时可出现皮疹，多与发热同时出现，柯萨奇 A 组病毒感染时有局部或多处斑丘疹，也可伴发疱疹性咽峡炎及腮腺炎。柯萨奇 B 组病毒感染可引起心肌炎及流行性肌痛。ECHO 病毒感染的皮疹可表现为斑丘疹，也可为瘀点状皮疹，分布于面部、躯干，也可累及四肢包括手掌及足底部。疱疹病毒感染时出现皮肤或生殖道疱疹，生殖道疱疹多出现在单纯疱疹脑膜炎（HM）起病时，也可在起病前出现，或者不出现于脑膜炎病程中。带状疱疹脑膜炎患者一般在出疹后 7～10 天起病，也可在起病 1 周后才出疹。腮腺炎病毒脑膜炎可同时或先后出现腮腺肿大和胰腺炎、睾丸炎。EB 病毒感染可引起全身淋巴结肿大、黄疸及末梢血常规中单核细胞增多、异型淋巴细胞达 10%。

三、实验室与辅助检查

（一）血液与脑脊液检查

周围血常规白细胞计数一般正常，可有轻度升高或降低，分类多无明显变化，在 EB 病毒感染时单核细胞增多，可达 60%，其中异型淋巴细胞超过 10%。腮腺炎病毒感染时可出现血、尿淀粉酶增高。

脑脊液检查对临床诊断病毒性脑膜炎十分重要。病毒性脑膜炎时脑脊液透明，压力正常或轻度升高，白细胞数增加，一般(10～1 000)$\times 10^6$/L，很少超过1 000$\times 10^6$/L，分类以淋巴细胞为主，患病初期则多以中性粒细胞为主，几小时后转为以淋巴细胞为主。肠道病毒感染时细胞计数多符合此特点，但在腮腺炎病毒感染时白细胞计数多高于此值，有时可达2 000$\times 10^6$/L。蛋白含量轻度至中度升高，常不超过1 500 mg/L。糖和氯化物含量多为正常，但在腮腺炎、淋巴细胞脉络丛脑膜炎及疱疹病毒感染时可出现糖含量轻度降低。细菌和真菌涂片、培养均呈阴性。脑脊液上述改变多在2周内恢复正常。

(二)病毒学检查

1.病毒分离

可取血、尿、便、咽拭子、脑脊液及局部分泌物、疱疹液等进行组织细胞培养、鸡胚培养或动物接种，现在多使用组织细胞培养法分离病毒，先观察细胞病变，再用特异性抗血清进行鉴定。脑脊液中分离出病毒是病毒性脑膜炎诊断的金标准。除虫媒病毒外，其他能引起脑膜炎的病毒(特别是肠道病毒和腮腺炎病毒)均可从脑脊液中发现。也有些病毒分离困难(如某些肠道病毒的特殊型、小DNA病毒)，且病毒分离需要时长，一般需做回顾性诊断。

2.血清学试验

由于病毒分离有一定困难，且不是每个实验室都具备病毒分离的条件，故临床也采用血清学试验检测病毒抗原及抗体。常用的检测方法有中和试验、补体结合试验、免疫荧光法、放射免疫法、酶联免疫吸附试验(ELISA)、间接血凝及血凝抑制试验。无论采用何种方法进行检测，恢复期比急性期血清抗体滴度有4倍升高即可诊断为近期感染。若仅有单份标本，出现特异性IgM抗体也可诊断为近期感染。血清学试验的特异性取决于病毒的抗原性，应用提纯的病毒糖蛋白和多肽抗原可大大提高试验的特异性。肠道病毒因血清型较多，无共同抗原，若想确定或排除诊断，需要对60个血清型逐一鉴定，既费时又昂贵，不适于血清学试验。而血清学试验对虫媒病毒、疱疹病毒、腮腺炎病毒和淋巴细胞脉络丛脑膜炎病毒等则切实可行。

3.分子生物学方法

可采用核酸分子杂交、PCR等方法对病毒抗原片段进行病原学诊断。尤其对病毒培养不成功、不易培养，血清中抗原量少、不产生抗体及血清学方法无法检测的病毒性疾病，应用分子生物学技术均可获得诊断。

(三)脑电图

脑电图主要表现为高幅慢波，多呈弥漫性分布，可有痫样放电波，对诊断有参考价值。当病情好转时，脑电图改变也逐渐恢复。

(四)影像学检查

病毒性脑膜炎多数头颅MRI和CT无特异性改变，但当病情严重或累及脑实质时，可伴有影像学异常。头颅MRI检查因其分辨率更高，较CT更能准确显示各种病毒性脑炎病变的部位、性质和程度，如脑水肿、脑出血、脑软化及脱髓鞘病变等。磁共振弥散加权成像(DWI)对发现病毒性脑炎急性期的病灶较T_1WI或T_2WI敏感，能在早期发现病毒性脑炎的异常信号。一般主张病程3周后应复查一次头颅MRI，对判断长期预后有帮助。

四、诊断与鉴别诊断

病毒性脑膜炎的诊断主要依靠临床表现及脑脊液化验检查，患者多急性起病，出现发热、头痛、恶心、呕吐、脑膜刺激征阳性等特点，本病诊断即可成立。特殊的病因诊断和病原体的确定有赖于实验室的病毒学检查。本病应与非病毒性无菌性脑膜炎、结核性脑膜炎、细菌性脑膜炎、真菌性脑膜炎、寄生虫性脑膜炎及蛛网膜下腔出血等相鉴别。

无菌性脑膜炎除病毒感染外可见于白塞病、系统性红斑狼疮，脑脓肿也可为癌性脑膜病如肺癌、白血病和淋巴瘤等的一种表现。本病还可由梅毒螺旋体、钩端螺旋体、Lyme 病、肺炎支原体、弓形虫和李斯特菌属等引起。所有无菌性脑膜炎脑脊液常规、生化都十分相似，无法从脑脊液检查上进行鉴别，但各病有其固有特征，亦不难鉴别。

区分细菌性脑膜炎与病毒性脑膜炎，脑脊液检查十分重要。典型的细菌性脑膜炎根据脑脊液细菌培养阳性，白细胞计数明显增多，以中性粒细胞为主，糖降低而蛋白明显增高容易与病毒性脑膜炎相鉴别。病毒学检查和细菌培养对鉴别不典型病例、细菌性脑膜炎的早期及治疗不完全的细菌性脑膜炎十分重要，不但可用于确定诊断，而且是制订进一步治疗方案的依据。如果病毒分离有困难，等待血清学试验结果的时间又太长，可以考虑根据一些生化指标来进行快速鉴别诊断，这些指标包括肌酸磷酸激酶、乳酸、透明质酸、β 内啡肽、尿酸、免疫球蛋白、C 反应蛋白血清降钙素原及细胞因子（包括 TNF-α、SIL-2R、IL-18 与 IFN-γ）等。然而，这些指标都有很大的非特异性，故不能单纯依靠此类检查确诊，需根据病史、体检、脑脊液特点、病情变化及治疗反应等做出综合判断。

结核性脑膜炎一般病程较长，亚急性或慢性起病，多有结核病接触史，临床出现结核中毒症状，脑脊液中蛋白含量高于病毒性脑膜炎，多在 1 000 mg/L 以上，糖和氯化物降低明显，容易与病毒性脑膜炎相鉴别。然而，一些不典型结核性脑膜炎，脑脊液改变类似病毒性脑膜炎，通过血清和脑脊液抗酸染色、PCR、细胞因子检测及基质金属蛋白酶 9（MMP9）等方法及治疗反应可确定诊断。

五、治疗

病毒性脑膜炎是一种良性、自限性疾病，多数在病后数天开始恢复，数周内完全恢复，无须特殊抗病毒制剂，大多数病毒引起的脑膜炎缺乏特异性治疗，主要针对病情改变给予相应营养支持及对症治疗。

（一）一般治疗

某些病毒感染缺乏特异性治疗手段，只能采取相应的对症处理，并注意纠正水、电解质紊乱，防止脑疝发生，预防其他脏器并发症及支持治疗。患者一般需卧床休息，多饮水。有明显颅内压增高征象时用 20% 甘露醇、复方甘油及利尿剂等脱水以减轻症状。高热者给予退热药或物理降温，控制惊厥。并对不同病毒感染时的各种伴随症状予以相应处置。肾上腺皮质激素仅在高热或病情较重时短期应用。

（二）抗病毒治疗

抗病毒治疗疗效尚未能肯定，仅在一定应用范围内取得满意效果。单纯疱疹病毒或水痘-带状疱疹病毒感染所致的脑膜炎，可使用阿昔洛韦、丙氧鸟苷（更昔洛韦）、阿糖腺苷等治疗，其中阿昔洛韦较常用，剂量为每天 20～30 mg/kg，分 3 次静脉滴注，疗程 10～14 天。甲型流感病毒可使用奥司他韦。其他抗病毒药物包括利巴韦林、干扰素等。

（三）抗生素治疗

仅在实验室检查难以得出明确的病毒性感染结论，又不能排除细菌性感染的情况下使用适当抗生素，同时密切观察病情进展，直到细菌性感染的诊断被排除。诊治初期获得脑脊液和血培养结果之前，若脑脊液中白细胞数超过 2.5×10^9/L，且分类中 80%以上为中性粒细胞，蛋白含量超过 2 500 mg/L，或糖含量很低，可考虑为细菌性脑膜炎，应给予适当抗生素治疗；若病情较重，而又不能从脑脊液检查结果来区分病毒性脑膜炎和细菌性脑膜炎时，应使用抗生素治疗，直到获得脑脊液和血培养结果；若病情较轻，相隔 12 小时内脑脊液复查分类转为淋巴细胞为主时，可考虑停用抗生素。不管做出何种决定，均应密切观察病情变化与疗效，及时调整治疗计划。

六、护理

(一)一般护理

(1)执行内科一般护理常规。

(2)保持病房安静整洁空气流通，有防蚊措施，光线不宜过强，减少探视以避免不良刺激而诱发惊厥；做好口腔护理，提高患者的舒适度；定时协助更换体位，预防压疮。并给予生活照护。

(3)体温过高的护理：保持病室适宜温湿度，体温高于 38.0 ℃患者应给予物理降温，如头部冷敷、头置冰袋、温水擦浴等，降温后 30 分钟复测体温。物理降温不佳时，遵医嘱给予退热药，同时增加摄入量，鼓励患者多饮水，必要时遵医嘱静脉补充液体。保持口腔清洁并给予口腔护理。注意发热规律、特点及伴随症状，出现惊厥时及时处置，大汗时防止虚脱。高热呕吐者取头高卧位，头偏向一侧，以防呕吐物吸入造成窒息。

(4)呼吸道护理：保持呼吸道通畅，头偏向一侧，抽搐发作时，口内置舌垫，及时清理口鼻分泌物，并记录发作部位、顺序、表现、持续时间、发作频次、伴随症状等。

(二)饮食护理

保持充足水分，1 000～2 000 mL/d，给予高热量、清淡、易消化、富含维生素的饮食，少量多餐，减少腹胀，防止误吸，不能经口进食者及时给予鼻饲流质饮食，并做好留置胃管的护理。

(三)用药护理

遵医嘱正确给药，评估用药效果。

(1)颅内高压患者要遵医嘱给脱水剂，注意监测尿量。常用的脱水剂有甘露醇、甘油果糖，使用 20%甘露醇静脉滴注，脱水时要保证绝对快速输入，20%的甘露醇 100～250 mL 要在 15～30 分钟滴完，注意防止药液外漏，并注意尿量、血电解质及肾功能的变化，尤其注意有无低钾血症发生，并及时做出对症处理。患者每天补液量可按尿量加 500 mL 计算。按时予脱水剂降颅压治疗，密切观察生命体征，尤其是瞳孔变化，控制血压，防止发生脑疝，开通并保持静脉通路，一旦发生脑疝，立即静脉使用脱水剂降低颅内压。备好气管切开包、脑室穿刺引流包、监护仪、呼吸机和抢救药物。

(2)发热患者应用抗生素首选头孢曲松、头孢拉定等可透过血脑屏障的药物。

(3)抗病毒药：抗病毒治疗可缩短病程，这类药物中应首选阿昔洛韦一般每次剂量为 5 mg/kg 静脉滴入，1 次/8 小时，每次滴入时间>1 小时，连续给药 7～10 天。本药分子量小，容易通过血脑屏障，但因本药呈碱性，与其他药物混合容易引起 pH 变化，加药时应尽量注意其配伍禁忌，注意用药前现配现用。不良反应有变态反应、恶心、呕吐、腹痛、下肢抽搐、舌及手足麻木感、肝功能异常、血清肌酐值升高，一般在减量或终止给药后缓解。

(4)癫痫发作的患者，遵医嘱及时给药，尽快控制发作并记录发作时的临床表现。有些抗癫痫药物对肝肾功能有损害，如苯巴比妥、苯妥英钠、丙戊酸钠等，按医嘱服药后观察患者有无药物不良反应,如有无恶心、呕吐、食欲下降、全身不适、无力、昏睡等,并定期监测肝肾功能。抗癫痫药物可加速维生素 D 的代谢,所以长期服用者应在医师的指导下补充维生素 D 和甲状腺素。癫痫持续状态治疗时,地西泮 10～20 mg静脉注射,其速度不超过 2 mg/min,或用 100～200 mg 溶于 5%葡萄糖氯化钠 500 mL 中缓慢滴注,维持 12 小时。地西泮可抑制呼吸,注射时应注意有无呼吸抑制和血压下降的情况,在给药的同时,必须保持呼吸道通畅,必要时给予吸痰或气管切开。

(四)并发症护理

1.惊厥或抽搐

严重者可有全身抽搐、强直性痉挛或强直性瘫痪。积极去除诱因,如降温、脱水等;保持呼吸道通畅,头偏向一侧,清理口腔分泌物;使用压舌板或开口器,防止舌咬伤;必要时约束,防止坠床;遵医嘱给予镇静解痉药物,地西泮、苯巴比妥、水合氯醛等。

2.颅内压增高

观察患者瞳孔、意识、体温、呼吸、血压变化,遵医嘱正确使用脱水剂。

(五)病情观察

严密观察生命体征:血压升高、脉搏变慢、呼吸深慢,是颅内压增高的典型症状;观察瞳孔是否等大等圆,对光反应的灵敏度,意识障碍程度;观察有无剧烈头痛:头痛进行性加重,且伴恶心呕吐,应警惕脑疝的发生。如有病情变化,立即通知医师,遵嘱给予脱水药,并备好抢救物品、药品。准确记录 24 小时出入量,防止体液不足。

(六)安全指导

(1)将患者安排在安静的房间,避免外界刺激,避免引起患者情绪激动的一切因素。

(2)应随时注意有无癫痫发作,24 小时有陪护,无人陪伴不能单独沐浴或外出。

(3)患者床旁应备好发作时的抢救物品与药品,如压舌板、舌钳、氧气装置及抗癫痫药品等。

(4)癫痫发作时,家属要紧急呼叫医务人员。注意保护头部和四肢,摘下眼镜、义齿,解开衣领腰带。用缠有纱布的压舌板置于上下臼齿之间,避免舌咬伤。用手托住下颌,避免下颌关节脱位。抽搐时勿用力按压抽搐的肢体,避免骨折和脱臼。床旁有人保护,加床挡,防止坠床。

(5)对精神运动性发作的患者,注意保护,防自伤、伤人或走失。

(七)健康指导

(1)对清醒患者多给予交流,讲解有关知识,增强患者的信心和提高自理能力。

(2)向患者和(或)家属提供保护性护理及日常生活护理的相关知识,提高患者生活质量。

(3)指导患者掌握肢体运动功能锻炼方法,注意肢体功能的训练,加强营养,以增强机体抵抗力。

(4)夏季注意防蚊灭蚊。

(5)如有继发癫痫者,指导其长期服用抗癫痫药,不能擅自减药或停药。

(6)出院后发现患者出现发热或伴有呕吐、抽搐等症状时,要及时送其至正规医院就医,以尽量减少后遗症的发生。

七、预后

病毒性脑膜炎一般预后良好,于病后数天内病情开始恢复,多数于 1～2 周完全恢复,伴有反射改变的肌痛、肌无力,可持续数周至数月,多在 1 年内恢复正常。脑脊液改变可持续 2 周或更长时间。一般不留有任何后遗症，仅在特殊人群（如婴儿、免疫缺陷患者）可留有语言、智力障碍，病变累及脑实质时可遗留一定神经体征。

（常林林）

第三节 短暂性脑缺血发作

短暂性脑缺血发作（transient ischemic attack，TIA）是指由脑血管病变引起的短暂性、局限性脑功能缺失或视网膜功能障碍，临床症状一般持续 10～20 分钟，多在 1 小时内缓解，最长不超过 24 小时，不遗留神经功能缺损症状。凡临床症状持续超过 1 小时且神经影像学检查有明确病灶者不宜诊断为 TIA。

一、病理生理

发生缺血部位的脑组织常无病理改变。主动脉弓发出的大动脉、颈动脉可见动脉粥样硬化改变、狭窄或闭塞。颅内动脉亦可有动脉硬化改变，或可见动脉炎性浸润。还可有颈动脉或椎动脉过长或扭曲。

二、病因与诱因

（一）血流动力学改变

各种原因（如动脉炎和动脉硬化等）所致的颈内动脉系统或椎-基底动脉系统的动脉严重狭窄，在此基础上血压的急剧波动导致原来靠侧支循环维持的脑区发生一过性缺血。

（二）微栓子形成

微栓子主要来源于动脉粥样硬化的不稳定斑块或附壁血栓的破碎脱落，瓣膜性或非瓣膜性心源性栓子及胆固醇结晶等。

（三）其他因素

锁骨下动脉盗血综合征，某些血液系统疾病，如真性红细胞增多症、血小板增多症、各种原因所致的严重贫血和高凝状态等，也可参与 TIA 的发病。

三、临床表现

（一）一般特点

TIA 好发于 50～70 岁的中老年人，男性多于女性，患者多伴有高血压、动脉粥样硬化、糖尿病、高血脂和心脏病等脑血管疾病危险因素。突发局灶性脑或视网膜功能障碍，持续时间短暂，多在 1 小时内恢复，最长不超过 24 小时，恢复完全，不留后遗症状，可反复发作，且每次发作症状基本相似。

（二）颈内动脉系统 TIA

大脑中动脉供血区的 TIA，病灶对侧肢体单瘫、偏瘫、面瘫和舌瘫，可伴有偏身感觉障碍和对侧同向偏盲，优势半球受累可有失语；大脑前动脉供血区的 TIA，病灶对侧下肢无力，可伴有人格和情感障碍；颈内动脉主干 TIA，病灶侧 Horner 征、单眼一过性黑朦或失明、对侧偏瘫及感觉障碍。

(三)椎-基底动脉系统TIA

其最常见的症状是眩晕、恶心、呕吐、平衡失调、眼球运动异常和复视。可能出现的症状是吞咽功能障碍、构音障碍、共济失调(小脑缺血)、交叉性瘫痪(脑干缺血)。

四、辅助检查

(一)影像学

CT或MRI检查大多正常,部分病例(发作时间>60分钟者)可于弥散加权MRI和正电子发射体层成像(PET)上见片状缺血灶。CT血管成像(CTA)、磁共振血管造影(MRA)检查可见血管狭窄、动脉粥样硬化斑,数字减影血管造影(DSA)可明确颅内外动脉的狭窄程度。

(二)彩色经颅多普勒(TCD)

TCD可见颅内动脉狭窄、粥样硬化斑等,并可进行血流状况评估和微栓子监测。

(三)其他

血常规、血流变、血脂、血糖和同型半胱氨酸等。

五、治疗

消除病因、减少及预防复发、保护脑功能。

(一)病因治疗

高血压患者应控制高血压,使血压<18.7/12.0 kPa(140/90 mmHg),有效地治疗糖尿病、高脂血症、血液系统疾病、心律失常等。

(二)预防性药物治疗

1.抗血小板聚集药物

常用的药物有阿司匹林、双嘧达莫、噻氯匹定、氯吡格雷和奥扎格雷等。

2.抗凝药物

临床伴有心房颤动、频发TIA且无出血倾向、严重高血压、肝肾疾病和消化性溃疡患者,可行抗凝治疗。常用药物有肝素、低分子量肝素和华法林。

3.钙通道阻滞剂

防止血管痉挛,增加血流量,改善循环。常用的药物有尼莫地平和盐酸氟桂利嗪等。

(三)手术和介入治疗

对有颈动脉或椎-基底动脉严重狭窄(>70%)的TIA患者,经药物治疗效果不佳或病情有恶化趋势者,可酌情选择动脉血管成形术(PTA)和颈动脉内膜切除术(CEA)。

六、护理评估

(一)一般评估

1.生命体征

体温升高常见于继发感染、下丘脑或脑干受损引起的中枢性高热。合并有心脏疾病时常有脉搏的改变。患者多伴有高血压,在脑动脉粥样硬化或管腔狭窄的基础上,当测得患者血压偏低或波动较大时,脑部一过性缺血极易诱发TIA。

2.患者主诉

(1)诱因:发病前有无剧烈运动或情绪激动。

(2)发作症状:发作时有无意识障碍、时间和地点的定向障碍、记忆丧失,有无眩晕、恶心、呕吐、平衡失调,有无吞咽、语言、视觉、运动功能障碍。

(3)发病形式:是否急性发病,持续时间及复发的时间,症状的部位、范围、性质、严重程度等。

(4)既往检查、治疗经过及效果,是否有遵医嘱治疗。目前情况包括使用药物的名称、剂量、用法和有无不良反应。

3.相关记录

患者年龄、性别、体重、体位、饮食、睡眠、皮肤、出入量、NIHSS 评分、GCS 评分、Norton 评分、吞咽功能障碍评定等记录结果。

(二)身体评估

1.头颈部

患者意识是否清楚,睁眼反射是否正常。两侧瞳孔是否等大、等圆,瞳孔对光反射是否灵敏,角膜反射是否正常。头颅大小、形状,注意有无头颅畸形。面部表情是否淡漠,肤色是否正常,有无畸形、面肌抽搐、眼睑水肿、眼球突出、眼球震颤、巩膜黄染、结膜充血,额纹及鼻唇沟是否对称或变浅,鼓腮、示齿动作能否完成,伸舌是否居中,舌肌有无萎缩。有无吞咽困难、饮水呛咳,有无声音嘶哑或其他语言障碍。注意头颅有无局部肿块或压痛;咽反射是否存在或消失;有无头部活动受限、不自主活动及抬头无力;颈动脉搏动是否对称;脑膜刺激征是否阳性,颈椎、脊柱、肌肉有无压痛;颈动脉听诊是否闻及血管杂音。

2.胸部

脊柱有无畸形,心脏及肺部听诊是否异常。

3.腹部

腹壁反射、提睾反射是否存在,病理反射是否阳性。

4.四肢

四肢有无震颤、抽搐、肌阵挛等不自主运动或瘫痪,患者站立和行走时步态是否正常。肱二头肌反射、三头肌反射、桡反射、膝腱反射、跟腱反射是否阳性。

(三)心理-社会评估

1.疾病知识

患者对疾病的性质、过程、防治及预后知识的了解程度。

2.心理状况

了解疾病对其日常生活、学习和工作的影响,患者能否面对现实、适应角色转变,有无焦虑、恐惧、抑郁、孤僻、自卑等心理反应及其程度;性格特点如何,人际关系和环境的适应能力如何。

3.社会支持系统

了解家庭的组成、经济状况、文化教育背景;家属对患者的关心、支持以及对患者所患疾病的认识程度;了解患者的工作单位或医疗保险机构所能提供的帮助和支持情况;患者出院后的继续就医条件,居住地的社区保健资源或继续康复治疗的可能性。

(四)辅助检查结果评估

部分病例(发作时间>60 分钟者)于弥散加权 MRI 可见片状缺血灶。CTA、MRA 及 DSA 检查可见血管狭窄、动脉粥样硬化斑。DSA 检查可明确颅内外动脉的狭窄程度,TCD 检查可发现颅内动脉狭窄，并可进行血流状况评估和微栓子监测。血常规和血生化等检查也是必要的，神经心理学检查可能发现轻微的脑功能损害。

（五）常用药物治疗效果评估

1.应用抗血小板聚集剂评估

（1）用药剂量、时间、方法的评估与记录。

（2）胃肠道反应评估：观察并询问患者有无恶心、呕吐、上腹部不适或疼痛。

（3）出血评估：抗血小板药物可致胃肠溃疡和出血。患者服药期间，应定期检测血常规和观察异常出血的情况，对肾功能明显障碍者应定期检查肾功能。

2.应用抗凝药物评估

（1）详细询问患者的过敏史和疾病史，有无严重肝肾功能不全，急性胃十二指肠溃疡，脑出血，严重的凝血系统疾病等。

（2）凝血功能监测：用药过程中，抽血检查患者血小板计数，凝血功能，观察局部皮肤有无出血、全身各系统有无出血倾向及其他不良反应，观察患者牙龈及大小便有无出血。皮下注射抗凝药物，应观察注射部位皮肤有无瘀斑、硬结及其大小，询问患者有无疼痛。

3.应用钙通道阻滞剂评估

观察患者有无低血压表现，严密监测患者血压变化。注意观察患者有无一过性头晕、头痛、面色潮红、呕吐等。

4.应用中药评估

（1）注意用药制剂、剂量、用药方法、疗程的评估和记录。

（2）观察中药对患者的不良反应。

七、护理诊断

（一）跌倒的危险

跌倒的危险与突发眩晕、平衡失调和一过性失明有关。

（二）知识缺乏

缺乏疾病的防治知识。

（三）潜在并发症

脑卒中。

八、护理措施

（一）休息与运动

指导患者卧床休息，枕头不宜太高（以 15°～20°为宜），以免影响头部供血。仰头或摇头幅度不要过大，注意观察有无频繁发作，记录每次发作的持续时间、间隔时间和伴随症状。避免重体力劳动，进行散步、慢跑等适当的体育锻炼，以改善心脏功能，增加脑部血流量，改善脑循环。

（二）合理饮食

指导患者进低盐、低脂、低糖、充足蛋白质和丰富维生素的饮食，多吃蔬菜水果，戒烟酒，忌辛辣油炸食物和暴饮暴食，避免过分饥饿。

（三）用药护理

指导患者正确服药，不可自行调整、更换或停用药物。注意观察药物不良反应，如抗凝治疗时密切观察有无出血倾向，使用抗血小板聚集剂治疗时，可出现可逆性白细胞和血小板减少，应定期查血常规。

（四）心理护理

详细告诉患者本病的病因、常见症状、预防、治疗知识及自我护理方法。帮助患者了解本病的危害性，帮助患者寻找和去除自身的危险因素，积极治疗相关疾病，改变不良生活方式，建立良好的生活习惯。

（五）皮肤护理

观察患者肢体无力或麻木等症状有无减轻或加重，有无头痛、头晕等表现，给予肢体按摩、被动运动，长时间卧床时，给予功能卧位，加强翻身拍背，避免压疮的发生。

（六）健康教育

1.疾病预防指导

向患者和家属说明肥胖、吸烟、酗酒及不合理饮食与疾病发生的关系。指导患者选择低盐、低脂、足量蛋白质和丰富维生素的饮食。多食入谷类和鱼类、新鲜蔬菜、水果、豆类、坚果等，限制钠盐摄入量每天不超过 6 g。少摄入糖类和甜食，忌辛辣、油炸食物和暴饮暴食；戒烟、限酒。告知患者心理因素与疾病的关系，使患者保持愉快心情，注意劳逸结合，培养自己的兴趣爱好，多参加有益于身心的社交活动。

2.疾病知识指导

告知患者和家属本病是脑卒中的一种先兆和警示，未经正确和及时治疗，约 1/3 患者数年内可发展为脑卒中。应评估患者和家属对疾病的认知程度。

3.就诊指标

患者出现肢体麻木、无力、眩晕、复视等症状应及时就诊；定期门诊复查，积极治疗高血压、高血脂、糖尿病等疾病。

九、护理效果评价

(1)患者眩晕、恶心、呕吐，肢体单瘫、偏瘫和面瘫、单肢或偏身麻木等症状好转。

(2)患者一过性黑矇或失明症状消失，视力恢复。

(3)患者记忆力恢复，对时间、地点定向力均无任何障碍。

(4)患者症状无反复发作。

(5)患者对疾病知识、自身病情有一定了解，无焦虑、抑郁等心理情绪。

（常林林）

第四节 脑 梗 死

脑梗死又称缺血性脑卒中，是由于脑组织局部供血动脉血流的突然减少或停止，造成该血管供血区的脑组织缺血、缺氧而发生脑组织坏死、软化，并伴有相应部位的临床症状和体征，如偏瘫、失语等神经功能缺失的症候。

脑梗死发病率、患病率和病死率随年龄增加，45 岁后均呈明显增加，65 岁以上人群增加最明显,75 岁以上者发病率是 45～54 岁组的 5～8 倍。

一、病理生理

动脉内膜损伤、破裂,随后胆固醇沉积于内膜下,形成粥样斑块,管壁变性增厚,使管腔狭窄,动脉变硬弯曲,最终动脉完全闭塞,导致供血区形成缺血性梗死。梗死区伴有脑水肿及毛细血管周围点状出血,后期病变组织萎缩,坏死组织被格子细胞清除,留下瘢痕组织及空腔,通常称为缺血性坏死。脑栓塞引起的梗死发生快,可产生红色充血性梗死或白色缺血性或混合性梗死。红色充血性梗死常由较大栓子阻塞血管所引起,在梗死基础上导致梗死区血管破裂和脑内出血。大脑的神经细胞对缺血的耐受性最低,3～4 分钟的缺血即引起梗死。

二、病因与诱因

脑血管病是神经科最常见的疾病,病因复杂,受多种因素的影响,一般根据常规把脑血管病按病因分类,分为血管壁病变、血液成分改变和血流动力学改变。

流行病学研究证实,高血脂和高血压是动脉粥样硬化的两个主要危险因素,吸烟、饮酒、糖尿病、肥胖、高密度脂蛋白胆固醇降低、甘油三酯增高、血清脂蛋白增高均为脑血管病的危险因素,尤其是缺血性脑血管病的危险因素。

三、临床表现

临床表现因梗死的部位和梗死面积而有所不同,常见的临床表现如下。

(1)起病突然,常于安静休息或睡眠时发病。起病在数小时或 1～2 天达到高峰。

(2)头痛、眩晕、耳鸣、半身不遂,可以是单个肢体或一侧肢体,也可以是上肢比下肢重或下肢比上肢重,并出现吞咽困难,说话不清,伴有恶心、呕吐等多种情况,严重者很快昏迷不醒。

(3)腔隙性脑梗死患者可以无症状或症状轻微,因其他病而行脑 CT 检查发现此病,有的已属于陈旧性病灶。这种情况以老年人多见,患者常伴有高血压病、动脉硬化、高脂血症、冠心病、糖尿病等慢性病。腔隙性脑梗死可以反复发作,有的患者最终发展为有症状的脑梗死,有的患者病情稳定、多年不变。故对老年人“无症状性脑卒中”应引起重视,在预防上应持积极态度。

四、治疗

(一)急性期治疗

(1)溶栓治疗:发病后 6 小时之内,常用药物有尿激酶、链激酶、重组组织型纤溶酶原激活剂等。

(2)脱水剂:对较大面积的梗死应及时应用脱水治疗。

(3)抗血小板聚集药:右旋糖酐-40,有心、肾疾病者慎用。此外,可口服小剂量阿司匹林,有出血倾向或溃疡病患者禁用。

(4)钙通道阻滞剂:可选用桂利嗪、盐酸氟桂利嗪。

(5)血管扩张剂。

(二)恢复期治疗

继续口服抗血小板聚集药、钙通道阻滞剂等,但主要应加强功能锻炼,进行康复治疗,经过 3～6 个月即可患者生活自理。

(三)手术治疗

大面积梗死可引起急性颅内压增高,除用脱水药以外,必要时可进行外科手术减压,以缓解症状。

五、护理评估

(一)一般评估

1.生命体征

监测患者的血压、脉搏、呼吸、体温有无异常。脑梗死的患者一般会出现血压升高。

2.患者主诉

询问患者发病时间及发病前有无头晕、头痛、恶心、呕吐等症状出现。

3.相关记录

体重、身高、上臂围、皮肤、饮食、NIHSS 评分、GCS 评分、BI(Barthel Index)等记录结果。

(二)身体评估

1.头颈部

脑梗死的患者一般都会出现不同程度的意识障碍,要注意观察患者意识障碍的类型;注意有无眼球运动受限、结膜有无水肿及眼睑闭合不全;观察瞳孔的大小及对光反射情况;观察有无口角㖞斜及鼻唇沟有无变浅,评估患者吞咽功能(洼田饮水试验结果)。

2.胸部

评估患者肺部呼吸音情况(肺部感染是脑梗死患者的重要并发症)。

3.腹部

上腹部有无疼痛、饱胀,肠鸣音是否正常。有无大、小便失禁,并观察大小便的颜色、量和性质。

4.四肢

评估患者四肢肌力、腱反射情况,以及有无出现病理反射(如巴宾斯基征)、脑膜刺激征(如颈强直、克尼格征和布鲁津斯基征)。

(三)心理-社会评估

评估患者及其照顾者对疾病的认知程度,心理反应与需求,家庭及社会支持情况,正确引导患者及家属配合治疗与护理。

(四)辅助检查评估

(1)血液检查:血脂、血糖、血流动力学和凝血功能有无异常。

(2)头部 CT 及 MRI 有无异常。

(3)DSA、MRA 及 TCD 检查结果有无异常。

六、护理诊断

(一)脑血流灌注不足

脑血流灌注不足与脑血流不足、颅内压增高、组织缺血缺氧有关。

(二)躯体运动障碍

躯体运动障碍与意识障碍、肌力异常有关。

(三)言语沟通障碍

言语沟通障碍与意识障碍或相应言语功能区受损有关。

(四)焦虑

焦虑与担心疾病预后差有关。

(五)有发生压疮的可能

有发生压疮的可能与长期卧床有关。

(六)有误吸的危险

有误吸的危险与吞咽功能差有关。

(七)潜在并发症

肺部感染、泌尿系统感染。

七、护理措施

(一)一般护理

(1)严密观察病情,监测生命体征。备齐各种急救药品、仪器。

(2)保持呼吸道通畅,及时吸痰,防止窒息。

(3)多功能监护,氧气吸入。

(4)对躁动的患者给予安全措施,必要时使用约束带。

(5)保证呼吸机正常工作,观察血氧、血气结果,遵医嘱对症处理。

(6)保持各种管道通畅,并妥善固定,观察引流液的色、量、性状,做好记录。

(7)做好鼻饲喂养的护理。口腔护理 2 次/天。

(8)尿管护理 2 次/天。

(9)保持肢体功能位,按时翻身,叩背,预防压疮发生。

(10)准确测量 24 小时出入量并记录。

(11)护理记录客观、及时、准确、真实、完整。严格按计划实施护理措施。

(12)患者病情变化时,及时报告医师。

(13)脑血管造影术后,穿刺侧肢体制动,观察足背动脉、血压,有病情变化及时报告医师。

(14)做好晨晚间护理,做到两短六洁。

(二)健康教育

1.疾病知识指导

脑梗死患者康复时间比较长,患者出院后要教会患者及家属必要的护理方法。教会患者药物的名称、用法、疗效及不良反应。介绍脑梗死的症状及体征。并与患者及其家属共同制订包括饮食、锻炼在内的康复计划,告知其危险因素。

2.就诊指标

出现肢体麻木、无力、头痛、头晕、视物模糊等症状及时就诊,定期门诊复查,积极治疗高血压、高血脂、糖尿病等疾病。

八、护理效果评价

(1)患者脑血流得到改善。

(2)患者呼吸顺畅,无误吸发生。

(3)患者躯体活动能力得到显著提高。
(4)患者言语功能恢复或部分恢复。
(5)患者无压疮发生。
(6)患者生活基本能够自理。
(7)患者无肺部及尿路感染或发生感染后得到及时处理。

(常林林)

第五节 脑 出 血

脑出血(intracerebral hemorrhage,ICH)又称出血性脑卒中,是指原发性非外伤性脑实质内出血,是发病率和病死率都很高的疾病。脑出血可分为继发性和原发性脑出血。继发性脑出血是由某种原发性血管病变如血液病、结缔组织病、脑肿瘤、脑血管畸形等引发的脑出血。原发性脑出血是指在动脉硬化的基础上,脑动脉破裂出血。

一、病理生理

绝大多数高血压性脑出血发生在基底节区的壳核和内囊区,约占 ICH 的 70%。脑叶、脑干及小脑齿状核出血各占约 10%。壳核出血常侵入内囊,如出血量大也可破入侧脑室,使血液充满脑室系统和蛛网膜下腔;丘脑出血常破入第三脑室或侧脑室,向外也可损伤内囊;脑桥或小脑出血则可直接破入蛛网膜下腔或第四脑室。脑出血血肿较大时,可使脑组织和脑室变形移位,形成脑疝;幕上半球出血,可出现小脑幕疝;小脑大量出血可出现枕大孔疝。

二、病因与诱因

最常见的病因为高血压合并细小动脉硬化,其他病因包括脑动脉粥样硬化、颅内动脉瘤和动静脉畸形、脑动脉炎、血液病(再生障碍性贫血、白血病、特发性血小板减少性紫癜、血友病等)、梗死后出血、脑淀粉样血管病、脑底异常血管网病、抗凝及溶栓治疗等。

三、临床表现

(一)一般表现

脑出血好发年龄为 50～70 岁,男性稍多于女性,冬春季发病率较高,多有高血压病史。情绪激动或活动时突然发病,症状常于数分钟至数小时达到高峰。

(二)不同部位出血的表现

1.壳核出血

壳核出血最常见,占脑出血的 50%～60%,由豆纹动脉破裂所致,可分为局限型(血肿局限于壳核内)和扩延型(血肿向内扩展波及内囊外侧)。患者常有病灶对侧偏瘫、偏身感觉缺失和同向性偏盲,还可出现眼球向病灶对侧同向凝视不能,优势半球受累可有失语。

2.丘脑出血

丘脑出血占脑出血的 20%,由丘脑穿通动脉或丘脑膝状体动脉破裂所致,分为局限型(血肿局限于丘脑)和扩延型(出血侵及内囊内侧)。患者常有“三偏征”,通常感觉障碍重于运动障碍,深浅感觉均受累,但深感觉障碍更明显。可有特征性眼征,如上视不能或凝视鼻尖、眼球偏斜或分离性斜视等。优势侧出血可出现丘脑性失语(言语缓慢不清、重复言语、发音困难等);也可出现丘脑性痴呆(记忆力减退、计算力下降、情感障碍和人格改变等)。

3.脑干出血

脑干出血占脑出血的10%,绝大多数为脑桥出血,由基底动脉的脑桥分支破裂所致。偶见中脑出血,延髓出血罕见。脑桥出血患者常表现为突发头痛、呕吐、眩晕、复视、交叉性瘫痪或偏瘫、四肢瘫等。大量出血(血肿>5 mL)者,患者立即昏迷、双侧瞳孔缩小如针尖样、呕吐咖啡色胃内容物、中枢性高热、呼吸衰竭和四肢瘫痪,多于48小时内死亡。出血量小可无意识障碍。中枢性高热由下丘脑散热中枢受损所致,表现为体温迅速升高,解热镇痛剂无效,物理降温有效。

4.小脑出血

小脑出血约占脑出血的10%,多由小脑上动脉破裂所致。小量出血主要表现为小脑症状,如眼球震颤、病变侧共济失调、站立和步态不稳等,无肢体瘫痪。出血量较大者,发病12～24小时颅内压迅速升高、昏迷、双侧瞳孔缩小如针尖样、呼吸节律不规则、枕骨大孔疝形成而死亡。

5.脑室出血

脑室出血占脑出血的3%～5%,分为原发性和继发性。原发性脑室出血为脉络丛血管或室管膜下动脉破裂所致,继发性脑室出血为脑实质内出血破入脑室。出血量较少时,仅表现为头痛、呕吐、脑膜刺激征阳性。出血量较大时,表现为昏迷、双侧针尖样瞳孔、四肢肌张力增高。

6.脑叶出血

脑叶出血占脑出血的5%～10%,常由淀粉样脑血管疾病、脑动脉畸形、高血压、血液病等所致。出血以顶叶最为常见,其次为颞叶、枕叶及额叶。临床表现为头痛、呕吐等,肢体瘫痪较轻,昏迷少见。额叶出血可有前额痛、呕吐、对侧偏瘫和精神障碍,优势半球出血可出现运动性失语。顶叶出血偏瘫较轻,而偏侧感觉障碍显著,优势半球出血可出现混合性失语。颞叶出血表现为对侧中枢性面舌瘫及以上肢为主的瘫痪,优势半球出血可出现感觉性或混合性失语。枕叶出血表现为对侧同向性偏盲,可有一过性黑矇和视物变形,多无肢体瘫痪。

四、辅助检查

(一)头颅 CT

头颅CT是确诊脑出血的首选检查方法,可清晰、准确地显示出血的部位、出血量、血肿形态、脑水肿情况及是否破入脑室等。发病后立即出现边界清楚的高密度影像。

(二)头颅 MRI

头颅MRI对检出脑干、小脑的出血灶和监测脑出血的演进过程优于CT。

(三)脑脊液

脑出血患者需谨慎进行腰椎穿刺检查,以免诱发脑疝。

(四)DSA

脑出血患者一般不需要进行DSA检查,除非疑有血管畸形、血管炎或烟雾病有需要外科手术或介入手术时才考虑进行。

(五)其他检查

其他检查包括血常规、血液生化、凝血功能、心电图检查。

五、治疗

治疗原则为脱水降颅压、调整血压、防止继续出血、减轻血肿所致继发性损害、促进神经功能恢复、加强护理防治并发症。

(一)一般治疗

卧床休息,密切观察生命体征,保持呼吸道通畅,吸氧,保持肢体功能位,鼻饲,预防感染,维持水电解质平衡等。

(二)脱水降颅压

积极控制脑水肿、降低颅内压是脑出血急性期治疗的重要环节。可选用:20%甘露醇 125~250 mL,快速静脉滴注,1 次用时 6~8 小时;呋塞米 20~40 mg 静脉推注,2~4 次/天;甘油果糖 500 mL静脉滴注,3~6 小时滴完,1~2 次/天。

(三)调控血压

脑出血患者血压过高时,可增加再出血的风险,应及时控制血压,常用的药物有苯磺酸、氨氯地平、硝普钠等。血压过低时,应进行升压治疗以维持足够的脑灌注,常用的药物有多巴胺、去甲肾上腺素等。

(四)止血和凝血治疗

止血和凝血治疗仅用于并发消化道出血或有凝血障碍时,对高血压性脑出血无效。常用的药物有 6-氨基己酸、对羧基苄酸、氨甲环酸等。应激性溃疡导致消化道出血时,可应用西咪替丁、奥美拉唑等药物。

(五)外科治疗

外科治疗有开颅血肿清除、脑室穿刺引流、经皮钻孔血肿穿刺抽吸等手术治疗。

(六)亚低温治疗

亚低温治疗是脑出血的新型辅助治疗方法,越早应用越好。

(七)康复治疗

早期将患肢置于功能位,病情稳定时,尽早进行肢体、语言、心理康复治疗。

六、护理评估

(一)一般评估

1.生命体征

脑出血患者可有发热,评估是否为中枢性高热;脉率可加快、减慢或有心律不齐;注意观察呼吸频率、深度和节律(潮式、间停、抽泣样呼吸等)的异常;血压过高易致再出血,诱发脑疝,血压过低常提示病情危重,也可能是失血性休克表现。

2.患者主诉

询问患者既往有无高血压、动脉粥样硬化、血液病和家族性脑卒中史;是否遵医嘱进行降压、抗凝等治疗和治疗效果及目前用药情况;了解患者的性格特点、生活习惯与饮食结构。了解患者是在活动还是安静状态下起病,起病前有无情绪激动、活动过度、疲劳、用力排便等诱因和头晕、头痛、肢体麻木等前驱症状;发病时间及病情进展速度。

3.相关记录

生命体征、体重、饮食、皮肤、出入量、GCS 评分、NIHSS 评分等。

(二)身体评估

1.头颈部

患者意识是否清楚,睁眼运动是否正常。两侧瞳孔是否等大等圆、瞳孔对光反射是否灵敏,角膜反射是否正常。是否存在剧烈头痛、喷射性呕吐、视盘水肿等颅内压增高的表现。有无面色苍白、口唇发绀、皮肤湿冷、烦躁不安,是否存在吞咽困难和饮水呛咳,有无声音嘶哑或其他语言障碍。注意头颅有无局部肿块或压痛,咽反射是否存在或消失。有无头部活动受限、不自主活动及抬头无力。颈动脉听诊是否闻及血管杂音。

2.胸部

脊柱有无畸形,心脏及肺部听诊是否异常。

3.腹部

上腹部有无疼痛、饱胀,肠鸣音是否正常。有无大、小便失禁,并观察大小便的颜色、量和性质。

4.四肢

四肢肌肉有无萎缩,皮肤是否干燥。脑膜刺激征是否阳性,颈椎、脊柱、肌肉有无压痛。肢体有无瘫痪及其类型、性质和程度。肱二头肌反射、三头肌反射、桡反射、膝腱反射、跟腱反射是否阳性。

(三)心理-社会评估

了解患者是否存在因突发肢体残疾或瘫痪卧床,生活需要依赖他人而产生的焦虑、恐惧、绝望等心理反应;患者及家属对疾病的病因和诱因、治疗护理经过、防治知识及预后的了解程度;家庭成员组成、家庭环境及经济状况和家属对患者的关心和支持程度等。

(四)辅助检查结果评估

1.头颅 CT

有无高密度影响及其出现时间。

2.头颅 MRI 及 DSA

有无血管畸形、肿瘤及血管瘤等病变的相应表现。

3.脑脊液

颜色和压力变化。

4.血液检查

有无白细胞、血糖和血尿素氮增高及其程度等。

(五)常用药物治疗效果评估

1.应用脱水药的评估

(1)用药剂量、方法、时间、疗程的评估与记录。

(2)观察患者瞳孔的变化,询问患者头痛、恶心等症状的变化。

(3)准确记录 24 小时出入量,用药期间监测水、电解质、酸碱平衡,注意补充氯化钠和氯化钾,以免造成低钠、低氯、低钾血症。

(4)观察局部皮肤情况,药物不能外渗入皮下,以免引起皮下组织坏死。

2.应用血管活性药物的评估

(1)脑出血患者密切监测血压变化,血压≥26.7/14.7 kPa(200/110 mmHg)时,应采取降压治疗,使血压维持在 24.0/14.0 kPa(180/105 mmHg)左右。收缩压在 24.0/26.7 kPa(180～

200 mmHg)或舒张压在 13.3/14.7 kPa(100～110 mmHg)时暂不应用降压药物。

(2)脑出血患者血压降低速度和幅度不宜过快、过大,以免造成脑低灌注;血压过低时,应进行升压治疗以维持足够的脑灌注。急性期血压骤降提示病情危重,脑出血恢复期应将血压维持在正常范围。

3.应用止血和凝血药物的评估

(1)高血压性脑出血应用止血药物无效。

(2)并发上消化道出血时和凝血功能有障碍时,应用止血和抗凝药物。

七、护理诊断

(一)有受伤的危险

有受伤的危险与脑出血导致脑功能损害、意识障碍有关。

(二)自理缺陷

自理缺陷与脑出血所致偏瘫、共济失调或医源性限制(绝对卧床)有关。

(三)有失用综合征的危险

有失用综合征的危险与脑出血所致意识障碍、运动障碍或长期卧床有关。

(四)潜在并发症

脑疝、上消化道出血。

八、护理措施

(一)休息与运动

绝对卧床休息 2～4 周,抬高床头 15°～30°,减轻脑水肿。病室安静,减少探视,操作集中进行,减少刺激。躁动患者适当约束,必要时应用镇静剂,便秘患者应用缓泻剂。

(二)饮食护理

给予高蛋白、高维生素、清淡、易消化、营养丰富的流质或半流质饮食,补充足够的水分和热量。昏迷或有吞咽功能障碍的患者发病第 2～3 天遵医嘱予鼻饲饮食。食物应无刺激性,温度适宜,少量多餐,并加强口腔护理,保持口腔清洁。

(三)用药护理

脑出血患者抢救时,遵医嘱快速静脉滴注甘露醇或静脉注射呋塞米,甘露醇应在 15～30 分钟内滴完,避免药物外渗。注意甘露醇的致肾衰竭不良反应,观察尿液的颜色、量和性质,定期复查电解质。上消化道出血患者用药应观察药物的疗效和不良反应,如奥美拉唑可致转氨酶升高、枸橼酸铋钾引起大便发黑等。

(四)心理护理

详细告诉患者本病的原因、常见症状、预防、治疗知识及自我护理方法。帮助患者了解本病的危害性,帮助患者寻找和去除自身的危险因素,积极治疗相关疾病。安慰患者,消除其紧张情绪,创造安静舒适的环境,保证患者休息。

(五)皮肤护理

加强皮肤护理和大小便护理,每天床上擦浴 1～2 次,每 2～3 小时应协助患者变换体位 1 次,变换体位时,尽量减少头部摆动幅度,以免加重脑出血。注意保持床单整洁和干燥,应用气垫床或自动减压床,预防压疮。将患者瘫痪侧肢体置于功能位,指导和协助患者进行肢体的被动运动,预防关节僵硬和肢体挛缩畸形。

(六)健康教育

1.疾病预防指导

指导高血压患者避免情绪激动,保持心态平和;建立健康的生活方式,保证充足的睡眠,适当运动,避免体力或脑力过度劳累和突然用力;低盐、低脂、高蛋白、高维生素饮食;戒烟限酒,养成定时排便的习惯,保持大便通畅。

2.用药指导与病情监测

告知患者和家属疾病的基本病因、主要危险因素和防治原则,遵医嘱服用降压药等。教会患者测量血压、血糖,并会鉴别早期疾病表现,发现剧烈头痛、头晕、恶心、肢体麻木、乏力、语言障碍等症状时,应及时就医。

3.康复指导

教会患者和家属自我护理方法和康复训练技巧,并使其认识到坚持主动或被动康复训练的意义。

4.就诊指标

患者出现肢体麻木、无力、头痛、头晕、视物模糊等症状应及时就诊,定期门诊复查,积极治疗高血压、高血脂、糖尿病等疾病。

九、护理效果评价

(1)患者意识障碍无加重或意识清楚。

(2)患者没有发生因意识障碍而并发的误吸、窒息、压疮和感染。

(3)患者未发生脑疝、上消化道出血或脑疝抢救成功、上消化道出血得到有效控制。

(4)患者能适应长期卧床的状态,生活需要得到满足。

(常林林)

第六节 癫　痫

一、定义

(一)癫痫

癫痫是一组由不同病因所引起,脑部神经元过度同步化,且常具有自限性的异常放电所导致的综合征,以发作性、短暂性、重复性及通常为刻板性的中枢神经系统功能失常为特征。

(二)痫性发作

痫性发作为大脑神经元的一次不正常的过度放电,并包括高度同步的一些行为上的改变。

(三)急性发作

由于大脑结构出现损害或代谢障碍,或急性全身性的代谢紊乱而引起的痫性发作,例如低血糖、酒精中毒等可能引起易感个体痫性发作。

二、病因

癫痫的病因复杂，是获得性和遗传性因素等多因素共同作用的结果。目前，根据病因分为三类，即症状性、特发性（遗传性）和隐源性。病因与年龄有明显的关系。在新生儿期病因主要为感染、代谢异常（如维生素 B_6 依赖、低血糖、低钙血症）、出生时缺氧、颅内出血和脑部发育异常；婴儿或年龄小的儿童的病因主要为热性惊厥、遗传代谢性或发育异常性疾病、原发性或遗传性综合征、感染、发育异常和退行性变化；儿童和青春期年轻人的主要病因为海马硬化、原发性或遗传性综合征、退行性疾病、发育异常、创伤和肿瘤；成年人最常见的病因为创伤、肿瘤、脑血管病、先天性代谢病、海马硬化、感染、多发性硬化和退行性疾病；老年人的主要病因为脑血管病、肿瘤、创伤和退行性变化（如痴呆病）。

三、发病机制

尚不完全清楚，一些重要的发病环节已为人类所知，发病机制见图 2-1。

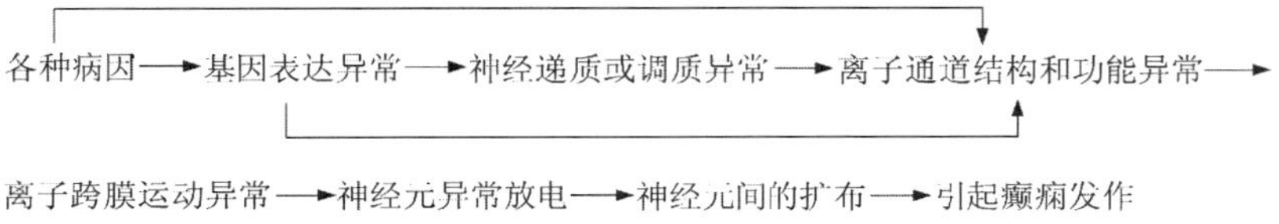

图 2-1　癫痫发病机制

四、分类

（一）癫痫发作的国际分类

国际抗癫痫联盟关于癫痫发作的分类参照两个标准：①发作起源于一侧或双侧脑部；②发作时有无意识丧失。其依据是脑电图和临床表现，详见表 2-1。

表 2-1　癫痫发作的国际分类

分类	分类
Ⅰ.部分性（局灶性，局限性）发作	Ⅱ.全身（全面）发作
单纯部分性发作	失神发作
运动症状发作	典型失神发作
躯体感觉或特殊感觉症状性发作	不典型失神发作
有自主神经症状的发作	肌阵挛发作
有精神症状的发作	阵挛性发作
复杂部分性发作	强直发作
单纯部分性发作起病，继而意识丧失	强直阵挛发作
发作开始就有意识丧失	失张力发作
部分性发作进展至继发全身发作	Ⅲ.不能分类的癫痫发作
单纯部分性发作继发全身发作	
复杂部分性发作继发全身发作	
单纯部分性发作进展成复杂部分性发作.然后继发全身发作	

(二)癫痫和癫痫综合征的国际分类

癫痫和癫痫综合征的国际分类见表 2-2。

表 2-2　癫痫和癫痫综合征的国际分类

分类	分类
Ⅰ.与部位有关的癫痫(局部性、局灶性、部分性)	隐源性或症状性癫痫
与发病年龄有关的特发性癫痫	West 综合征(婴儿痉挛)
具有中央颞区棘波的良性儿童期癫痫	Lennox-Gastaut 综合征
具有枕区发放的良性儿童期癫痫	肌阵挛-起立不能性癫痫
原发性阅读性癫痫	肌阵挛失神发作性癫痫
症状性	症状性全身性癫痫
儿童慢性进行性局限型癫痫状态	无特殊病因
有特殊促发方式的癫痫综合征	早发性肌阵挛性脑病
颞叶癫痫	伴暴发抑制的早发性婴儿癫痫性脑病
额叶癫痫	其他症状性全身性发作
枕叶癫痫	特殊性综合征
顶叶癫痫	其他疾病状态下的癫痫发作
隐源性 通过发作类型、临床特征、病因学以及解剖学定位	Ⅲ.不能确定为局灶性或全身性的癫痫或癫痫综合征
Ⅱ.全身型癫痫和癫痫综合征	有全身性和部分性发作的癫痫
与年龄有关的特发性全面性癫痫	新生儿癫痫
良性家族性新生儿惊厥	婴儿重症肌阵挛性癫痫
良性新生儿惊厥	慢波睡眠中伴有连续性棘慢波的癫痫
良性婴儿阵挛性癫痫	获得性癫痫性失语
儿童失神发作	其他不能确定的发作
青少年失神发作	没有明确的全身或局灶特征的癫痫
青少年肌阵挛性癫痫	Ⅳ.特殊综合征
觉醒时全身强直阵挛发作的癫痫	热性惊厥
其他全身性特发性癫痫	孤立单次发作或孤立性单次癫痫状态
特殊活动诱导的癫痫	由乙醇、药物、子痫、非酮症高血糖等因素引起急性代谢或中毒情况下出现的发作

五、癫痫发作的临床表现

癫痫发作的共同特征:发作性、短暂性、重复性和刻板性。不同类型癫痫发作的特点分述如下。

(一)部分性发作

此类发作起始时的临床表现和脑电图均提示发作起源于大脑皮质的局灶性放电,根据有无意识改变和继发全身性发作又分为以下几类。

1.单纯部分性发作

单纯部分性发作起病于任何年龄，发作时患者意识始终存在，异常放电限于局部皮质内，发作时的临床表现取决于异常放电的部位。分为以下 4 类。

(1)部分运动性发作：皮质运动区病灶诱发的局灶性运动性癫痫表现为身体相应部位的强直和阵挛。痫性放电按人体运动区的分布顺序扩展时称 Jackson 发作，多起始于拇指和示指、口角或趾和足。阵挛从起始部位逐渐扩大，可以扩展至一侧肢体或半身，但不扩展至全身。神志始终清楚。发作过后可有一过性发作的肢体瘫痪，称 Todd 瘫痪，可持续数分钟至数天。病灶位于辅助运动区时，发作表现为头或躯体转向病灶的对侧、一侧上肢外展伴双眼注视外展的上肢。

(2)部分感觉(体觉性发作或特殊感觉)性发作：不同感觉中枢的痫性病灶可诱发相应的临床表现，如针刺感、麻木感、视幻觉、听幻觉、嗅幻觉、眩晕等。

(3)自主神经性发作：包括上腹部不适感、呕吐、面色苍白、潮红、竖毛、瞳孔散大和尿失禁等。

(4)精神性发作：表现为情感障碍、错觉、结构性幻觉、识别障碍和记忆障碍等。

2.复杂部分性发作

复杂部分性发作起病于任何年龄，但青少年多见。痫性放电通常起源于颞叶内侧或额叶，也可起源于其他部位。发作时有意识障碍，发作期脑电图有单侧或双侧不同步的病灶。常见以下几种类型：①单纯部分性发作开始，继而意识障碍；②自动症是在癫痫发作过程中或发作后意识朦胧状态下出现的协调的、相适应的不自主动作，事后往往不能回忆，自动症可表现为进食样自动症、模仿样自动症、手势样自动症、词语性自动症、走动性自动症、假自主运动性自动症和性自动症等；③仅有意识障碍；④意识障碍伴有自动症。发作后常有疲乏、头昏、嗜睡，甚至定向力不全等。

3.部分性发作进展为继发全面性发作

部分性发作进展为继发全面性发作可表现为全身强直-阵挛、强直或阵挛，发作时脑电图为部分性发作迅速泛化成为两侧半球全面性发放。单纯部分性发作可发展为复杂部分性发作，单纯或复杂部分性发作也可进展为全面性发作。

(二)全面性发作

全面性发作的临床表现和脑电图都提示双侧大脑半球同时受累，临床表现多样，多伴有意识障碍并可能是首发症状，分为 6 类。

1.全面性强直-阵挛发作

这是最常见的发作类型之一，以意识丧失和全身对称性抽搐为特征，伴自主神经功能障碍。大多数发作前无先兆，部分患者可有历时极短含糊不清或难以描述的先兆。其后进入：①强直期，患者突然出现肌肉的强直性收缩，影响到呼吸肌时发生喘鸣、尖叫、面部发绀，可出现舌咬伤、尿失禁，持续 10～30 秒进入阵挛期；②阵挛期，表现为一张一弛的阵挛惊厥性运动，呼吸深而慢，口吐白沫，全身大汗淋漓，持续 30 秒至数分钟；③阵挛后期，阵挛期之末出现深呼吸，所有肌肉松弛。整个发作过程持续 5～10 分钟，部分患者进入深睡状态。清醒后常感到头昏、头痛和疲乏无力。发作间期脑电图半数以上有多棘慢复合波、棘慢复合波或尖慢复合波。发作前瞬间脑电活动表现为波幅下降，呈抑制状态，强直期呈双侧性高波幅棘波爆发，阵挛期为双侧性棘波爆发与慢波交替出现，发作后为低波幅不规则慢波。

2.强直性发作

强直性发作多见于有弥漫性脑损害的儿童，睡眠中发作较多。表现为全身或部分肌肉的强直性收缩，往往使肢体固定于某种紧张的位置，伴意识丧失、面部发绀、呼吸暂停和瞳孔散大等。

发作持续数秒至数十秒。发作间期脑电图可有多棘慢复合波或棘慢复合波，发作时为广泛性快活动或10～25 Hz棘波，其前后可有尖慢复合波。

3.阵挛性发作

阵挛性发作几乎都发生于婴幼儿，以重复性阵挛性抽动伴意识丧失为特征，持续1分钟至数分钟。发作间期脑电图可有多棘慢复合波或棘慢复合波，发作时为10～15 Hz棘波或棘慢复合波。

4.肌阵挛发作

肌阵挛发作发生于任何年龄。表现为突发短促的震颤样肌收缩，可对称性累及全身，可突然倒地，也可能限于某个肌群，轻者仅表现为头突然前倾。单独或成簇出现，刚入睡或清晨欲醒时发作频繁。发作间期脑电图呈现双侧同步的3～4 Hz多棘慢复合波或棘慢复合波，发作时可见广泛性棘波或多棘慢复合波。

5.失神发作

失神发作分为典型失神和非典型失神发作。①典型失神发作：儿童期起病，预后较好，有明显的自愈倾向。表现为突然发生和突然终止的意识丧失，同时中断正在进行的活动。有时也可伴有自动症或轻微阵挛，一般只有几秒钟。发作后即刻清醒，继续发作前活动，每天可发作数次至数百次。脑电图在发作期和发作间期均可在正常的背景上出现双侧同步对称的3 Hz棘慢复合波。②非典型失神发作：多见于有弥漫性脑损害的患儿，常合并智力减退，预后较差。发作和终止均较典型者缓慢，肌张力改变明显。发作期和发作间期脑电图表现为不规则、双侧不对称、不同步的棘慢复合波。两者鉴别见表2-3。

表2-3 典型失神发作与非典型失神发作的鉴别

鉴别要点	典型失神发作	非典型失神发作
持续时间	10～20秒	较长
意识丧失	完全	不完全
开始	突然	不太突然
终止	突然	不太突然
发作次数	每天多次	较少
过度换气	常可诱发	不常诱发
合并现象	短暂眼睑阵挛	自动症、肌张力变化和自主神经表现
年龄	4～20岁	任何年龄
病因	原发性	症状性
脑电图	背景正常，双侧对称同步2～4 Hz棘慢复合波	背景异常，不对称不规则2～2.5 Hz棘(尖)慢复合爆发，阵发性快波
治疗	疗效好	疗效差

6.失张力发作

失张力发作多见于发育障碍性疾病和弥漫性脑损害，儿童期发病。表现为部分或全身肌肉张力突然丧失，出现垂颈、张口、肢体下垂、跌倒或猝倒等。持续数秒至1分钟。可与强直性、非典型失神发作交替出现。发作间期脑电图为多棘慢复合波，发作时表现为多棘慢复合波、低电压、快速活动脑电图。

六、常见癫痫与癫痫综合征的临床表现

(一)与部位有关的癫痫

1.与发病年龄有关的特发性癫痫

(1)具有中央-颞区棘波的良性儿童性癫痫:好发于2～13岁,有显著的年龄依赖性,多于16岁前停止发作。男女比例为1.5∶1。发作与睡眠关系密切,大约75%的患儿只在睡眠时发生。多表现为部分性发作,出现口部、咽部和一侧面部的阵挛性抽搐,偶尔可以累及同侧上肢,有时会发展为全面强直-阵挛发作,特别是在睡眠中。体格检查、神经系统检查及智力发育均正常。脑电图显示中央颞区单个或成簇出现的尖波或棘波,可仅局限于中颞部或中央区,也可向周围扩散。异常放电与睡眠密切相关,睡眠期异常放电明显增多。

(2)具有枕区放电的良性儿童癫痫:好发年龄1～14岁,4～5岁为发病高峰。发作期主要表现为视觉异常和运动症状。一般,首先表现为视觉异常,如一过性视力丧失、视野暗点、偏盲和幻视等。视觉异常之后或同时可出现一系列的运动症状,如半侧阵挛、复杂部分发作伴自动症和全身强直阵挛发作。发作后常常伴有头痛和呕吐,约30%的患者表现为剧烈的偏侧头痛。17%还伴有恶心、呕吐。发作频率不等,清醒和睡眠时都有发作。体格检查、神经系统检查及智力发育均正常。典型发作间期脑电图表现为背景正常,枕区出现高波幅的双相棘波。棘波位于枕区或后颞,单侧或双侧性。

(3)原发性阅读性癫痫:由阅读引起,没有自发性发作的癫痫综合征。临床表现为阅读时出现下颌痉挛,常伴有手臂的痉挛,如继续阅读则会出现全身强直-阵挛发作。

2.症状性癫痫

(1)颞叶癫痫:主要发生在青少年,起病年龄为10～20岁,62%的患者在15岁以前起病。发作类型有多种,主要包括单纯部分性发作、复杂部分性发作及继发全身性发作。发作先兆常见,如上腹部感觉异常、似曾相识、嗅觉异常、幻视和自主神经症状等。复杂部分性发作多表现为愣神,各种自动症如咀嚼、发音、重复动作及复杂的动作等。发作间期脑电图正常或表现为一侧或双侧颞区尖波/棘波、尖慢波/棘慢波和慢波。蝶骨电极或长程监测可以提高脑电图阳性率。

(2)额叶癫痫:发作形式表现为单纯性或复杂性部分性发作,常伴有继发全身性发作。丛集性发作,每次发作时间短暂,刻板性突出,强直或姿势性发作及下肢双侧复杂的运动性自动症明显,易出现癫痫持续状态。发作间期脑电图可显示正常、背景不对称、额区尖波/棘波、尖慢波/棘慢波和慢波。

(3)枕叶癫痫:发作形式主要为伴有视觉异常的单纯性发作,伴有或不伴有继发全身性发作。复杂部分性发作是发放扩散到枕叶以外的区域所致。视觉异常表现为发作性盲点、偏盲、黑矇、闪光、火花、光幻视及复视等,也可出现知觉性错觉,如视物大小的变化、距离变化及视物变形;非视觉性症状表现为眼和头强直性或阵挛性向病灶对侧或同侧转动,有时只有眼球转动,眼睑抽动或强迫性眼睑闭合,可见眼震。发作间期脑电图表现为枕部背景活动异常,如一侧性α波波幅降低、缺如或枕部尖波/棘波。

(4)顶叶癫痫:发作形式为单纯部分性发作,伴有或不伴有继发全身性发作。通常有明显的主观感觉异常症状。少数有烧灼样疼痛感。

(5)儿童慢性进行性局限型癫痫状态:表现为持续数小时、数天,甚至数年的,仅影响身体某部分的节律性肌阵挛。脑电图表现为中央区局灶性棘慢波,但无特异性。

(6)有特殊促发方式的癫痫综合征:指发作前始终存在环境或内在因素所促发的癫痫。有些癫痫发作由特殊感觉或知觉所促发(反射性癫痫),也可由高级脑功能的整合(如记忆或模式认知)所促发。

(二)全身型癫痫与癫痫综合征

1.与发病年龄有关的特发性癫痫

(1)良性家族性新生儿惊厥:发病年龄通常在出生后2～3天。男女发病率大致相当。惊厥形式以阵挛为主,有时呈强直性发作,也可表现为呼吸暂停,持续时间一般1～3分钟,起病开始日内发作频繁,以后发作减少,有些病例的散在发作持续数周。发作期脑电图可见快波、棘波。发作间期脑电图检查正常。部分有病例局灶性或多灶性异常。

(2)良性新生儿惊厥:发作常在出生后3～4天发生,男孩多于女孩。惊厥形式以阵挛为主,可从一侧开始,然后发展到另一侧,很少为全身四肢同时阵挛,发作持续时间为1～3分钟。发作频繁。1/3患儿出现呼吸暂停。惊厥开始时神经系统检查正常,惊厥持续状态时可出现昏睡状态及肌张力低下。60%病例发作间期脑电图可见交替出现的尖样θ波,部分可显示局灶性异常。发作期EEG可见有规律的棘波或慢波。

(3)良性婴儿肌阵挛癫痫:病前精神运动发育正常。发病年龄为出生后4个月至3岁,男孩多见。部分患者有热性惊厥史或惊厥家族史。发作表现为全身性粗大肌阵挛抽动,可引起上肢屈曲,如累及下肢可出现跌倒。发作短暂,1～3秒。发作主要表现在清醒时,无其他类型的发作。脑电图背景活动正常,发作间期脑电图正常或有短暂的全导棘慢波、多棘慢波爆发,发作期全导棘慢波或多棘慢波爆发。

(4)儿童失神发作:发病年龄3～10岁,发病高峰年龄为6～7岁,男女之比约为2∶3。发作形式为典型的失神发作。表现为突然意识丧失,但不跌倒,精神活动中断,正在进行的活动停止。两眼凝视前方,持续数秒钟,绝大多数在30秒以内,很少超过45秒。随之意识恢复。发作频繁,每天数次至数百次。临床表现可分为简单失神和复杂失神两种。简单失神发作仅有上述表现,约占10%。复杂失神发作占大多数,表现为失神发作,同时可伴有其他形式的发作,常见为轻微阵挛、失张力、自动症和自主神经的症状。患儿智力发育正常,神经系统检查无明显异常。脑电图表现为正常背景上双侧同步的3 Hz的棘慢波综合。光和过度换气可诱发发作。

(5)青少年期失神发作:在青春期或青春期前开始发作,无性别差异。发作形式为典型的失神发作,但其他临床表现与儿童失神癫痫不同。约80%伴有强直-阵挛发作。大部分患者在醒后不久发生。15%～20%的病例伴有肌阵挛发作。发作频率明显低于儿童失神发作。智力发育正常。脑电图背景正常,发作期和发作间期显示3 Hz弥散性棘慢波综合。

(6)青少年肌阵挛性癫痫:发病年龄主要集中在8～22岁,平均发病年龄为15岁,发病无性别差异。发作形式以肌阵挛为主。约30%的患者发展为强直-阵挛、阵挛-强直-阵挛和失神发作。发作常出现在夜间、凌晨或打盹后。最早的症状往往是醒后不久即出现肌阵挛或起床不久手中所拿的物品突然不自主地掉落。85%的患儿在起病数月或数年后出现全面性强直-阵挛发作,10%～15%的患儿有失神发作。患者神经系统发育及智能均正常,神经影像学检查正常。一般不能自行缓解,亦无进行性恶化。发作期脑电图表现为广泛、快速和对称的多棘慢波,随后继发少数慢波。发作间期脑电图可有快速、广泛和不规则的棘慢波放电,睡眠剥夺、闪光刺激等可诱发发作。

(7)觉醒时全身强直阵挛发作的癫痫:起病于10～20岁,主要于醒后不久发作,第2个发作高峰为傍晚休息时间，绝大部分以全身强直阵挛发作为唯一发作形式。剥夺睡眠和其他外界因素可诱发发作。常有遗传因素。

(8)其他全身性特发性癫痫：指其他自发性癫痫，如不属于上述综合征之一，可归于本项内。

(9)特殊活动诱导的癫痫：包括反射性癫痫及其他非特异因素(不眠、戒酒、药物戒断和过度换气)诱发的癫痫。

2.隐源性或症状性癫痫

(1)West 综合征(婴儿痉挛)：是一类病因不同、几乎只见于婴儿期、有特异性脑电图表现且抗癫痫药物治疗效果不理想的癫痫综合征。由特异性三联征组成：婴儿痉挛、精神运动发育迟滞及 EEG 高度节律失调。85%～90%的患儿在出生后 1 年内发病，发病高峰为 6～8 个月。发病性别无显著差异。痉挛可为屈曲性、伸展性和混合性三种形式。

(2)Lennox-Gastaut 综合征：特发性 LGS 无明确病因。症状性 LGS 的病因主要包括围产期脑损伤、颅内感染、脑发育不良、结节性硬化和代谢性疾病等。LGS 的主要特点包括起病年龄早，多在 4 岁前发病，1～2 岁最多见；发作形式多样，可表现为强直发作、肌阵挛发作、不典型失神发作、失张力发作和全身强直-阵挛性发作等多种发作类型并存；发作非常频繁；常伴有智力发育障碍。脑电图表现为背景活动异常、慢棘慢波复合(<3 Hz)。

(3)肌阵挛-猝倒性癫痫：常有遗传因素。起病年龄为 6 个月至 6 岁，发病高峰年龄为 3～4 岁。发作形式多样，常见轴性肌阵挛发作，以头、躯干为主，表现为突然、快速地用力点头、向前弯腰，同时两臂上举。有时，在肌阵挛后出现肌张力丧失，表现为屈膝、跌倒和不能站立。发病前智力发育正常，发病后有智力减退。脑电图早期有 4～7 Hz 节律，其他方面正常，以后可有不规则快棘慢综合波或多棘慢波综合波。

(4)肌阵挛失神发作性癫痫：起病年龄为 2～12.5 岁，发病高峰年龄为 7 岁，男性略多于女性。发作类型以失神发作和肌阵挛发作为主。表现为失神发作伴双侧节律性肌阵挛性抽动，发作持续时间较失神发作长，10～60 秒。约一半患儿在发病前即有不同程度的智力低下，但无其他神经系统的异常表现。脑电图上可见双侧同步对称、节律性的 3 Hz 棘慢复合波，类似失神发作。

3.症状性全身性癫痫和癫痫综合征

症状性全身性癫痫和癫痫综合征包括无特殊病因的早期肌阵挛性癫痫性脑病、伴暴发抑制的早发性婴儿癫痫性脑病，其他症状性全身性癫痫和有特殊病因的癫痫。

(1)早发性肌阵挛性脑病：出生后 3 个月内(多在 1 个月内)起病，男女发病率大致相当。病前无脑发育异常。初期为非连续性的单发肌阵挛(全身性或部分性)，然后为怪异的部分性发作，大量的肌阵挛或强直阵挛。脑电图特征为“爆发-抑制”，随年龄增长可逐渐进展为高度节律失调。家族性病例常见，提示与先天代谢异常有关。

(2)伴暴发抑制的早发性婴儿癫痫性脑病：又称大田原综合征。新生儿及婴儿早期起病，半数以上发病在 1 个月以内，男女发病率无明显差异。发作形式以强直痉挛为主。常表现为“角弓反张”姿势，极度低头、肢伸向前、身体绷紧。发作极为频繁。伴有严重的精神运动障碍，常在4～6 个月时进展为婴儿痉挛。脑电图呈周期性暴发抑制波形是本病的特点，但并非本病所特有。

(三)不能分类的癫痫

1.新生儿癫痫

由于新生儿的特点，癫痫发作的临床表现常容易被忽略。发作包括眼水平性偏斜、伴或不伴阵挛、眼睑眨动或颤动、吸吮、咂嘴及其他颊-唇-口动作、游泳或踏足动作，偶尔为呼吸暂停发作。新生儿发作还见于肢体的强直性伸展、多灶性阵挛性发作和局灶性阵挛性发作。脑电图表现为暴发抑制性活动。

2.婴儿重症肌阵挛性癫痫

婴儿重症肌阵挛性癫痫起病年龄 1 岁以内，病因不清。发作形式以肌阵挛为主。早期为发热诱发长时间的全身性或一侧性惊厥发作，常被误诊为婴儿惊厥。1～4 岁以后渐出现无热惊厥。易发生癫痫持续状态。进行性精神运动发育倒退，特别是语言发育迟缓。60％的患儿有共济失调，20％的患儿有轻度的锥体束征。脑电图表现为广泛性棘慢波、多棘慢波。

3.慢波睡眠中伴有连续性棘慢波的癫痫

本型癫痫由各种发作类型联合而成。在睡眠中有部分性或全身性发作，当觉醒时为不典型失神，不出现强直发作。特征脑电图表现为在慢波睡眠相中持续的弥散性棘慢波。

4.获得性癫痫性失语

获得性癫痫性失语又称 Landau-Kleffner 综合征（LKS），主要特点为获得性失语和脑电图异常。本病的病因尚未明确，发病年龄在 18 个月至 13 岁，约 90％在 2～8 岁起病。男性发病略高于女性。发病前患儿语言功能正常。失语表现为能听到别人说话的声音，但不能理解语言的意义，逐渐发展为不能用语言进行交流，甚至完全不能表达。患儿已有的书写或阅读功能也逐渐丧失。失语的发展过程有 3 种类型：突发性失语，症状时轻时重，最终可以恢复；失语进行性发展，最终导致不可恢复的失语；临床逐渐出现失语，病情缓慢进展，失语恢复的情况不尽一致。80％的患者合并有癫痫发作。约一半患者以癫痫为首发症状，而另一半以失语为首发症状。癫痫的发作形式包括部分运动性发作、复杂部分性发作、全面性强直一阵痉挛发作，失张力发作或不典型发作。清醒和睡眠时均有发作。发作的频率不等。70％的患儿有精神行为异常，表现为多动、注意力不集中、抑郁、暴躁、智力减退、易激动和破坏性行为，有些患儿可表现为孤独症样动作。发作间期清醒脑电图背景活动多正常，异常脑电活动可见于单侧或双侧颞区单个或成簇的棘波、尖波或 1.5～2.5 Hz 的棘慢波综合。睡眠时异常放电明显增多，阳性率几乎 100％。有时异常放电呈弥漫性分布。

（四）特殊癫痫综合征

热性惊厥：指初次发作在 1 个月至 6 岁，在上呼吸道感染或其他感染性疾病的初期，当体温在 38 ℃以上时突然出现的惊厥，排除颅内感染或其他导致惊厥的器质性或代谢性异常。有明显的遗传倾向。发病与年龄有明显的依赖性，首次发作多见于 6 个月至 3 岁。

七、癫痫的诊断思路

（一）确定是否为癫痫

1.病史

癫痫有两个重要特征，即发作性和重复性。发作性是指突然发生、突然停止；重复性是指在一次发作后，间隔一定时间后会有第二次乃至更多次相同的发作。癫痫患者就诊时间多在发作间歇期，体格检查多正常，因此诊断主要根据病史。但患者发作时常有意识丧失，难以自述病情，只能依靠目睹患者发作的亲属及其他在场人员描述，经常不够准确。医师如能目睹患者的发作，对诊断有决定性的作用。

2.脑电图检查

脑电图的痫性放电是癫痫的一个重要特征,也是诊断癫痫的主要依据之一。某些形式的电活动对癫痫的诊断具有特殊的意义。与其他检查一样,脑电图检查也有其局限性,对临床表现为痫性发作的患者,脑电图检查正常不能排除癫痫,脑电图出现癫痫波形,而临床无癫痫发作的患者也不能诊断癫痫,只能说明其存在危险因素。目前,脑电图检查主要有常规脑电图检查、携带式脑电图检查及视频脑电图监测。随着视频脑电图监测的临床应用,提高了癫痫诊断的阳性率。

(二)明确癫痫发作的类型或癫痫综合征

不同类型的癫痫治疗方法亦不同,发作类型诊断错误可能导致药物治疗的失败。

(三)确定病因

脑部 MRI、CT 检查可确定脑结构性异常或损害。

八、癫痫的治疗

(一)药物治疗

首先明确癫痫诊断,然后根据脑电图(EEG)、神经影像学检查进一步确诊、确定发作类型及可能属于哪种癫痫综合征,最后确定病因,尤其对首次发作者。应注意,已知的与癫痫相关的可逆性代谢异常状态,如低、高血钠症,低、高血糖症,低血钙等;某些疾病,如高血压脑病、脑炎和颅内占位等;药物撤退或中毒,如酒精、巴比妥类等。一般情况下,首次发作后暂不进行药物治疗,通常推荐有计划的随诊。有多次(两次或两次以上)发作,其发作间隔≥24 小时,应开始有规律运用抗癫痫药物治疗。用药前应向患者及其家属说明癫痫治疗的长期性、药物的毒副作用和生活中的注意事项。依从性是应用抗癫痫药物成败的关键因素之一。

根据发作类型选择抗癫痫药物(AEDS),部分性发作选择卡马西平(CBZ)和苯妥英钠(PHT),其次为丙戊酸钠(VPA)、奥卡西平(OXC)、氨己烯酸(VGB)、苯巴比妥(PB)、扑痫酮(PMD)、拉莫三嗪(LTG)、加巴喷丁(GBP)和托吡酯(TPM);全身性发作时,选用 VPA。症状性癫痫选用 CBZ 或 PHT;Lennox-Gastaut 综合征选用氯硝安定和 VPA;婴儿痉挛选用 ACTH、VPA 和硝基安定。失神发作首选乙琥胺(ESM),但在我国首选为 VPA,其次为 LTG、氯硝安定。肌阵挛发作首选 VPA,其次为 LTG、氯硝安定。原发性全面性强直-阵挛发作首选 VPA、CBZ、PHT。

1.治疗原则

精简用药种类,坚持单药治疗。约 80%的癫痫患者单药治疗有效,且比药物合用不良反应少;无药物相互作用;依从性比药物合用好;费用相对较少。所有新诊断的癫痫患者只要可能都应首选单药治疗。

2.联合用药原则

如单药治疗确实无效,可考虑在一种有效或效差的 AEDS 基础上加第 2 种 AEDS。其一般原则是:①尽量不选择化学结构或作用机制相似的药物,如 PB+PMD 和 PHT+CBZ;②药物之间相互作用大的一般不搭配,如 PHT+CBZ(均为肝酶诱导剂);③毒副作用相同或可能产生特殊反应者不宜搭配,如PBC+CBZ(加重嗜睡)。坚持长期规则用药,AEDS 控制发作后必须坚持长期服用的原则,除非出现严重不良反应,否则不宜随意减量或停药,以免诱发癫痫状态。

3.个体化治疗方案

每例患者应根据不同的发作类型和癫痫综合征、年龄和个体特殊情况(如妊娠、肝肾功能损害等),从小剂量(小儿按千克体重)开始逐渐加量,观察临床反应,参考血药浓度,个体化调整维持剂量的大小。进行药物监测可提高药物的有效性和安全性,当有相互作用的药物联用时、癫痫发作控制不理想时、有药物中毒的迹象或症状出现时及加药或改变剂量后近2周时都应检查血药浓度。

4.疗程与增减药、停药原则

增药适当快,减药一定要慢。有缓慢减药(1～2年)与快速减药(1.5～9个月)两种方式。据资料统计,两种方式减药后癫痫复发的危险性无差异。但对有耐药性的药物,如PB要慢减,一种药停完后再停另一种药。

5.停药的条件

当癫痫患者用药≥2年无发作、24小时脑电图无痫样放电时可考虑停药;一般,需要5～12个月的时间完全停用。停药前应再次检查脑电图及药物血浓度。如停药后复发,需重新治疗,复发后用药应持续3～5年再考虑停药,甚至有可能要终身服药。

目前有许多新的AEDS运用于临床,最常见的有托吡酯(妥泰,TPM)、加巴喷丁(GBP)、拉莫三嗪(LTG)、氨己烯酸(VGB)、唑尼沙胺(ZNS)、非氨酯(FBM)、替加平(TGB)、乐凡替拉西坦(LEV),米拉醋胺(milacemide)、氟柳双胺(progabide)、氟苯桂嗪(西比灵)和司替戊醇(stiripentol)等。新的AEDS可用于添加治疗和单一治疗,但基于目前临床应用有限、新药价格昂贵,一般多作为添加药物治疗顽固性癫痫,作为单一治疗的临床应用有待进一步总结经验。

(二)迷走神经刺激治疗

近年来,国外有学者采用间断迷走神经刺激辅助治疗癫痫,控制癫痫发作能取得一定疗效。临床试验研究表明,迷走神经刺激疗法可使发作减少75%,高频率刺激优于低频率刺激。迷走神经刺激后常见的不良反应有声音嘶哑、轻咳、咽痛和感觉异常等,但治疗结束后,上述不良反应消失。迷走神经刺激疗法对心肺功能无明显影响,对难治性癫痫治疗是一种安全有效的新办法。

(三)手术治疗

目前,癫痫的治疗尽管有神经外科手术、立体定向放射或生物反馈技术等方法,但控制癫痫主要还是药物治疗。癫痫患者经过正规的抗癫痫药物治疗,最终仍有15%～20%成为难治性癫痫,这部分癫痫采用内科的药物治疗是无法控制发作的,因而应考虑外科手术治疗。但是,难治性癫痫的手术是否成功,关键在于手术前定位是否准确,应采用多种检查,但主要是电生理检查。一般头皮脑电图不能准确定位,必须做硬膜下电极或深部电极配合Video监测,监测到患者的临床发作,仔细分析发作前瞬间、发作中及发作后脑电图变化才能准确定出引起癫痫发作的病灶。MRI、MRC(磁共振波谱)可起到重要辅助作用。此外,SPECT、PET对癫痫病灶定位有重要价值,但并非绝对特异,对癫痫病灶定位一定要多方检查、综合分析,避免失误。目前,癫痫的手术治疗主要有以下几种:①大脑半球切除术;②局部脑叶和多个脑叶切除术;③颞叶切除术;④胼胝体切开术;⑤立体定向术。

九、癫痫的护理

(一)主要护理诊断及医护合作性问题

1.清理呼吸道无效

其与癫痫发作时意识丧失有关。

2.生活自理缺陷

其与癫痫发作时意识丧失有关。

3.知识缺乏

患者缺乏长期正确服药的知识。

4.有受伤的危险

其与癫痫发作时意识突然丧失、全身抽搐有关。

5.有窒息的危险

其与癫痫发作时喉头痉挛、意识丧失、气道分泌物增多误入气管有关。

6.潜在并发症

脑水肿、酸中毒或水电解质失衡。

(二)护理目标

(1)患者呼吸道通畅。

(2)未发生外伤、窒息等并发症。

(3)患者的生活需要得到满足。

(4)对疾病的过程、预后和预防有一定了解。

(三)护理措施

1.一般护理

保持环境安静,避免过劳、便秘、睡眠不足、感情冲动及强光刺激等;适当参加体力和脑力活动,劳逸结合,做力所能及的工作,间歇期可下床活动,出现先兆即刻卧床休息;癫痫发作时应有专人护理,并加以防护,以免坠床及碰伤。切勿用力按压患者的肢体以免造成骨折。

2.饮食护理

给予清淡饮食,避免过饱,戒烟、酒。因发作频繁不能进食者给予鼻饲流质。

3.症状护理

当患者正处在意识丧失和全身抽搐时,首先应采取保护性措施,防止发生意外,而不是先给药。

(1)防止外伤:迅速使患者就地躺下,用厚纱布包裹的压舌板或筷子、纱布和手绢等置于上、下臼齿间以防咬伤舌头及颊部;癫痫发作时切勿用力按压抽搐的肢体,以免造成骨折及脱臼;抽搐停止前,护理人员应守护在床边观察患者是否意识恢复,有无疲乏、头痛等。

(2)防止窒息:患者应取头低侧卧位,下颌稍向前,解开衣领和腰带,取下活动性假牙,及时吸出痰液。必要时,托起下颌,将舌用舌钳拉出,以防舌后坠引起呼吸道阻塞。不可强行喂食、喂水,以免误入气管窒息或致肺内感染。

4.用药护理

根据癫痫发作的类型遵医嘱用药,切不可突然停药、间断和不规则服药,注意观察用药疗效和不良反应。

5.癫痫持续状态护理

严密观察病情变化,一旦发生癫痫持续状态,应立即采取相应的抢救措施。

(1)立即按医嘱地西泮 10～20 mg 缓慢静脉推注,速度每分钟不超过 2 mg,用药中密切观察呼吸、心律、血压的变化,如出现呼吸变浅、昏迷加深和血压下降,应暂停注射。

(2)保持病室环境安静,避免外界各种刺激,应设专人守护,床周加设护栏以保护患者免受外伤。护理人员的所有操作动作要轻柔,尽量集中。

(3)严密观察病情变化,做好生命体征、意识和瞳孔等方面的监测,及时发现并处理高热、周围循环衰竭和脑水肿等严重并发症。

(4)连续抽搐者应控制入液量,按医嘱快速静脉滴注脱水剂,并给氧气吸入,以防缺氧所致脑水肿。

(5)保持呼吸道通畅和口腔清洁,防止继发感染。

6.心理护理

癫痫患者常因反复发作、长期服药而精神负担加重,感到生气、焦虑和无能为力。护理人员应了解患者的心理状态,有针对性提供帮助。避免采取强制性措施等损害患者自尊心的行为。鼓励患者正确认识疾病,克服自卑心理,努力消除诱发因素,以乐观心态接受治疗。鼓励家属、亲友向患者表达不嫌弃和关爱的情感,解除患者的精神负担,增强其自信心。

7.健康指导

(1)避免诱发因素:向患者及家属介绍本病基本知识及发作时家庭紧急护理方法。避免诱发因素如过度疲劳、睡眠不足、便秘、感情冲动、受凉感冒和饥饿过饱等,反射性癫痫还应避免突然的声光刺激、惊吓和外耳道刺激等因素。

(2)合理饮食:保持良好的饮食习惯,给予清淡且营养丰富的饮食为宜,不宜辛辣、过咸,避免饥饿或过饱,戒烟酒。

(3)适当活动:鼓励患者参加有益的社交活动,适当参与体力和脑力活动,做力所能及的工作,注意劳逸结合,保持乐观情绪。

(4)注意安全:避免单独行动,禁止参与危险性的工作和活动,如攀高、游泳、驾驶车辆和带电作业等;随身携带简要病情诊疗卡,注明姓名、地址、病史和联系电话等,以备发作时取得联系,便于抢救。

(5)用药指导:应向患者及家属说明遵守用药原则的重要性,要坚持长期、规律服药,不得突然停药、减药和漏服药等。注意药物不良反应,一旦发现立即就医。

(四)护理评价

患者的基本生活需要得到满足,能够避免诱因,有效地预防发作,积极配合治疗。未发生并发症。

(常林林)

第三章 心内科护理

第一节 原发性高血压

一、病因

(一)遗传

高血压具有明显的家族性,父母均为高血压者,其子女患高血压的概率明显高于父母均无高血压者的概率。约60%高血压患者可询问到有高血压家族史。

(二)饮食

膳食中钠盐摄入量与人群血压水平和高血压病患病率呈正相关。摄盐越多,血压水平和患病率越高,钾摄入量与血压呈负相关,限制钠、补充钾可使高血压患者血压降低。钾的降压作用可能是通过促进排钠而减少细胞外液容量。有研究表明,膳食中钙不足可使血压升高。大量研究显示,高蛋白质摄入、饮食中饱和脂肪酸或饱和脂肪酸/不饱和脂肪酸比值较高、饮酒量过多都属于升压因素。

(三)精神

城市脑力劳动者高血压患病率超过体力劳动者,从事精神紧张度高的职业者、长期生活在噪声环境中听力敏感性减退者患高血压的概率较高。高血压患者经休息后往往症状和血压可获得一定改善。

(四)肥胖

超重或肥胖是血压升高的重要危险因素。一般采用体质指数(BMI),即体重(kg)/身高(m)^2(以20～24为正常范围)。血压与BMI呈显著正相关。肥胖的类型与高血压发生关系密切,向心性肥胖者容易发生高血压,表现为腰围往往大于臀围。

(五)其他

服用避孕药的妇女容易出现血压升高。一般在终止服用避孕药后3～6个月血压恢复正常。阻塞性睡眠呼吸暂停综合征是指睡眠期间反复发作的呼吸暂停,常伴有重度打鼾,此病患者常有高血压。

二、发病机制

原发性高血压的发病机制至今还没有一个完整统一的认识。目前认为高血压的发病机制集中在以下几个方面。

(一)交感神经系统活性亢进

已知反复的精神刺激与过度紧张可以引起高血压。长期处于应激状态(如从事驾驶员、飞行员等职业者)高血压患病率明显增高。当大脑皮质兴奋与抑制过程失调时,交感神经和副交感神经之间的平衡失调,交感神经兴奋性增加,其末梢释放去甲肾上腺素、肾上腺素、多巴胺、血管升压素等儿茶酚胺类物质增多,从而引起阻力小动脉收缩增强,导使血压升高。

(二)肾素-血管紧张素-醛固酮系统(RAAS)激活经典的RAAS

肾小球旁细胞分泌的肾素,激活从肝脏产生的血管紧张素原转化为血管紧张素Ⅰ,然后再经肺循环中的血管紧张素转换酶(ACE)的作用转化为血管紧张素Ⅱ。血管紧张素Ⅱ作用于血管紧张素Ⅱ受体,有如下作用:①直接使小动脉平滑肌收缩,外周阻力增加;②刺激肾上腺皮质球状带,使醛固酮分泌增加,致使肾小管远端集合管的钠重吸收加强,导致水、钠潴留;③交感神经冲动发放增加使去甲肾上腺素分泌增加。以上作用均可使血压升高。近年来发现血管壁、心脏、脑、肾脏及肾上腺中也有RAAS的各种组成成分。局部RAAS各成分对心脏、血管平滑肌的作用,可能在高血压的发生和发展中有更大影响,占有十分重要的地位。

(三)其他

细胞膜离子转运异常可使血管收缩反应性增强,平滑肌细胞增生、肥大,血管阻力增高;肾脏潴留过量摄入的钠盐,使体液容量增大,机体为避免心输出量增高使组织过度灌注,全身阻力小动脉收缩增强,导致外周血管阻力增高;胰岛素抵抗所致的高胰岛素血症可使电解质代谢发生障碍,还使血管对体内升压物质反应性增强,血液中儿茶酚胺水平增加,血管张力增高,从而使血压升高。

三、临床表现

(一)症状

大多数患者早期症状不明显,常见症状有头痛、头晕、耳鸣、眼花、乏力、心悸,还有的表现为失眠、健忘、注意力不集中、情绪易波动或发怒等。经常在体检或其他疾病就医检查时发现血压升高。血压升高常与情绪激动、精神紧张、体力活动有关,休息或去除诱因血压可下降。

(二)体征

血压受昼夜、气候、情绪、环境等因素影响波动较大。一般清晨起床活动后血压迅速升高,夜间血压较低;冬季血压较高,夏季血压较低;情绪不稳定时血压高;在医院或诊所中血压明显增高,在家或医院外的环境中血压低。体检时可听到主动脉瓣区第二心音亢进、收缩期杂音,长期高血压时有心尖冲动明显增强、搏动范围扩大及心尖冲动左移体征,提示左心室增大。

(三)恶性或急进性高血压

表现为患者发病急骤,舒张压多持续在17.3～18.7 kPa(130～140 mmHg)或更高。常有头痛、视力模糊或失明,视网膜可发生出血、渗出及视盘水肿,肾脏损害突出,持续蛋白尿、血尿及管型尿,病情进展迅速,如不及时治疗,易出现严重的脑、心、肾损害,发生脑血管意外、心力衰竭和尿毒症,最后多因尿毒症而死亡,但也可死于脑血管意外或心力衰竭。

四、治疗

(一)目的

治疗目的是通过降压治疗使高血压患者的血压达标,以期最大限度地降低心脑血管发病和死亡的总风险。

(二)降压目标值

一般高血压人群降压目标值<18.7/12.0 kPa(140/90 mmHg);高血压高危患者(糖尿病及肾病)降压目标值<17.3/10.7 kPa(130/80 mmHg);老年收缩期性高血压的降压目标值为收缩压 18.7~20.0 kPa(140~150 mmHg),12.0 kPa(90 mmHg)>舒张压>8.7 kPa(65 mmHg),舒张压降得过低可能抵消收缩压下降得到的好处。

(三)非药物治疗

非药物治疗主要是改善生活方式,改善生活方式对降低血压和心脑血管风险的作用已得到广泛认可,所有患者都应采用,这些措施包括以下几点。

1.戒烟

吸烟所致的危害是使高血压并发症(如心肌梗死、脑卒中和猝死)的危险性显著增加,加重脂质代谢紊乱,降低胰岛素敏感性,降低内皮细胞依赖性血管扩张效应,并降低或抵消降压治疗的疗效。戒烟对心脑血管的益处,任何年龄组均可显示。

2.减轻体重

超重 10%以上的高血压患者体重减少 5 kg,血压便有明显降低,体重减轻亦可增加降压药物的疗效,对改善糖尿病、胰岛素抵抗、高脂血症和左心室肥厚等均有益。

3.减少过多的乙醇摄入

戒酒和减少饮酒可使血压显著降低,适量饮酒仍有明显加压反应者应戒酒。

4.适当运动

适当运动有利于改善胰岛素抵抗和减轻体重,提高心血管调节能力,稳定血压水平。较好的运动方式是低或中等强度的运动,可根据年龄及身体状况选择,中老年高血压患者可选择步行、慢跑、上楼梯、骑车等,一般每周 3~5 次,每次 30~60 分钟。运动强度可采用心率监测法,运动时心率不应超过最大心率(180 或 170 次/分)的 60%。

5.减少钠盐的摄入量、补充钙和钾盐

膳食中约大部分钠盐来自烹调用盐和各种腌制品,所以应减少烹调用盐及腌制品的食用,每人每天食盐量摄入应少于 2.4 g(相当于氯化钠 6 g)。喝牛奶增加钙的摄入。通过食用含钾丰富的水果(如香蕉、橘子)和蔬菜(如油菜、香菇、大枣等),增加钾的摄入。

6.多食含维生素丰富的食物

多吃水果和蔬菜,减少食物中饱和脂肪酸的含量和脂肪总量。

7.减轻精神压力,保持心理平衡

长期精神压力和情绪忧郁是降压治疗效果欠佳的重要原因,亦可导致高血压。应对患者做耐心的劝导和心理疏导,鼓励其参加社交活动、户外活动等。

(四)降压药物治疗对象

高血压 2 级或以上患者[≥21.3/13.3 kPa(160/100 mmHg)];高血压合并糖尿病或心、脑、肾靶器官损害患者;血压持续升高 6 个月以上,改善生活方式后血压仍未获得有效控制者。从心血管危险分层的角度，高危和极高危患者应立即开始使用降压药物强化治疗。中危和低危患者则先继续监测血压和其他危险因素，再根据血压状况决定是否开始药物治疗。

(五)降压药物治疗

1.降压药物分类

现有的降压药种类很多，目前常用降压药物可归纳为以下几大类(表 3-1)：利尿剂、β受体阻滞剂、钙通道阻滞剂、血管紧张素转换酶抑制剂和血管紧张素Ⅱ受体阻滞剂、α受体阻滞剂。

表 3-1 常用降压药物名称、剂量及用法

药物种类	药名	剂量	用法(每天)
利尿剂	氢氯噻嗪	12.5～25.0 mg	1～3 次
	呋塞米	20 mg	1～2 次
	螺内酯	20 mg	1～3 次
β受体阻滞剂	美托洛尔	12.5～50.0 mg	2 次
	阿替洛尔	12.5～25.0 mg	1～2 次
钙通道阻滞剂	硝苯地平控释片	30 mg	1 次
	地尔硫䓬缓释片	90～180 mg	1 次
血管紧张素转换酶抑制剂	卡托普利	25～50 mg	2～3 次
	依那普利	5～10 mg	1～2 次
血管紧张素Ⅱ受体阻滞剂	缬沙坦	80～160 mg	1 次
	伊贝沙坦	150 mg	1 次
α受体阻滞剂	哌唑嗪	0.5～3.0 mg	2～3 次
	特拉唑嗪	1～8 mg	1 次

2.联合用药

临床实际使用降压药时，由于患者心血管危险因素状况、并发症、靶器官损害、降压疗效、药物费用及不良反应等，都可能影响降压药的具体选择。任何药物在长期治疗中均难以完全避免其不良反应，联合用药可使不同的药物互相取长补短，有可能减轻或抵消某些不良反应。联合用药可减少单一药物剂量，提高患者的耐受性和依从性。现在认为，2 级高血压[≥21.3/13.3 kPa(160/100 mmHg)]患者在开始时就可以采用两种降压药物联合治疗，有利于血压在相对较短的时间内达到目标值。比较合理的两种降压药联合治疗方案：①利尿药与β受体阻滞剂；②利尿药与 ACEI 或血管紧张素受体拮抗剂(ARB)；③二氢吡啶类钙通道阻滞剂与β受体阻滞剂；④钙通道阻滞剂与 ACEI 或 ARB；⑤α阻滞剂与β阻滞剂。必要时也可用其他组合，包括中枢作用药(如 α_2 受体激动剂、咪达唑啉受体调节剂)，以及 ACEI 与 ARB；国内研制了多种复方制剂，如复方降压片、降压0 号等，以当时常用的利舍平、双肼屈嗪、氢氯噻嗪为主要成分，因其有一定降压效果，服药方便且价格低廉而广泛使用。

(六)高血压急症的治疗

高血压急症是指短时期内血压重度升高，收缩压＞26.7 kPa(200 mmHg)和(或)舒张压＞17.3 kPa(130 mmHg)，伴有重要器官组织(如大动脉、心脏、脑、肾脏、眼底)的严重功能障碍或不可逆性损害，需要进行紧急处理。

1.迅速降压

(1)硝普钠:同时直接扩张动脉和静脉,降低前、后负荷。开始时以 50 mg/500 mL 浓度每分钟 10～25 μg 速率静脉滴注,即刻发挥降压作用。使用硝普钠必须密切观察血压,避光静脉滴注,根据血压水平仔细调节滴注速度,硝普钠可用于各种高血压急症。一般使用不超过 7 天,长期或大剂量使用应注意可能发生氰化物中毒。

(2)硝酸甘油:选择性扩张冠状动脉与大动脉和扩张静脉。开始时以每分钟 5～10 μg 速度静脉点滴,然后根据血压情况增加滴注速度至每分钟 20～50 μg。降压起效快,停药后作用消失也快。硝酸甘油主要用于急性冠脉综合征或急性心力衰竭时的高血压急症。不良反应有头痛、心动过速、面部潮红等。

(3)地尔硫䓬:非二氢吡啶类钙通道阻滞剂,降压同时具有控制快速性室上性心律失常和改善冠状动脉血流量的作用。配制成 50～60 mg/500 mL 浓度,以每小时 5～15 mg 速度静脉点滴,根据血压变化调整静脉输液速度。地尔硫䓬主要用于急性冠脉综合征、高血压危象。不良作用有面部潮红、头痛等。

(4)酚妥拉明:配制成 10～30 mg/500 mL 浓度缓慢静脉滴注,主要用于嗜铬细胞瘤高血压危象。

(5)其他药物:对血压显著增高,但症状不严重者,可舌下含用硝苯地平 10 mg,或口服卡托普利 12.5～25.0 mg,哌唑嗪 1～2 mg 等。降压不宜过快过低。血压控制后,需口服降压药物,或继续注射降压药物以维持疗效。

2.制止抽搐

可用地西泮 10～20 mg 静脉注射,苯巴比妥 0.1～0.2 g 肌内注射,也可予 25%硫酸镁溶液 10 mL 深部肌内注射或以 5%葡萄糖溶液 20 mL 稀释后缓慢静脉注射。

3.脱水、排钠、降低颅内压

(1)呋塞米 20～40 mg 或依他尼酸钠 25～50 mg,加入 50%葡萄糖溶液 20～40 mL 中,静脉注射。

(2)20%甘露醇或 25%山梨醇静脉快速滴注,半小时内滴完。

4.其他并发症的治疗

对主动脉夹层分离,应采取积极的降压治疗,诊断确定后,宜进行外科手术治疗。

五、护理

(一)一般护理

1.休息

早期高血压患者可参加工作,但不要过度疲劳,坚持适当锻炼,如骑自行车、跑步、做体操及打太极拳等。要有充足的睡眠,保持心情舒畅,避免精神紧张和情绪激动,消除恐惧、焦虑、悲观等不良情绪。晚期血压持续增高,伴有心、肾、脑病时应卧床休息。关心体贴患者,使其精神愉快,鼓励患者树立战胜疾病的信心。

2.饮食

应给低盐、低脂肪、低热量饮食,以减轻体重。因为摄入总热量太大超过消耗量,多余的热量转化为脂肪,身体就会发胖,体重增加,会使血液循环负荷增大,为满足机体供血需求,心脏会增加泵血压力,进而导致血压升高。鼓励患者多食水果、蔬菜,戒烟,控制饮酒、咖啡、浓茶等刺激性饮料。少吃胆固醇含量高的食物，对服用排钾利尿剂的患者应注意补充含钾高的食物，如蘑菇、香蕉、橘子等。肥胖者应限制热能摄入，控制体重在理想范围内。

3.病房环境

病房环境应整洁、安静、舒适、安全。

（二）对症护理及病情观察护理

1.剧烈头痛

当出现剧烈头痛伴恶心、呕吐，常为血压突然升高、高血压脑病，应立即让患者卧床休息，并测量血压及脉搏、心率、心律，积极协助医师采取降压措施。

2.呼吸困难、发绀

呼吸困难、发绀是高血压引起的左心衰竭所致，应立即给予舒适的半卧位，及时给予氧气吸入。按医嘱应用洋地黄治疗。

3.心悸

严密观察脉搏、心率、心律变化并做记录。安静休息，严禁下床，并安慰患者，消除紧张情绪。

4.水肿

晚期高血压伴心肾衰竭时可出现水肿。护理中注意严格记录出入量，限制钠盐和水分摄入。严格卧床休息，注意皮肤护理，严防压疮发生。

5.昏迷、瘫痪

昏迷、瘫痪是晚期高血压引发脑血管意外所致。应注意安全护理，防止患者坠床、窒息、肢体烫伤等。

6.病情观察护理

对血压持续增高的患者，应每天测量血压2～3次，并做好记录，必要时测立、坐、卧位血压，掌握血压变化规律。如血压波动过大，要警惕脑出血的发生。如在血压急剧增高的同时，出现头痛、视物模糊、恶心、呕吐、抽搐等症状，应考虑高血压脑病的发生。如出现端坐呼吸、喘憋、发绀、咳粉红色泡沫痰等，应考虑急性左心衰竭的发生。出现上述各种表现时均应立即送医院进行紧急救治。另外，在变换体位时也应动作缓慢，以免发生意外。有些降压药可引起水、钠潴留。因此，需每天测体重，准确记录出入量，观察水肿情况，注意保持出入量的平衡。

（三）用药观察与护理

1.用药原则

终身用药，缓慢降压，从小剂量开始逐步增加剂量，即使血压降至理想水平后，也应服用维持量。老年患者服药期间改变体位要缓慢，以免发生意外。合理联合用药。

2.药物不良反应观察

使用噻嗪类和袢利尿剂时应注意血钾、血钠的变化；用β受体阻滞剂应注意其抑制心肌收缩力、心动过缓、房室传导时间延长、支气管痉挛、低血糖、血脂升高的不良反应；钙通道阻滞剂硝苯地平的不良反应有头痛、面红、下肢水肿、心动过速；血管紧张素转换酶抑制剂可有头晕、乏力、咳嗽、肾功能损害等不良反应。

（四）心理护理

患者多表现有易激动、焦虑及抑郁等心理特点，而精神紧张、情绪激动、不良刺激等因素均与高血压密切相关。因此，对待患者应耐心、亲切、和蔼、周到。根据患者特点，有针对性地进行心理疏导。同时，让患者了解控制血压的重要性，帮助患者训练自我控制的能力，参与自身治疗护理方案的制订和实施，指导患者坚持长期的饮食、药物、运动治疗，将血压控制在接近正常的水平，以减少对靶器官的进一步损害，定期复查。

（姜晓君）

第二节 病毒性心肌炎

病毒性心肌炎是指由嗜心肌性病毒感染所致，以非特异性间质性心肌炎为主要病变的疾病，可呈局限性或弥漫性改变。

一、病因和发病机制

确切的发病机制尚不清楚，可能与病毒感染和自身免疫反应有关。最常见的病毒是柯萨奇B组2～5型和A组9型病毒，其次是埃可病毒、腺病毒、流感病毒等。

二、临床表现

半数以上患者在发病前1～3周有病毒感染的临床表现，如发热、头痛、全身倦怠感等上呼吸道感染症状，或有恶心、呕吐、腹痛、腹泻等消化道症状。然后出现心血管系统症状，如心悸、气短、胸闷、胸痛等。重症患者可出现心力衰竭、休克、晕厥、阿-斯综合征、猝死等。

三、辅助检查

（一）实验室检查

（1）血常规：白细胞计数轻度升高，红细胞沉降率加快。

（2）血清心肌损伤标志物：急性期肌酸激酶（CK）、肌酸激酶同工酶（CK-MB）、心肌肌钙蛋白T（cTnT）、心肌肌钙蛋白I（cTnI）、天门冬酸氨基转移酶（AST）等增高。其中cTnT、cTnI的敏感性及特异性最强，并且检测时间窗也最宽（可达2周）。

（3）血清病毒中和抗体及血凝抑制抗体升高，滴度＞4倍或单次检测＞1∶640即为阳性标准。

（4）从患者咽部、粪便、血液标本中可做病毒分离。

（二）心电图检查

各种类型的心律失常、非特异性的ST-T改变。

（三）X线检查

正常或不同程度心脏扩大、心搏动减弱，心力衰竭时有肺淤血、肺水肿征。

（四）超声心动图检查

心脏扩大，室壁运动减弱，若伴有心包炎，可见心包积液征、心收缩功能降低。

四、治疗要点

病毒性心肌炎无特效治疗，治疗目的在于减轻心脏负荷、控制心律失常和防治心力衰竭。

(一)休息

休息是治疗急性病毒性心肌炎最重要的措施,急性期应卧床休息,尤其是心脏扩大或心力衰竭者,至少应休息 3 个月,待心界恢复正常或不再缩小、体温正常方可活动。

(二)改善心肌代谢,促进心肌恢复治疗

(1)静脉滴注维生素 C 5～10 g+5%葡萄糖 500～1 000 mL,每天 1 次,2 周为 1 个疗程。

(2)辅酶 Q_{10} 每次 10 mg,每天 3 次,口服;曲美他嗪每次 20 mg,每天 3 次,口服。

(三)抗病毒治疗

干扰素(10～30)×10^5 U,每天 1 次肌内注射,2 周为 1 个疗程。

(四)抗生素应用

治疗初期应常规应用青霉素(40～80)×10^5 U/d 或克林霉素 1.2 g/d,静脉滴注 1 周。

(五)并发症治疗

并发心力衰竭、心律失常者按相应常规治疗。但在急性心肌炎时洋地黄制剂用量宜偏小,因此时易引起洋地黄中毒。

(六)激素应用

病程早期不主张应用糖皮质激素,但在重症病例,如伴难治性心力衰竭或三度房室传导阻滞者可少量、短期内试用。

病毒性心肌炎大多数预后良好;重症者死于心力衰竭、严重心律失常;少数患者转为慢性,或发展为扩张型心肌病。

五、护理措施

(一)病情观察

监测患者脉搏、心律的变化情况,及时发现患者是否发生心力衰竭、严重心律失常等危重情况。

(二)充分休息

对病毒性心肌炎患者来说,休息是减轻心脏负荷的最好方法。症状明显、血清心肌酶增高或出现严重心律失常的患者应卧床 3 个月以上,心脏增大者最好卧床半年至 1 年,待症状、体征、心脏大小、心电图恢复正常后,逐渐增加活动量。

(三)饮食

给予高热量、高蛋白、高维生素、丰富矿物质饮食,增加营养,满足机体消耗并促进心肌细胞恢复。

(四)心理支持

病毒性心肌炎患者中青壮年占一定比例,且在疾病急性期心悸等症状明显,影响患者的日常生活和工作,使患者产生焦虑、烦躁等情绪。故应向患者讲明本病的演变过程及预后,使患者安心休养。

(姜晓君)

第四章 呼吸内科护理

第一节 急性上呼吸道感染

一、概述

(一)概念与特点

急性上呼吸道感染简称上感,为外鼻孔至环状软骨下缘包括鼻腔、咽喉部急性炎症的总称。主要病原体是病毒,少数是细菌,免疫功能低下者易感。通常病情较轻、病程短、可自愈、预后良好。但由于发病率高,不仅影响工作和生活,有时还可伴有严重并发症,并具有一定的传染性,应积极防治。

本病多发于冬春季节,多为散发,且可在气候突变时小规模流行。主要通过患者喷嚏和含有病毒的飞沫经空气传播,或经污染的手和用具接触传播。可引起上感的病原体大多为自然界中广泛存在的多种类型病毒,同时健康人群亦可携带,且人体对其感染后产生的免疫力较弱、短暂,病毒间也无交叉免疫,故可反复发病。

(二)相关病理与生理

组织学上可无明显病理改变,亦可出现上皮细胞的破坏。可有炎症因子参与发病,使上呼吸道黏膜血管充血和分泌物增多,伴单核细胞浸润,浆液性及黏液性炎性渗出。继发细菌感染者可有中性粒细胞浸润及脓性分泌物。

(三)急性上呼吸道感染的病因与诱因

1.基本病因

急性上感有70%～80%由病毒引起,包括鼻病毒、冠状病毒、腺病毒、流感和副流感病毒,以及呼吸道合胞病毒、埃可病毒和柯萨奇病毒等。另有20%～30%的上感为细菌引起,可单纯发生或继发于病毒感染之后发生,以口腔定植菌溶血性链球菌为多见,其次为流感嗜血杆菌、肺炎链球菌和葡萄球菌等,偶见革兰氏阴性杆菌。

2.常见诱因

淋雨、受凉、气候突变、过度劳累等可降低呼吸道局部防御功能,致使原本存在的病毒或细菌迅速繁殖,或者直接接触含有病原体的患者喷嚏、空气、污染的手和用具诱发本病。老幼体弱、免疫功能低下或有慢性呼吸道疾病者更易发病。

(四)临床表现

1.普通感冒

普通感冒俗称“伤风”,又称急性鼻炎或上呼吸道卡他,为病毒感染引起。起病较急,主要表现为鼻部症状,如打喷嚏、鼻塞、流清水样鼻涕,也可表现为咳嗽、咽干、咽痒或烧灼感甚至鼻后滴漏感。咽干、咳嗽和鼻后滴漏与病毒诱发的炎症介质导致的上呼吸道传入神经高敏状态有关。普通感冒2天后鼻涕变稠,可伴咽痛、头痛、流泪、味觉迟钝、呼吸不畅、声嘶等,有时由于咽鼓管炎致听力减退。严重者有发热、轻度畏寒和头痛等。体检可见鼻腔黏膜充血、水肿、有分泌物,咽部可为轻度充血。一般经5~7天痊愈,伴并发症者可致病程迁延。

2.急性病毒性咽炎和喉炎

急性病毒性咽炎和喉炎由鼻病毒、腺病毒、流感病毒、副流感病毒,以及肠病毒、呼吸道合胞病毒等引起。临床表现为咽痒和灼热感,咽痛不明显,咳嗽少见。急性喉炎多由流感病毒、副流感病毒及腺病毒等引起,临床表现为明显声嘶、讲话困难,可有发热、咽痛或咳嗽,咳嗽时咽喉疼痛加重。体检可见喉部充血、水肿,局部淋巴结轻度肿大和触痛,有时可闻及喉部的喘息声。

3.急性疱疹性咽峡炎

急性疱疹性咽峡炎多由柯萨奇病毒A引起,表现为明显咽痛、发热,病程约为一周。查体可见咽部充血,软腭、腭垂、咽及扁桃体表面有灰白色疱疹及浅表溃疡,周围伴红晕。本病多发于夏季,多见于儿童,偶而见于成人。

4.急性咽结膜炎

急性咽结膜炎主要由腺病毒、柯萨奇病毒等引起。表现为发热、咽痛、畏光、流泪、咽及结膜明显充血。病程4~6天,多发于夏季,由游泳传播,儿童多见。

5.急性咽扁桃体炎

病原体多为溶血性链球菌,其次为流感嗜血杆菌、肺炎链球菌、葡萄球菌等。起病急,咽痛明显,伴发热、畏寒,体温可达39 ℃。查体可发现咽部明显充血,扁桃体肿大、充血,表面有黄色脓性分泌物。有时伴有颌下淋巴结肿大、压痛,而肺部查体无异常体征。

(五)辅助检查

1.血液学检查

本病因多为病毒性感染,白细胞计数常正常或偏低,伴淋巴细胞比例升高。细菌感染者可有白细胞计数与中性粒细胞增多和核左移现象。

2.病原学检查

本病因病毒类型繁多,且明确类型对治疗无明显帮助,一般无须进行病原学检查。需要时可用免疫荧光法、酶联免疫吸附法、血清学诊断或病毒分离鉴定等方法确定病毒的类型。细菌培养可判断细菌类型并做药物敏感试验以指导临床用药。

(六)主要治疗原则

由于目前尚无特效抗病毒药物,以对症处理为主,同时戒烟、注意休息、多饮水、保持室内空气流通和防治继发细菌感染。对有急性咳嗽、鼻后滴漏和咽干的患者应给予伪麻黄碱治疗以减轻鼻部充血,亦可局部滴鼻应用。必要时适当加用解热镇痛类药物。

(七)药物治疗

1.抗菌药物治疗

目前已明确普通感冒无须使用抗菌药物。除非有白细胞计数升高、咽部脓苔、咯黄痰和流鼻涕等细菌感染证据，可根据当地流行病学史和经验用药，可选口服青霉素、第一代头孢菌素、大环内酯类或喹诺酮类。

2.抗病毒药物治疗

由于目前有滥用药物造成流感病毒耐药的现象，所以如无发热、免疫功能正常、发病超过2天者一般无须应用。对于免疫缺陷患者，可早期常规使用。利巴韦林和奥司他韦有较广的抗病毒谱，对流感病毒、副流感病毒和呼吸道合胞病毒等有较强的抑制作用，可缩短病程。

二、护理评估

(一)病因评估

主要评估患者的健康史和发病史，是否有受凉感冒史。对流行性感冒者，应详细询问患者及家属的流行病史，以有效控制疾病进展。

(二)一般评估

1.生命体征

患者体温正常或发热；有无呼吸频率加快或节律异常。

2.患者主诉

有无鼻塞、流涕、咽干、咽痒、咽痛、畏寒、发热、咳嗽、咳痰、声嘶、畏光、流泪、眼痛等症状。

3.相关记录

体温，痰液颜色、性状和量等记录结果。

(三)身体评估

1.视诊

咽喉部有无充血；鼻腔黏膜有无充血、水肿及分泌物情况；扁桃体有无充血、肿大(肿大扁桃体的分度)，有无黄色脓性分泌物；眼结膜有无充血等情况。

2.触诊

有无颌下、耳后等头颈部浅表淋巴结肿大，肿大淋巴结有无触痛。

3.听诊

有无异常呼吸音；双肺有无干、湿啰音。

(四)心理-社会评估

患者在疾病治疗过程中的心理反应与需求，家庭及社会支持情况，引导患者正确配合疾病的治疗与护理。

(五)辅助检查结果评估

1.血常规检查

有无白细胞计数降低或升高、淋巴细胞比值升高、中性粒细胞增多及核左移等。

2.胸部X线检查

有无肺纹理增粗、炎性浸润影等。

3.痰培养

有无细菌生长，药敏试验结果如何。

(六)常用药物治疗效果评估

对于呼吸道病毒感染，尚无特异的治疗药物。一般以对症处理为主，辅以中医治疗，并防止继发细菌感染。

三、主要护理诊断/问题

(一)舒适受损

鼻塞、流涕、咽痛、头痛与病毒、细菌感染有关。

(二)体温过高

体温过高与病毒、细菌感染有关。

四、护理措施

(一)病情观察

观察生命体征及主要症状,尤其是体温、咽痛、咳嗽等的变化。高热者联合使用物理降温与药物降温,并及时更换汗湿衣物。

(二)环境与休息

保持室内温、湿度适宜和空气流通,症状轻者应适当休息,病情重者或年老者以卧床休息为主。

(三)饮食

选择清淡、富含维生素、易消化的食物,并保证足够热量。发热者应适当增加饮水量。

(四)口腔护理

进食后漱口或按时给予口腔护理,防止口腔感染。

(五)防止交叉感染

注意隔离患者,减少探视,以避免交叉感染。指导患者咳嗽时应避免对着他人。患者使用过的餐具、痰盂等用品应按规定及时消毒。

(六)用药护理

遵医嘱用药且注意观察药物的不良反应。为减轻马来酸氯苯那敏或苯海拉明等抗过敏药引起的头晕、嗜睡等不良反应,宜指导患者在临睡前服用,并告知驾驶员和高空作业者应避免使用。

(七)健康教育

1.疾病预防指导

生活规律、劳逸结合、坚持规律且适当的体育运动,以增强体质,提高抗寒能力和机体的抵抗力。保持室内空气流通,避免受凉、过度疲劳、感染等诱发因素。在高发季节少去人群密集的公共场所。

2.疾病知识指导

指导患者采取适当的措施避免疾病传播,防止交叉感染。患病期间注意休息,多饮水并遵医嘱用药。

3.预防感染的措施

注意保暖,防止受凉,尤其是要避免呼吸道感染。

4.就诊的指标

告诉患者如果出现下列情况应及时到医院就诊。

(1)经药物治疗症状不缓解。

(2)出现耳鸣、耳痛、外耳道流脓等中耳炎症状。

(3)恢复期出现胸闷、心悸、眼睑水肿、腰酸或关节疼痛。

五、护理效果评估

(1)患者自觉症状好转(鼻塞、流涕、咽部不适感、发热、咳嗽与咳痰等症状减轻)。

(2)患者体温恢复正常。

(3)身体评估:①视诊,患者咽喉部充血减轻;鼻腔黏膜充血、水肿减轻情况;扁桃体无充血、肿大程度减轻,无脓性分泌物;眼结膜无充血等情况。②听诊,患者无异常呼吸音;双肺无干、湿啰音。

(李 燕)

第二节 急性气管支气管炎

一、概述

(一)概念与特点

急性气管支气管炎是由生物、物理、化学刺激或过敏等因素引起的急性气管支气管黏膜炎症,多为散发,无流行倾向,年老体弱者易感。临床症状主要为咳嗽和咳痰。本病常发生于寒冷季节或气候突变时,也可由急性上呼吸道感染迁延不愈所致。

(二)相关病理与生理

本病可由病原体或吸入冷空气、粉尘、刺激性气体、致敏原引起气管支气管急性炎症反应。其共同的病理表现为气管、支气管黏膜充血水肿,淋巴细胞和中性粒细胞浸润;同时可伴纤毛上皮细胞损伤,脱落;黏液腺体肥大增生。合并细菌感染时,分泌物呈脓性。

(三)急性气管支气管炎的病因与诱因

1.病原体

病原体与上呼吸道感染类似。常见病毒为腺病毒、流感病毒(甲、乙)、冠状病毒、鼻病毒、单纯疱疹病毒、呼吸道合胞病毒和副流感病毒。常见细菌为流感嗜血杆菌、肺炎链球菌、卡他莫拉菌等,近年来衣原体和支原体感染明显增加,在病毒感染的基础上继发细菌感染亦较多见。

2.物理、化学因素

冷空气、粉尘、刺激性气体或烟雾(如二氧化硫、二氧化氮、氨气、氯气等)的吸入,均可刺激气管支气管黏膜引起急性损伤和炎症反应。

3.变态反应

常见的吸入致敏原包括花粉、有机粉尘、真菌孢子、动物毛皮排泄物;或对细菌蛋白质过敏,钩虫、蛔虫的幼虫在肺内的移行均可引起气管支气管急性炎症反应。

(四)临床表现

临床主要表现为咳嗽与咳痰。一般起病较急,通常全身症状较轻,可有发热。初为干咳或少量黏液痰,随后痰量增多,咳嗽加剧,偶伴血痰。咳嗽、咳痰可延续 2～3 周,如迁延不愈,可演变成慢性支气管炎。伴支气管痉挛时,可出现程度不等的胸闷气促。

（五）辅助检查

1.血液检查

病毒感染时，血常规检查白细胞计数多正常；细菌感染较重时，白细胞计数和中性粒细胞计数增高。红细胞沉降率检查可见红细胞沉降率加快。

2.胸部X线检查

多无异常，或仅有肺纹理的增粗。

3.痰培养

细菌或支原体衣原体感染时，可明确病原体；药物敏感试验可指导临床用药。

（六）治疗要点

1.对症治疗

咳嗽无痰或少痰，可用右美沙芬、喷托维林镇咳。咳嗽有痰而不易咳出，可选用盐酸氨溴索、溴己新、桃金娘油提取物化痰，也可雾化帮助祛痰。较为常用的为兼顾止咳和化痰的棕色合剂，也可选用中成药止咳祛痰。发生支气管痉挛时，可用平喘药如茶碱类、β_2受体激动剂等。发热可用解热镇痛药对症处理。

2.抗菌药物治疗

有细菌感染证据时应及时使用。可以首选新大环内酯类、青霉素类，亦可选用头孢菌素类或喹诺酮类等药物。多数患者口服抗菌药物即可，症状较重者可经肌内注射或静脉滴注给药，少数患者需要根据病原体培养结果指导用药。

3.一般治疗

多休息，多饮水，避免劳累。

二、护理评估

（一）病因评估

主要评估患者的健康史和发病史，近期是否有受凉、劳累，是否有粉尘过敏史，是否有吸入冷空气或刺激性气体史。

（二）一般评估

1.生命体征

患者体温可正常或发热；有无呼吸频率加快或节律异常。

2.患者主诉

有无发热、咳嗽、咳痰、喘息等症状。

3.相关记录

体温，痰液颜色、性状和量等情况。

（三）身体评估

听诊有无异常呼吸音；有无双肺呼吸音变粗，两肺可否闻及散在的干、湿啰音，湿啰音部位是否固定，咳嗽后湿啰音是否减少或消失；有无闻及哮鸣音。

（四）心理-社会评估

患者在疾病治疗过程中的心理反应与需求，家庭及社会支持情况，引导患者正确配合疾病的治疗与护理。

(五)辅助检查结果评估

1.血液检查

有无白细胞总数和中性粒细胞百分比升高,有无红细胞沉降率加快。

2.胸部X线检查

有无肺纹理增粗。

3.痰培养

有无致病菌生长,药敏试验结果如何。

(六)常用药物治疗效果评估

1.应用抗生素的评估要点

(1)记录每次给药的时间与次数,评估有无按时,按量给药,是否足疗程。

(2)评估用药后患者发热、咳嗽、咳痰等症状有无缓解。

(3)评估用药后患者是否出现皮疹、呼吸困难等变态反应。

(4)评估用药后患者有无较明显的恶心、呕吐、腹泻等不良反应。

2.应用止咳祛痰剂效果的评估

(1)记录每次给药的时间与药量。

(2)评估用祛痰剂后患者痰液是否变稀,是否较易咳出。

(3)评估用止咳药后,患者咳嗽频繁是否减轻,夜间睡眠是否改善。

3.应用平喘药后效果的评估

(1)记录每次给药的时间与药量。

(2)评估用药后,患者呼吸困难是否减轻,听诊哮鸣音是否消失。

(3)如应用氨茶碱时间较长,需评估有无茶碱中毒表现。

三、主要护理诊断/问题

(一)清理呼吸道无效

清理呼吸道无效与呼吸道感染、痰液黏稠有关。

(二)气体交换受损

气体交换受损与过敏、炎症引起支气管痉挛有关。

四、护理措施

(一)病情观察

观察生命体征及主要症状,尤其是痰液的颜色、性质、量等的变化;有无呼吸困难与喘息等表现;监测体温情况。

(二)休息与保暖

急性期应减少活动,增加休息时间,保持室内空气新鲜,温度和湿度适宜。

(三)保证充足的水分及营养

鼓励患者多饮水,必要时由静脉补充。给予易消化、营养丰富的饮食,发热期间以流质或半流质食物为宜。

(四)保持口腔清洁

由于患者发热、咳嗽、痰多且黏稠,咳嗽剧烈时可引起呕吐,故要保持口腔卫生,以增加舒适感，增进食欲，促进毒素的排泄。

(五)发热护理

热度不高不需特殊处理，高热时要采取物理或药物降温措施。

(六)保持呼吸道通畅

观察呼吸道分泌物的性质及能否有效地咳出痰液，指导并鼓励患者有效咳嗽；若为细菌感染所致，按医嘱使用敏感的抗生素。若痰液黏稠，可采用超声雾化或蒸气吸入稀释分泌物；对于咳嗽无力的患者，宜经常更换体位，拍背，使呼吸道分泌物易于排出，促进炎症消散。

(七)给氧与解痉平喘

有咳喘症状者可给予氧气吸入或按医嘱采用雾化吸入平喘解痉剂，严重者可口服。

(八)健康教育

1.疾病预防指导

预防急性上呼吸道感染的诱发因素。增强体质，可选择合适的体育活动，如做健康操、打太极拳、跑步等，可进行耐寒训练，如冷水洗脸、冬泳等。

2.疾病知识指导

患病期间增加休息时间，避免劳累；饮食宜清淡、富含营养；按医嘱用药。

3.就诊指征

如 2 周后症状仍持续应及时就诊。

五、护理效果评估

(1)患者自觉症状好转(咳嗽、咳痰、喘息、发热等症状减轻)。

(2)患者体温恢复正常。

(3)患者听诊时双肺是否闻及干、湿啰音。

(李　燕)

第三节　支气管扩张症

一、概述

(一)概念和特点

支气管扩张症是由于急、慢性呼吸道感染和支气管阻塞后，支气管炎症反复发作，致使支气管组织结构病理性破坏，引起的支气管异常和持久性扩张。临床上以慢性咳嗽、大量脓痰和(或)反复咯血为特征，患者多有童年麻疹、百日咳或支气管肺炎等病史。

(二)相关病理与生理

支气管扩张症的主要病因是支气管-肺组织感染和支气管阻塞，两者相互影响，促使支气管扩张症的发生和发展。支气管扩张症发生于有软骨的支气管近端分支，主要分为柱状、囊状和不规则扩张 3 种类型，腔内含有多量分泌物并容易积存。呼吸道相关疾病损伤气道的清除机制和防御功能，使其清除分泌物的能力下降，易发生感染和炎症；细菌反复感染使气道因充满包含炎性介质和病原菌的黏稠液体而逐渐扩大、形成瘢痕和扭曲；炎症可导致支气管壁血管增生，并伴有支气管动脉和肺动脉终末支的扩张和吻合，形成小血管瘤而易导致咯血。病变支气管反复炎症，使周围结缔组织和肺组织纤维化，最终引起肺的通气和换气功能障碍。继发于支气管肺组织感染病变的支气管扩张症多见于下肺，尤以左下肺多见；继发于肺结核的支气管扩张症多见于上肺叶。

（三）病因与诱因

1.支气管-肺组织感染

支气管扩张症与扁桃体炎、鼻窦炎、百日咳、麻疹、支气管肺炎、肺结核等呼吸道感染密切相关，引起感染的常见病原体为铜绿假单胞菌、流感嗜血杆菌、卡他莫拉菌、肺炎克雷伯菌、金黄色葡萄球菌、非结核分枝杆菌、腺病毒和流感病毒等。婴幼儿期支气管-肺组织感染是支气管扩张症最常见的病因。

2.支气管阻塞

异物、肿瘤、外源性压迫等可使支气管阻塞，导致肺不张，胸腔负压直接牵拉支气管管壁导致支气管扩张症。

3.支气管先天性发育缺损与遗传因素

支气管先天性发育缺损与遗传因素也可形成支气管扩张症，可能与软骨发育不全或弹性纤维不足导致的局部管壁薄弱或弹性较差有关。部分遗传性 α-抗胰蛋白酶缺乏者也可伴有支气管扩张症。

4.其他全身性疾病

支气管扩张症可能与机体免疫功能失调有关，目前已发现类风湿关节炎、溃疡性结肠炎、克罗恩病、系统性红斑狼疮等疾病同时伴有支气管扩张症。

（四）临床表现

1.症状

(1)慢性咳嗽、大量脓痰：咳嗽多为阵发性，与体位改变有关，晨起及晚上临睡时咳嗽和咳痰尤多。严重程度可用痰量估计，轻度每天少于 10 mL，中度每天 10～150 mL，重度每天多于 150 mL。感染急性发作时，黄绿色脓痰量每天可达数百毫升，将痰液放置后可出现分层的特征，即上层为泡沫，下悬脓性成分；中层为浑浊黏液；下层为坏死组织沉淀物。合并厌氧菌感染时，痰和呼气具有臭味。

(2)咯血：反复咯血为本病的特点，可为痰中带血或大量咯血。少量咯血每天少于 100 mL，中量咯血每天 100～500 mL，大量咯血每天多于 500 mL 或一次咯血量多于 300 mL。咯血量有时与病情严重程度、病变范围不一致。部分病变发生在上叶的"干性支气管扩张症"患者以反复咯血为唯一症状。

(3)反复肺部感染：由于扩张的支气管清除分泌物的功能丧失、引流差，易反复发生感染，其特点是同一肺段反复发生肺炎并迁延不愈。

(4)慢性感染中毒症状：可出现发热、乏力、食欲减退、消瘦、贫血等，儿童可影响发育。

2.体征

早期或病变较轻者无异常肺部体征，病变严重或继发感染时，可在病变部位尤其下肺部闻及固定而持久的局限性粗湿啰音，有时可闻及哮鸣音，部分患者伴有杵状指(趾)。

(五)辅助检查

1.影像学检查

(1)胸部 X 线检查:囊状支气管扩张症的气道表现为显著的囊腔,腔内可存在气液平面,纵切面可显示“双轨征”,横切面显示“环形阴影”,并可见气道壁增厚。

(2)胸部 CT 检查:可在横截面上清楚地显示扩张的支气管。高分辨 CT 进一步提高了诊断敏感性,成为支气管扩张症的主要诊断方法。

2.纤维支气管镜检查

纤维支气管镜检查有助于发现患者的出血部位或阻塞原因;还可局部灌洗,取灌洗液做细菌学和细胞学检查。

(六)治疗原则

保持引流通畅,处理咯血,控制感染,必要时手术治疗。

1.保持引流通畅,改善气流受限

清除气道分泌物与保持气道通畅能减少继发感染、减轻全身中毒症状,如应用祛痰药物(盐酸氨溴索、溴己新、α-糜蛋白酶)等稀释痰液,痰液黏稠时可加用雾化吸入。应用振动、拍背、体位引流等方法促进气道分泌物的清除。应用支气管舒张剂可改善气流受限,伴有气道高反应及可逆性气流受限的患者疗效明显。如体位引流排痰效果不理想,可用纤维支气管镜吸痰法以保持呼吸道通畅。

2.控制感染

急性感染期的主要治疗措施:应根据症状、体征、痰液性状,必要时根据痰培养及药物敏感试验选择有效的抗生素。常用阿莫西林、头孢类抗生素、氨基糖苷类等药物;重症患者,尤其是铜绿假单胞菌感染者,常需第三代头孢菌素加氨基糖苷类药联合静脉用药;如有厌氧菌混合感染,加用甲硝唑或替硝唑等。

3.外科治疗

保守治疗不能缓解的反复大咯血且病变局限者,可考虑手术治疗。经充分的内科治疗后仍反复发作且病变为局限性支气管扩张症,可通过外科手术切除病变组织。

二、护理评估

(一)一般评估

1.患者的主诉

有无胸闷、气促、心悸、疲倦、乏力等症状。

2.生命体征

严密观察呼吸的频率、节律、深浅和音响。患者呼吸可正常或增快,感染严重时或合并咯血,可伴随不同程度的呼吸困难和发绀。患者体温正常或偏高,感染严重时可为高热。

3.咳嗽与咳痰情况

观察咳嗽与咳痰的发作时间、频率、持续时间、伴随症状和影响因素等,患者反复继发肺部感染,支气管引流不畅,痰不易咳出时可导致咳嗽加剧,大量脓痰咳出后,患者感觉轻松,体温下降,精神改善。重点观察痰液的量、颜色、性质、气味和与体位的关系,痰液静置后的分层现象,记录24 小时痰液排出量。注意观察患者是否出现面色苍白、出冷汗、烦躁不安等出血的症状,观察咯血的颜色、性质及量。

4.其他

血气分析、血氧饱和度、体重、体位等记录结果。

(二)身体评估

1.头颈部

患者的意识状态，面部颜色(贫血)，皮肤黏膜有无脱水、是否粗糙干燥；呼吸困难和缺氧的程度(有无气促、口唇有无发绀、血氧饱和度数值等)。

2.胸部

检查胸廓的弹性，有无胸廓的挤压痛，两肺呼吸运动是否一致。病变部位可闻及固定而持久的局限性粗湿啰音或哮鸣音。

3.其他

患者有无杵状指(趾)。

(三)心理-社会评估

询问健康史、发病原因、病程进展时间，以及以往所患疾病对支气管扩张症的影响，评估患者对支气管扩张症的认识；另外，患者常因慢性咳嗽、咳痰或痰量多、有异味等症状产生恐惧或焦虑的心理，并对疾病治疗缺乏治愈的自信。

(四)辅助检查阳性结果评估

血氧饱和度的数值；血气分析结果报告；胸部 CT 检查明确的病变部位。

(五)常用药物治疗效果评估

抗生素使用后咳嗽与咳痰症状有无减轻，原有增高的血白细胞计数有无回降至正常范围，核左移情况有无得到纠正。

三、主要护理诊断/问题

(一)清理呼吸道无效

清理呼吸道无效与大量脓痰滞留呼吸道有关。

(二)有窒息的危险

有窒息的危险与大咯血有关。

(三)营养失调

低于机体需要量与慢性感染导致机体消耗有关。

(四)焦虑

焦虑与疾病迁延、个体健康受到威胁有关。

(五)活动无耐力

活动无耐力与营养不良、贫血等有关。

四、护理措施

(一)环境

保持室内空气新鲜、无异味，定期开窗换气使空气流通，维持适宜的温湿度，注意保暖。

(二)休息和活动

休息能减少肺活动度，避免因活动诱发咯血。小量咯血者以静卧休息为主，大量咯血患者应绝对卧床休息，尽量避免搬动。取患侧卧位，可减少患侧胸部的活动度，既防止病灶向健侧扩散，又有利于健侧肺的通气功能。缓解期患者可适当进行户外活动，但要避免过度劳累。

(三)饮食护理

提供高热量、高蛋白质、富含维生素且易消化的饮食，多进食含铁食物有利于纠正贫血，饮食中富含维生素A、维生素C、维生素E等(如新鲜蔬菜、水果)，以提高支气管黏膜的抗病能力。大量咯血者应禁食，小量咯血者宜进少量温、凉流质饮食，避免冰冷食物诱发咳嗽或加重咯血，少食多餐。为使痰液稀释利于排痰，应鼓励患者多饮水，每天1 500～2 000 mL。指导患者在咳痰后及进食前后漱口，以去除口臭，促进食欲。

(四)病情观察

严密观察病情，正确记录每天痰量及痰的性质，留好痰标本。有咯血者备好吸痰和吸氧设备。

(五)用药护理

遵医嘱使用抗生素、祛痰剂和支气管舒张剂，指导患者进行有效咳嗽，辅以拍背及时排出痰液。指导患者掌握药物的疗效、剂量、用法和不良反应。

(六)体位引流的护理

体位引流是利用重力作用促使呼吸道分泌物流入气管、支气管排出体外的方法，其效果与需引流部位所对应的体位有关。体位引流的护理措施如下。

(1)体位引流由康复科医师执行，引流前向患者说明体位引流的目的、操作过程和注意事项，消除顾虑，取得合作。

(2)操作前测量生命体征，听诊肺部明确病变部位。引流前15分钟遵医嘱给予支气管舒张剂(有条件可使用雾化器或手按定量吸入器)。备好排痰用纸巾或一次性容器。

(3)根据病变部位、病情和患者经验选择合适的体位(自觉有利于咳痰的体位)。引流体位的选择取决于分泌物潴留的部位和患者的耐受程度，原则上抬高病灶部位，使引流支气管开口向下，有利于潴留的分泌物随重力作用流入支气管和气管并排出。首先引流上叶，然后引流下叶后基底段。如果患者不能耐受，应及时调整姿势。头部外伤、胸部创伤、咯血、严重心血管疾病和病情状况不稳定，不宜采用头低位进行体位引流。

(4)引流时鼓励患者做腹式深呼吸，辅以胸部叩击或震荡，指导患者进行有效咳嗽，以提高引流效果。

(5)引流时间视病变部位、病情和患者身体状况而定，一般每天1～3次，每次15～20分钟。在空腹或饭前一个半小时进行，早晨清醒后立即进行效果最好。咯血时不宜进行体位引流。

(6)引流过程应有护士或家人协助，注意观察患者反应，如出现咯血、面色苍白、出冷汗、头晕、发绀、脉搏细弱、呼吸困难等情况，应立即停止引流。

(7)体位引流结束后，协助患者采取舒适体位休息，给予清水或漱口液漱口。记录痰液的性质、量及颜色，复查生命体征和肺部呼吸音及啰音的变化，评价体位引流的效果。

(七)窒息的抢救配合

(1)对大咯血及意识不清的患者，应在病床旁备好急救器械。

(2)一旦患者出现窒息征象，应立即取头低脚高45°俯卧位，面向一侧，轻拍背部，迅速排出气道和口咽部的血块，或直接刺激咽部以咳出血块。嘱患者不要屏气，以免诱发喉头痉挛。必要时用吸痰管进行负压吸引，以解除呼吸道阻塞。

(3)给予高浓度吸氧，做好气管插管或气管切开的准备与配合工作。

(4)咯血后为患者漱口,擦净血迹,防止因口咽部异物刺激引起剧烈咳嗽而诱发咯血,及时清理患者咯出的血块及污染的衣物、被褥,安慰患者,有助于患者稳定情绪,增加安全感,避免因精神过度紧张而加重病情。对精神极度紧张、咳嗽剧烈的患者,可按医嘱给予小剂量镇静剂或镇咳剂。

(5)密切观察咯血的量、颜色、性质及出血的速度,观察生命体征及意识状态的变化。有无胸闷、气促、呼吸困难、发绀、面色苍白、出冷汗、烦躁不安等窒息征象;有无阻塞性肺不张、肺部感染及休克等并发症的表现。

(6)用药护理:①垂体后叶素可收缩小动脉,减少肺血流量,从而减轻咯血。但也能引起子宫、肠道平滑肌收缩和冠状动脉收缩,故冠心病、高血压患者及孕妇忌用。静脉滴注时速度不宜过快,以免引起恶心、便意、心悸、面色苍白等不良反应。②年老体弱、肺功能不全者在应用镇静剂和镇咳药后,应注意观察呼吸中枢和咳嗽反射受抑制的情况,以早期发现因呼吸抑制导致的呼吸衰竭和不能咯出血块而发生的窒息。

(八)心理护理

护士应以亲切的态度多与患者交谈,讲明支气管扩张症反复发作的原因和治疗进展,帮助患者树立战胜疾病的信心,解除焦虑、不安心理。呼吸困难患者应根据其病情采用恰当的沟通方式,及时了解病情,安慰患者。

(九)健康教育

(1)预防感冒等呼吸道感染,吸烟患者戒烟。不要滥用抗生素和止咳药。

(2)疾病知识指导:帮助患者和家属正确认识和对待疾病,了解疾病的发生、发展与治疗、护理过程,与患者及家属共同制订长期防治计划。

(3)保健知识宣教:学会自我监测病情,一旦发现症状加重,应及时就诊。指导掌握有效咳嗽、胸部叩击、雾化吸入及体位引流的排痰方法,长期坚持,以控制病情的发展。

(4)生活指导:讲明加强营养对机体康复的作用,使患者能主动摄取必需的营养素,以增加机体抗病能力。鼓励患者参加体育锻炼,建立良好的生活习惯,劳逸结合,消除紧张心理,防止病情进一步恶化。

(5)及时到医院就诊的指标:体温过高,痰量明显增加;出现胸闷、气促、呼吸困难、发绀、面色苍白、出冷汗、烦躁不安等症状;咯血。

五、护理效果评估

(1)呼吸道保持通畅,痰易咳出,痰量减少或消失,血氧饱和度、动脉血气分析值在正常范围。

(2)肺部湿啰音或哮鸣音减轻或消失。

(3)患者体重增加,无并发症(咯血等)发生。

(王瑞华)

第四节 支气管哮喘

支气管哮喘是由多种细胞(如嗜酸性粒细胞、肥大细胞、T 细胞、中性粒细胞等)和细胞组分参与的气道慢性炎症性疾病，这种慢性炎症与气道高反应性相关，通常出现广泛而多变的可逆性气流受限，并引起反复发作的喘息、气急、胸闷或咳嗽等症状，多数患者可自行缓解或经治疗缓解。

典型表现为发作性呼气性呼吸困难或发作性胸闷和咳嗽，伴哮鸣音，症状可在数分钟内发生，并持续数小时至数天，夜间及凌晨发作或加重是哮喘的重要临床特征。目前尚无特效的根治办法，糖皮质激素可以有效控制气道炎症，β_2肾上腺素受体激动剂是控制哮喘急性发作的首选药物。经过长期规范化治疗和管理，80%以上的患者可以达到哮喘的临床控制。

一、一般护理

(1)执行内科一般护理常规。

(2)室内环境舒适、安静、冷暖适宜。保持室内空气流通，避免患者接触变应原，如花草、尘螨、花露水、香水等，扫地和整理床单位时可请患者室外等候，或采取湿式清洁方法，避免尘埃飞扬。病室避免使用皮毛、羽绒或蚕丝织物等。

(3)卧位与休息：急性发作时协助患者取坐位或半卧位，以增加舒适度，利于膈肌的运动，缓解呼气性呼吸困难。端坐呼吸的患者为其提供床旁桌支撑，以减少体力消耗。

二、饮食护理

大约20%的成年患者和50%的患儿因不适当饮食而诱发或加重哮喘，应给予患者营养丰富、清淡、易消化、无刺激的食物。若能找出与哮喘发作有关的食物，如鱼、虾、蟹、蛋类、牛奶等应避免食用。某些食物添加剂(如酒石黄和亚硝酸盐)可诱发哮喘发作，应引起注意。

三、用药护理

治疗哮喘的药物分为控制性药物和缓解性药物。控制性药物是指需要长期每天规律使用，主要用于治疗气道慢性炎症，达到哮喘临床控制的目的；缓解性药物指按需使用的药物，能迅速解除支气管痉挛，从而缓解哮喘症状。哮喘发作时禁用吗啡和大量镇静剂，以免抑制呼吸。

(一)糖皮质激素

糖皮质激素是目前控制哮喘最有效的药物。糖皮质激素给药途径包括吸入、口服、静脉应用等。吸入性糖皮质激素由于其局部抗感染作用强、起效快、全身不良反应少(黏膜吸收、少量进入血液)，是目前哮喘长期治疗的首选药物。常用药物有布地奈德、倍氯米松等。通常需规律吸入1～2周方能控制。吸药后嘱患者清水含漱口咽部，可减少不良反应的发生。长期吸入较大剂量糖皮质激素者，应注意预防全身性不良反应。布地奈德雾化用混悬液制剂经压缩空气泵雾化吸入，起效快，适用于轻、中度哮喘急性发作的治疗。吸入糖皮质激素无效或需要短期加强治疗的患者可采用泼尼松和泼尼松龙等口服制剂，症状缓解后逐渐减量，然后停用或改用吸入剂。不主张长期口服糖皮质激素用于维持哮喘控制的治疗。口服用药宜在饭后服用，以减少对胃肠道黏膜的刺激。重度或严重哮喘发作时应及早静脉给予糖皮质激素，可选择琥珀酸氢化可的松或甲泼尼龙。无糖皮质激素依赖倾向者，可在3～5天停药；有糖皮质激素依赖倾向者应适当延长给药时间，症状缓解后逐渐减量，然后改为口服或吸入剂维持。

(二)β_2肾上腺素受体激动剂

短效β_2肾上腺素受体激动剂为治疗哮喘急性发作的首选药物。有吸入、口服和静脉三种制剂，首选吸入给药。常用药物有沙丁胺醇和特布他林。吸入剂包括定量气雾剂、干粉剂和雾化溶液。短效 $β_2$ 肾上腺素受体激动剂应按需间歇使用，不宜长期、单一大剂量使用，因为长期应用可引起 $β_2$ 受体功能下降和气道反应性增高，出现耐药性。主要不良反应有心悸、骨骼肌震颤、低钾血症等。长效 $β_2$ 肾上腺素受体激动剂与吸入性糖皮质激素联合是目前最常用的哮喘控制性药物。常用的有布地奈德粉吸入剂、舒利迭(氟替卡松/沙美特罗干粉吸入剂)。

(三)茶碱类

茶碱类药物可以增强呼吸肌的力量、气道纤毛的清除功能等，从而起到舒张支气管和气道抗感染的作用，并具有强心、利尿、扩张冠状动脉、兴奋呼吸中枢等作用，是目前治疗哮喘的有效药物之一。氨茶碱和缓释茶碱是常用的口服制剂，尤其后者适用于夜间哮喘症状的控制。静脉给药主要用于重症和危重症哮喘。注射茶碱类药物应限制注射浓度，速度不超过 0.25 mg/(kg · min)，以减少不良反应发生。其主要不良反应包括恶心、呕吐、心律失常、血压下降及尿多，偶可兴奋呼吸中枢，严重者可引起抽搐乃至死亡。由于茶碱的“治疗窗”窄及茶碱代谢存在较大个体差异，应在用药期间监测其血药浓度。发热、妊娠、小儿或老年，患有肝、心、肾功能障碍及甲状腺功能亢进症者尤须慎用。合用西咪替丁、喹诺酮类、大环内酯类药物等可影响茶碱代谢而使其排泄减慢，尤应观察不良反应的发生。

(四)胆碱 M 受体拮抗剂

胆碱 M 受体拮抗剂分为短效(维持 4～6 小时)和长效(维持 24 小时)两种制剂。异丙托溴铵是常用的短效制剂，常与 $β_2$ 受体激动剂联合雾化应用，代表药可比特(异丙托溴铵/沙丁胺醇)。少数患者可有口苦或口干等不良反应。噻托溴铵是长效选择性 M_1、M_2 受体拮抗剂，目前主要用于哮喘合并慢性阻塞性肺疾病及慢性阻塞性肺疾病患者的长期治疗。

(五)白三烯拮抗剂

通过调节白三烯的生物活性而发挥抗感染作用，同时舒张支气管平滑肌，是目前除吸入性糖皮质激素外唯一可单独应用的哮喘控制性药物，尤其适用于阿司匹林哮喘、运动性哮喘和伴有变应性鼻炎哮喘患者的治疗。常用药物为孟鲁司特和扎鲁司特。不良反应通常较轻微，主要是胃肠道症状，少数有皮疹、血管性水肿、转氨酶升高，停药后可恢复正常。

四、病情观察

(1)哮喘发作时，协助取舒适卧位，监测生命体征、呼吸频率、血氧饱和度等指标，观察患者喘息、气急、胸闷或咳嗽等症状，是否出现三凹征，辅助呼吸肌参与呼吸运动，语言沟通困难，大汗淋漓等中、重度哮喘的表现。当患者不能讲话，嗜睡或意识模糊，胸腹矛盾运动，哮鸣音减弱甚至消失，脉率变慢或不规则，严重低氧血症和高碳酸血症时，需转入重症监护室行机械通气治疗。

(2)注意患者有无鼻咽痒、咳嗽、打喷嚏、流涕、胸闷等哮喘早期发作症状，对于夜间或凌晨反复发作的哮喘患者，应注意是否存在睡眠低氧表现，睡眠低氧可以诱发喘息、胸闷等症状。

五、健康指导

(1)对哮喘患者进行哮喘知识教育，寻找变应原，有效改变环境，避免诱发因素，贯穿整个哮喘治疗全过程。

(2)指导患者定期复诊、检测肺功能，做好病情自我监测，掌握峰流速仪的使用方法，记哮喘日记。与医师、护士共同制订防止复发、保持长期稳定的方案。

(3)掌握正确的吸入技术，如沙丁胺醇气雾剂、信必可都保(布地奈德/福莫特罗粉吸入剂)、舒利迭的使用方法。知晓药物的作用和不良反应的预防知识。

(4)帮助患者养成规律生活习惯,保持乐观情绪,避免精神紧张、剧烈运动、持续喊叫等过度换气动作。

(5)熟悉哮喘发作的先兆表现,如打喷嚏、咳嗽、胸闷、喉结发痒等,学会在家中自行监测病情变化并进行评定。以及哮喘急性发作时进行简单的紧急自我处理方法,例如吸入沙丁胺醇气雾剂 1～2 喷、布地奈德 1～2 吸,缓解喘憋症状,尽快到医院就诊。

(李　燕)

第五节　肺　　炎

一、概述

(一)概念与特点

肺炎是指终末气道、肺泡和肺间质的炎症,可由病原微生物、理化因素、免疫损伤、过敏及药物所致。细菌性肺炎是最常见的肺炎,也是最常见的感染性疾病之一。在抗菌药物应用以前,细菌性肺炎对儿童及老年人的健康威胁极大,抗菌药物的出现及发展曾一度使肺炎病死率明显下降。但近年来,尽管应用强力的抗菌药物和有效的疫苗,肺炎总的病死率却不再降低,甚至有所上升。

(二)肺炎分类

肺炎可按解剖、病因或患病环境加以分类。

1.解剖分类

(1)大叶性(肺泡性):肺炎病原体先在肺泡引起炎症,经肺泡间孔向其他肺泡扩散,致使部分肺段或整个肺段、肺叶发生炎症改变。典型者表现为肺实质炎症,通常并不累及支气管。致病菌多为肺炎链球菌。胸部 X 线片显示肺叶或肺段的实变阴影。

(2)小叶性(支气管性):肺炎病原体经支气管入侵,引起细支气管、终末细支气管及肺泡的炎症,常继发于其他疾病,如支气管炎、支气管扩张症、上呼吸道病毒感染及长期卧床的危重患者。其病原体有肺炎链球菌、葡萄球菌、病毒、肺炎支原体及军团菌等。支气管腔内有分泌物,故常可闻及湿啰音,无实变的体征。胸部 X 线片显示为沿肺纹理分布的不规则斑片状阴影,边缘密度浅而模糊,无实变征象,肺下叶常受累。

(3)间质性肺炎:以肺间质为主的炎症,可由细菌、支原体、衣原体、病毒或肺孢子菌等引起。累及支气管壁及支气管周围,有肺泡壁增生及间质水肿,因病变仅在肺间质,故呼吸道症状较轻,异常体征较少。胸部 X 线片通常表现为一侧或双侧肺下部的不规则条索状阴影,从肺门向外伸展,可呈网状,其间可有小片肺不张阴影。

2.病因分类

(1)细菌性肺炎:如肺炎链球菌、金黄色葡萄球菌、甲型溶血性链球菌、肺炎克雷伯菌、流感嗜血杆菌、铜绿假单胞菌肺炎等。

(2)非典型病原体所致肺炎:如军团菌、支原体和衣原体肺炎等。

(3)病毒性肺炎:如冠状病毒、腺病毒、呼吸道合胞病毒、流感病毒、麻疹病毒、巨细胞病毒、单纯疱疹病毒肺炎等。

(4)肺真菌病:如白念珠菌、曲霉菌、隐球菌、肺孢子菌肺炎等。

(5)其他病原体所致肺炎:如立克次体(如Q热立克次体)、弓形虫(如鼠弓形虫)、寄生虫(如肺包虫、肺吸虫、肺血吸虫)肺炎等。

(6)理化因素所致的肺炎:如放射性损伤引起的放射性肺炎、胃酸吸入引起的化学性肺炎,或对吸入或内源性脂类物质产生炎症反应的类脂性肺炎等。

3.患病环境分类

由于细菌学检查阳性率低,培养结果滞后,病因分类在临床上应用较为困难,目前多按肺炎的获得环境分为以下两类,有利于指导经验治疗。

(1)社区获得性肺炎是指在医院外罹患的感染性肺实质炎症,包括具有明确潜伏期的病原体感染而在入院后平均潜伏期内发病的肺炎。其临床诊断依据如下:①新近出现的咳嗽、咳痰或原有呼吸道疾病症状加重,并出现脓性痰,伴或不伴胸痛。②发热。③肺实变体征和(或)闻及湿啰音。④白细胞$>10\times10^9/L$或$<4\times10^9/L$,伴或不伴中性粒细胞核左移。⑤胸部X线检查显示片状、斑片状浸润性阴影或间质性改变,伴或不伴胸腔积液。以上①~④项中任何1项加第⑤项,除外非感染性疾病可作出诊断。社区获得性肺炎的常见病原体为肺炎链球菌、支原体、衣原体、流感嗜血杆菌和呼吸道病毒(甲、乙型流感病毒,腺病毒、呼吸道合胞病毒和副流感病毒)等。

(2)医院获得性肺炎亦称医院内肺炎,是指患者入院时不存在,也不处于潜伏期,而于入院48小时后在医院(包括老年护理院、康复院等)内发生的肺炎。医院获得性肺炎还包括呼吸机相关性肺炎和卫生保健相关性肺炎。其临床诊断依据是X线检查出现新的或进展的肺部浸润影,以及下列三个临床征候中的两个或以上即可诊断为肺炎:①发热超过38 ℃。②血白细胞计数增多或减少。③具有脓性气道分泌物。但医院获得性肺炎的临床表现、实验室和影像学检查特异性低时,应注意与肺不张、心力衰竭和肺水肿、基础疾病肺侵犯、药物性肺损伤、肺栓塞和急性呼吸窘迫综合征等相鉴别。无感染高危因素患者的常见病原体依次为肺炎链球菌、流感嗜血杆菌、金黄色葡萄球菌、大肠埃希菌、肺炎克雷伯菌、不动杆菌属等;有感染高危因素患者为铜绿假单胞菌、肠杆菌属、肺炎克雷伯菌等,金黄色葡萄球菌的感染有明显增加的趋势。

(三)肺炎发病机制

正常的呼吸道免疫防御机制(支气管内黏液-纤毛运载系统、肺泡巨噬细胞等细胞防御的完整性等)使气管隆凸以下的呼吸道保持无菌。是否发生肺炎取决于两个因素:病原体和宿主因素。如果病原体数量多,毒力强和(或)宿主呼吸道局部和全身免疫防御系统损害,即可发生肺炎。病原体可通过下列途径引起肺炎:①空气吸入;②血行播散;③邻近感染部位蔓延;④上呼吸道定植菌的误吸。肺炎还可通过误吸胃肠道的定植菌(胃食管反流)和通过人工气道吸入环境中的致病菌引起。病原体直接抵达下呼吸道后,滋生繁殖,引起肺泡毛细血管充血、水肿,肺泡内纤维蛋白渗出及细胞浸润。除了金黄色葡萄球菌、铜绿假单胞菌和肺炎克雷伯菌等可引起肺组织的坏死性病变易形成空洞外,肺炎治愈后多不遗留瘢痕,肺的结构与功能均可恢复。

二、常见病原体所致肺炎

不同病原体所致肺炎在临床表现、辅助检查及治疗要点等方面均有差异。

(一)肺炎链球菌肺炎

肺炎链球菌肺炎是由肺炎链球菌或称肺炎球菌所引起的肺炎,约占社区获得性肺炎的半数。

1.临床表现

（1）症状：发病前常有受凉、淋雨、疲劳、醉酒、病毒感染史，多有上呼吸道感染的前驱症状。起病多急骤，高热、寒战，全身肌肉酸痛，体温通常在数小时内升为 39～40 ℃，体温高峰在下午或傍晚，或呈稽留热，脉率随之增速。可有患侧胸部疼痛，放射到肩部或腹部，咳嗽或深呼吸时加剧。痰少，可带血或呈铁锈色，胃纳锐减，偶有恶心、呕吐、腹痛或腹泻，易被误诊为急腹症。

（2）体征：患者呈急性热病容，面颊绯红，鼻翼翕动，皮肤灼热、干燥，口角及鼻周有单纯疱疹；病变广泛时可出现发绀。有败血症者，可出现皮肤、黏膜出血点，巩膜黄染。早期肺部体征无明显异常，仅有胸廓呼吸运动幅度减小，叩诊稍浊，听诊可有呼吸音减低及胸膜摩擦音。肺实变时叩诊浊音、触觉语颤增强并可闻及支气管呼吸音。消散期可闻及湿啰音。心率增快，有时心律不齐。重症患者有肠胀气，上腹部压痛多与炎症累及膈胸膜有关。重症感染时可伴休克、急性呼吸窘迫综合征及神经精神症状，表现为神志模糊、烦躁、呼吸困难、嗜睡、谵妄、昏迷等。累及脑膜时，有颈抵抗及出现病理性反射。

本病自然病程为 1～2 周。发病 5～10 天，体温可自行骤降或逐渐消退；使用有效的抗菌药物后可使体温在 1～3 天内恢复正常。患者的其他症状与体征亦随之逐渐消失。

（3）并发症：肺炎链球菌肺炎的并发症近年来已很少见。严重败血症或毒血症患者易发生感染性休克，尤其是老年人。表现为血压降低、四肢厥冷、多汗、发热、心动过速、心律失常等，而高热、胸痛、咳嗽等症状并不突出。其他并发症有胸膜炎、脓胸、心包炎、脑膜炎和关节炎等。

2.辅助检查

（1）血液检查：血白细胞计数（10～20）$\times 10^9/L$，中性粒细胞计数多在 80%以上，并有核左移，细胞内可见中毒颗粒。年老体弱、酗酒、免疫功能低下者的白细胞计数可不增高，但中性粒细胞计数的百分比仍增高。

（2）细菌学检查：痰直接涂片做革兰氏染色及荚膜染色镜检，如发现典型的革兰氏染色阳性、带荚膜的双球菌或链球菌，即可初步作出病原诊断。痰培养 24～48 小时可以确定病原体。聚合酶链反应检测及荧光标记抗体检测可提高病原学诊断率。痰标本送检应注意器皿洁净无菌，在抗菌药物应用之前漱口后采集，取深部咳出的脓性或铁锈色痰。10%～20%患者合并菌血症，故重症肺炎应做血培养。

（3）X 线检查：早期仅见肺纹理增粗，或受累的肺段、肺叶稍模糊。随着病情进展，肺泡内充满炎性渗出物，表现为大片炎症浸润阴影或实变影，在实变阴影中可见支气管充气征，肋膈角可有少量胸腔积液。在消散期，X 线显示炎性浸润逐渐吸收，可有片状区域吸收较快，呈现“假空洞”征，多数病例在起病 3～4 周才完全消散。老年患者肺炎病灶消散较慢，容易出现吸收不完全而成为机化性肺炎。

3.治疗要点

（1）抗菌药物治疗：一经诊断即应给予抗菌药物治疗，不必等待细菌培养结果。首选青霉素 G，用药途径及剂量视病情轻重及有无并发症而定。对于成年轻症患者，可用 24×10^5 U/d，分3 次肌内注射，或用普鲁卡因青霉素每 12 小时肌内注射 60×10^4 U。病情稍重者，宜用青霉素 G（24～48）$\times 10^5$ U/d，分次静脉滴注，每 6～8 小时 1 次；重症及并发脑膜炎者，可增至（10～30）$\times 10^6$ U/d，分 4 次静脉滴注。对青霉素过敏者，或耐青霉素、多重耐药菌株感染者，可用呼吸氟喹诺酮类、头孢噻肟或头孢曲松等药物，多重耐药菌株感染者可用万古霉素、替考拉宁等。

（2）支持疗法：患者应卧床休息，注意补充足够的蛋白质、热量及维生素。密切监测病情变化，注意防止休克。剧烈胸痛者,可酌用少量镇痛药,如可待因 15 mg。不用阿司匹林或其他解热药,以免过度出汗、脱水及干扰真实热型,导致临床判断错误。鼓励患者每天饮水 1~2 L,轻症患者不需常规静脉输液,确有失水者可输液,保持尿比重在 1.020 以下,血清钠保持在 145 mmol/L 以下。中等或重症患者[PaO_2<8.0 kPa(60 mmHg)或有发绀]应给氧。若有明显麻痹性肠梗阻或胃扩张,应暂时禁食、禁饮和胃肠减压,直至肠蠕动恢复。烦躁不安、谵妄、失眠者酌用地西泮 5 mg或水合氯醛 1.0~1.5 g,禁用抑制呼吸的镇静药。

(3)并发症的处理:经抗菌药物治疗后,高热常在 24 小时内消退,或数天内逐渐下降。若体温降而复升或 3 天后仍不降者,应考虑肺炎链球菌的肺外感染,如脓胸、心包炎或关节炎等。持续发热的其他原因尚有耐青霉素的肺炎链球菌或混合细菌感染、药物热或并存其他疾病。肿瘤或异物阻塞支气管时,经治疗后肺炎虽可消散,但阻塞因素未除,肺炎可再次出现。10%~20% 肺炎链球菌肺炎伴发胸腔积液者,应酌情取胸液检查及培养以确定其性质。若治疗不当,约 5% 并发脓胸,应积极排脓引流。

(二)葡萄球菌肺炎

葡萄球菌肺炎是由葡萄球菌引起的急性肺化脓性炎症。常发生于有基础疾病如糖尿病、血液病、艾滋病、肝病、营养不良、酒精中毒、静脉吸毒或原有支气管肺病者。儿童患流感或麻疹时也易罹患。多急骤起病,高热、寒战、胸痛,痰为脓性,可早期出现循环衰竭。X 线表现为坏死性肺炎,如肺脓肿、肺气囊肿和脓胸。若治疗不及时或不当,病死率甚高。

1.临床表现

(1)症状:本病起病多急骤,寒战、高热,体温多为 39~40 ℃,胸痛,痰为脓性、量多、带血丝或呈脓血状。毒血症状明显,全身肌肉、关节酸痛,体质衰弱,精神萎靡,病情严重者可早期出现周围循环衰竭。院内感染者通常起病较隐袭,体温逐渐上升。老年人症状可不典型。血源性葡萄球菌肺炎常有皮肤伤口、疖痈和中心静脉导管置入等,或静脉吸毒史,咳脓性痰较少见。

(2)体征:早期可无体征,常与严重的中毒症状和呼吸道症状不平行,其后可出现两肺散在性湿啰音。病变较大或融合时可有肺实变体征,气胸或脓气胸则有相应体征。血源性葡萄球菌肺炎应注意肺外病灶,静脉吸毒者多有皮肤针口和三尖瓣赘生物,可闻及心脏杂音。

2.辅助检查

(1)血液检查:外周血白细胞计数明显升高,中性粒细胞比例增加,核左移。

(2)X 线检查:胸部 X 线片显示肺段或肺叶实变,可形成空洞,或呈小叶状浸润,其中有单个或多发的液气囊腔。另一特征是 X 线阴影的易变性,表现为一处炎性浸润消失而在另一处出现新的病灶,或很小的单一病灶发展为大片阴影。治疗有效时,病变消散,阴影密度逐渐减低,4 周后病变完全消失,偶可遗留少许条索状阴影或肺纹理增多等。

3.治疗要点

强调应早期清除引流原发病灶,选用敏感的抗菌药物。近年来,金黄色葡萄球菌对青霉素 G 的耐药率已高达 90%,因此可选用耐青霉素酶的半合成青霉素或头孢菌素,如苯唑西林钠、氯唑西林、头孢呋辛钠等,联合氨基糖苷类如阿米卡星等,亦有较好疗效。阿莫西林、氨苄西林与酶抑制剂组成的复方制剂对产酶金黄色葡萄球菌有效,亦可选用。对于抗甲氧西林金黄色葡萄球菌,则应选用万古霉素、替考拉宁等,近年国外还应用链阳霉素和噁唑烷酮类药物(如利奈唑胺)。万古霉素 1~2 g/d静脉滴注,或替考拉宁首日 0.8 g 静脉滴注,以后 0.4 g/d,偶有药物热、皮疹、静脉炎等不良反应。临床选择抗菌药物时可参考细菌培养的药物敏感试验。

(三)肺炎支原体肺炎

肺炎支原体肺炎是由肺炎支原体引起的呼吸道和肺部的急性炎症改变,常同时有咽炎、支气管炎和肺炎。支原体肺炎占非细菌性肺炎的1/3以上,或各种原因引起的肺炎的10%。秋冬季节发病较多,但季节性差异并不显著。

1.临床表现

潜伏期2～3周,通常起病较缓慢。症状主要为乏力、咽痛、头痛、咳嗽、发热、食欲缺乏、腹泻、肌痛、耳痛等。咳嗽多为阵发性刺激性呛咳,咳少量黏液。发热可持续2～3周,体温恢复正常后可能仍有咳嗽。偶伴有胸骨后疼痛。肺外表现更为常见,如皮炎(斑丘疹和多形红斑)等。体格检查可见咽部充血,儿童偶可并发鼓膜炎或中耳炎,颈淋巴结肿大。胸部体格检查与肺部病变程度常不相称,可无明显体征。

2.辅助检查

(1)X线检查:胸部X线片显示肺部多种形态的浸润影,呈节段性分布,以肺下野多见,有的从肺门附近向外伸展。病变常经3～4周自行消散。部分患者出现少量胸腔积液。

(2)血常规检查:血白细胞总数正常或略增高,以中性粒细胞为主。

(3)病原体检查:起病2周后,约2/3的患者冷凝集试验阳性,滴度>1∶32,如果滴度逐步升高,更有诊断价值。约半数患者对链球菌MG凝集试验阳性。凝集试验为诊断肺炎支原体感染的传统实验方法,但其敏感性与特异性均不理想。血清支原体IgM抗体的测定(酶联免疫吸附试验最敏感,免疫荧光法特异性强,间接血凝法较实用)可进一步确诊。直接检测标本中的肺炎支原体抗原可用于临床早期快速诊断。单克隆抗体免疫印迹法、核酸杂交技术及聚合酶链反应技术等具有高效、特异而敏感等优点,易于推广,对诊断肺炎支原体感染有重要价值。

3.治疗要点

早期使用适当抗菌药物可减轻症状及缩短病程。本病有自限性,多数病例不经治疗可自愈。大环内酯类抗菌药物为首选,如红霉素、罗红霉素和阿奇霉素。氟喹诺酮类如左氧氟沙星、加替沙星和莫西沙星等,四环素类也可用于肺炎支原体肺炎的治疗。疗程一般2～3周。因肺炎支原体无细胞壁,青霉素或头孢菌素类等抗菌药物无效。对剧烈呛咳者,应适当给予镇咳药。若继发细菌感染,可根据痰病原学检查,选用针对性的抗菌药物治疗。

(四)肺炎衣原体肺炎

肺炎衣原体肺炎是由肺炎衣原体引起的急性肺部炎症,常累及上下呼吸道,可引起咽炎、喉炎、扁桃体炎,鼻窦炎、支气管炎和肺炎。常在聚居场所的人群中流行,如军队、学校、家庭,通常感染所有的家庭成员,但3岁以下的幼儿患病较少。

1.临床表现

起病多隐袭,早期表现为上呼吸道感染症状。临床上与支原体肺炎颇为相似。通常症状较轻,发热、寒战、肌痛、干咳、非胸膜炎性胸痛、头痛、不适和乏力,少有咯血。发生咽喉炎者表现为咽喉痛、声音嘶哑,有些患者可表现为双阶段病程:开始表现为咽炎,经对症处理好转,1～3周后又发生肺炎或支气管炎,咳嗽加重。少数患者可无症状。肺炎衣原体感染时也可伴有肺外表现,如中耳炎,关节炎,甲状腺炎,脑炎,吉兰-巴雷综合征等。体格检查肺部偶闻湿啰音,随肺炎病变加重湿啰音可变得明显。

2.辅助检查

(1)血常规检查:血白细胞计数正常或稍高,红细胞沉降率加快。

(2)病原体检查:可从痰、咽拭子、咽喉分泌物、支气管肺泡灌洗液中直接分离肺炎衣原体。也可用聚合酶链反应方法对呼吸道标本进行 DNA 扩增。原发感染者,早期可检测血清 IgM,急性期血清标本如 IgM 抗体滴度多 1∶16 或急性期和恢复期的双份血清 IgM 或 IgG 抗体有 4 倍以上的升高。再感染者 IgG 滴度 1∶512 或 4 倍增高,或恢复期 IgM 有较大的升高。咽拭子分离出肺炎衣原体是诊断的金标准。

(3)X 线检查:胸部 X 线表现以单侧、下叶肺泡渗出为主。可有少到中量的胸腔积液,多在疾病的早期出现。肺炎衣原体肺炎常可发展成双侧,表现为肺间质和肺泡渗出混合存在,病变可持续几周。原发感染的患者胸片表现多为肺泡渗出,再感染者则为肺泡渗出和间质病变混合型。

3.治疗要点

肺炎衣原体肺炎首选红霉素,亦可选用多西环素或克拉霉素,疗程均为 14~21 天。阿奇霉素0.5 g/d,连用 5 天。氟喹诺酮类也可选用。对发热、干咳、头痛等可对症治疗。

(五)病毒性肺炎

病毒性肺炎是由上呼吸道病毒感染,向下蔓延所致的肺部炎症。可发生在免疫功能正常或抑制的儿童和成人。本病大多发生于冬春季节,暴发或散发流行。密切接触的人群或有心肺疾病者容易罹患。社区获得性肺炎住院患者约 8%为病毒性肺炎。婴幼儿、老人、原有慢性心肺疾病者或妊娠妇女,病情较重,甚至导致死亡。

1.临床表现

好发于病毒疾病流行季节,临床症状通常较轻,与支原体肺炎的症状相似,但起病较急,发热、头痛、全身酸痛、倦怠等较突出,常在急性流感症状尚未消退时,即出现咳嗽、少痰或白色黏液痰、咽痛等呼吸道症状。小儿或老年人易发生重症病毒性肺炎,表现为呼吸困难、发绀、嗜睡、精神萎靡,甚至发生休克、心力衰竭和呼吸衰竭等并发症,也可发生急性呼吸窘迫综合征。本病常无显著的胸部体征,病情严重者有呼吸浅速,心率增快,发绀,肺部干、湿啰音。

2.辅助检查

(1)血常规检查:白细胞计数正常、稍高或偏低,红细胞沉降率通常在正常范围。

(2)病原体检查:痰涂片所见的白细胞以单核细胞居多,痰培养常无致病细菌生长。

(3)X 线检查:胸部 X 线检查可见肺纹理增多,小片状浸润或广泛浸润,病情严重者显示双肺弥漫性结节性浸润,但大叶实变及胸腔积液者均不多见。病毒性肺炎的致病原不同,其X 线征象亦有不同的特征。

3.治疗要点

以对症为主,卧床休息,居室保持空气流通,注意隔离消毒,预防交叉感染。给予足量维生素及蛋白质,多饮水及少量多次进软食,酌情静脉输液及吸氧。保持呼吸道通畅,及时消除上呼吸道分泌物等。

原则上不宜应用抗菌药物预防继发性细菌感染,一旦明确已合并细菌感染,应及时选用敏感的抗菌药物。

目前已证实较有效的病毒抑制药物如下:①利巴韦林具有广谱抗病毒活性,包括呼吸道合胞病毒、腺病毒、副流感病毒和流感病毒,口服 0.8~1.0 g/d,分 3 次或 4 次服用;静脉滴注或肌内注射每天 10~15 mg/kg,分 2 次注射;亦可用雾化吸入,每次 10~30 mg,加蒸馏水 30 mL,每天 2 次,连续使用 5~7 天。②阿昔洛韦具有广谱、强效和起效快的特点,临床用于疱疹病毒、水痘病毒感染,尤其对免疫缺陷或应用免疫抑制剂者应尽早应用,静脉滴注每次 5 mg/kg,每天 3 次,连续给药 7 天。③更昔洛韦可抑制 DNA 合成。主要用于巨细胞病毒感染，口服 7.5～15 mg/(kg·d)，连用10～15 天。④奥司他韦为神经氨酸酶抑制剂，对甲、乙型流感病毒均有很好作用，耐药发生率低，口服 75 mg，每天 2 次，连用 5 天。⑤阿糖腺苷具有广泛的抗病毒作用。多用于治疗免疫缺陷患者的疱疹病毒与水痘病毒感染，口服 5～15 mg/(kg·d)，静脉滴注，每10～14 天为 1 个疗程。⑥金刚烷胺有阻止某些病毒进入人体细胞及退热作用。临床用于流感病毒等感染。成人量每次口服 100 mg，晨晚各 1 次，连用 3～5 天。

(六)肺真菌病

肺真菌病是最常见的深部真菌病。近年来由于广谱抗菌药物、糖皮质激素、细胞毒药物及免疫抑制剂的广泛使用，器官移植的开展，以及免疫缺陷病如艾滋病增多，肺真菌病有增多的趋势。真菌多在土壤中生长，孢子飞扬于空气中，被吸入到肺部引起肺真菌病(外源性)。有些真菌为寄生菌，当机体免疫力下降时可引起感染。体内其他部位真菌感染亦可沿淋巴或血液到肺部，为继发性肺真菌病。

1.临床表现

临床上表现为持续发热、咳嗽、咳痰(黏液痰或乳白色、棕黄色痰，也可有血痰)、胸痛、消瘦、乏力等症状。肺部体征无特异性改变。

2.辅助检查

肺真菌病的病理改变可有过敏、化脓性炎症反应或形成慢性肉芽肿。X 线表现无特征性可为支气管肺炎、大叶性肺炎、单发或多发结节，乃至肿块状阴影和空洞。病理学诊断仍是肺真菌病的金标准。

3.治疗要点

轻症患者经去除诱因后病情常能逐渐好转，念珠菌感染常使用氟康唑、氟胞嘧啶治疗，肺曲霉素病首选两性霉素 B。肺真菌病重在预防，合理使用抗生素、糖皮质激素，改善营养状况加强口鼻腔的清洁护理，是减少肺真菌病的主要措施。

三、护理评估

(一)病因评估

主要评估患者发病史与健康史，询问与本病发生相关的因素，如有无受凉、淋雨、劳累等诱因；有无上呼吸道感染史；有无慢性阻塞性肺疾病、糖尿病等慢性基础疾病；是否吸烟及吸烟量；是否长期使用激素、免疫抑制剂等。

(二)一般评估

1.生命体征

有无心率加快、脉搏细速、血压下降、脉压变小、体温不升、高热、呼吸困难等。

2.患者主诉

有无畏寒、发热、咳嗽、咳痰、胸痛、呼吸困难等症状。

3.精神和意识状态

有无精神萎靡、表情淡漠、烦躁不安、神志模糊等。

4.皮肤黏膜

有无发绀、肢端湿冷。

5.尿量

疑有休克者，测每小时尿量。

6.相关记录

体温、呼吸、血压、心率、意识、尿量（必要时记录出入量），痰液颜色、性状和量等情况。

（三）身体评估

1.视诊

观察患者有无急性面容和鼻翼翕动等表现；有无面颊绯红、口唇发绀，有无唇周疱疹，有无皮肤黏膜出血；判断患者意识是否清楚，有无烦躁、嗜睡、惊厥和表情淡漠等意识障碍；患者呼吸时双侧呼吸运动是否对称，有无一侧胸式呼吸运动的增强或减弱；有无三凹征，有无呼吸频率加快或节律异常。

2.触诊

有无头颈部浅表淋巴结肿大与压痛，气管是否居中，双肺触觉语颤是否对称；有无胸膜摩擦感。

3.听诊

有无闻及肺泡呼吸音减弱或消失，异常支气管呼吸音，胸膜摩擦音和干、湿啰音等。

（四）心理-社会评估

患者在疾病治疗过程中的心理反应与需求，家庭及社会支持情况，引导患者正确配合疾病的治疗与护理。

（五）辅助检查结果评估

1.血常规检查

有无白细胞计数和中性粒细胞比例增高及核左移、淋巴细胞增多。

2.胸部 X 线检查

有无肺纹理增粗、炎性浸润影等。

3.痰培养

有无致病菌生长，药敏试验结果如何。

4.血气分析

是否有 PaO_2降低和（或）动脉血二氧化碳分压（$PaCO_2$）升高。

（六）常用药物治疗效果评估

（1）应用抗生素的评估要点：①记录每次给药的时间与次数，评估有无按时、按量给药，是否足疗程。②评估用药后患者症状有否缓解。③评估用药后患者是否出现皮疹、呼吸困难等变态反应。④评估用药后患者有无胃肠道不适，使用氨基糖苷类抗生素有无肾、耳等不良反应。老年人或肾功能减退者应特别注意有无耳鸣、头晕、唇舌发麻不良反应。⑤使用抗真菌药后，评估患者有无肝功能受损。

（2）使用血管活性药时，需密切监测与评估患者血压、心率情况及外周循环改善情况。评估药液有无外渗等。

四、主要护理诊断/问题

（一）体温过高

体温过高与肺部感染有关。

(二)清理呼吸道无效

清理呼吸道无效与气道分泌物多、痰液黏稠、胸痛、咳嗽无力等因素有关。

(三)潜在并发症

感染性休克。

五、护理措施

(一)体温过高

1.休息和环境

患者应卧床休息。环境应保持安静、阳光充足、空气清新,室温为 18～20 ℃,湿度为55%～60%。

2.饮食

提供足够热量、蛋白质和维生素的流质或半流质饮食,以补充高热引起的营养物质消耗。鼓励患者足量饮水(2～3 L/d)。

3.口腔护理

做好口腔护理,鼓励患者经常漱口;口唇疱疹者局部涂液体石蜡或抗病毒软膏。

4.病情观察

监测患者神志、体温、呼吸、脉搏、血压和尿量,做好记录,观察热型。重症肺炎不一定有高热,应重点观察儿童、老年人、久病体弱者的病情变化。

5.高热护理

寒战时注意保暖,及时添加被褥,给予热水袋时防止烫伤。高热时采用温水擦浴、冰袋、冰帽等物理降温措施,以逐渐降温为宜,防止虚脱。患者大汗时,及时协助擦汗和更换衣物,避免受凉。必要时遵医嘱使用退烧药。必要时遵医嘱静脉补液,补充因发热丢失的水分和盐,加快毒素排泄和热量散发。心脏病或老年人应注意补液速度,避免过快导致急性肺水肿。

6.用药护理

遵医嘱及时使用抗生素,观察疗效和不良反应。如头孢唑啉钠(先锋 V)可有发热、皮疹、胃肠道不适,偶见白细胞减少和丙氨酸氨基转移酶增高。喹诺酮类药(氧氟沙星、环丙沙星)偶见皮疹、恶心等。注意氨基糖苷类抗生素有肾、耳毒性的不良反应,老年人或肾功能减退者应慎用或适当减量。

(二)清理呼吸道无效

1.痰液观察

观察痰液颜色、性质、气味和量,如肺炎球菌肺炎呈铁锈色痰,克雷伯菌肺炎典型痰液为砖红色胶冻状,厌氧菌感染者痰液多有恶臭味等。最好在用抗生素前留取痰标本,痰液采集后应在10 分钟内接种培养。

2.鼓励患者有效咳嗽,清除呼吸道分泌物

痰液黏稠不易咳出、年老体弱者,可给予翻身、拍背、雾化吸入、机械吸痰等协助排痰。

(三)潜在并发症(感染性休克)

1.密切观察病情

一旦出现休克先兆,应及时通知医师,准备药品,配合抢救。

2.体位

将患者安置在监护室,仰卧中凹位,抬高头胸部20°、抬高下肢约30°,有利于呼吸和静脉血回流,尽量减少搬动。

3.吸氧

迅速给予高流量吸氧。

4.尽快建立两条静脉通道

遵医嘱补液,以维持有效血容量,输液速度个体化,以中心静脉压作为调整补液速度的指标,中心静脉压<0.5 kPa(5 cmH_2O)可适当加快输液速度,中心静脉压≥1.0 kPa(10 cmH_2O)时,输液速度则不宜过快,以免诱发急性左心衰竭。

5.纠正水、电解质和酸碱失衡

监测和纠正钾、钠、氯和酸碱失衡。纠正酸中毒常用5%的碳酸氢钠静脉滴注,但输液不宜过多过快。

6.血管活性药物

在输入多巴胺、间羟胺等血管活性药物时,应根据血压随时调整滴速,维持收缩压在12.0~13.3 kPa(90~100 mmHg),保证重要器官的血液供应,改善微循环。注意防止液体溢出血管外引起局部组织坏死。

7.糖皮质激素应用

激素有抗炎抗休克,增强人体对有害刺激的耐受力的作用,有利于缓解症状、改善病情及回升血压,可在有效抗生素使用的情况下短期应用,如氢化可的松100~200 mg或地塞米松5~10 mg静脉滴注,重症休克可加大剂量。

8.控制感染

联合使用广谱抗生素时,注意观察药物疗效和不良反应。

9.健康指导

(1)疾病预防指导:避免上呼吸道感染、受凉、淋雨、吸烟、酗酒,防止过度疲劳。尤其是免疫功能低下者(糖尿病、血液病、艾滋病、肝病、营养不良等)和慢性支气管炎、支气管扩张症者。易感染人群如年老体弱者,慢性病患者可接种流感疫苗、肺炎疫苗等,以预防发病。

(2)疾病知识指导:对患者与家属进行有关肺炎知识的教育,使其了解肺炎的病因和诱因。指导患者遵医嘱按疗程用药,出院后定期随访。慢性病、长期卧床、年老体弱者,应注意经常改变体位、翻身、拍背,咳出气道痰液。

(3)就诊指标:出现高热、心率增快、咳嗽、咳痰、胸痛等症状及时就诊。

(李　燕)

第六节　急性肺水肿

急性肺水肿是由不同原因引起的肺组织血管外液体异常增多,液体由间质进入肺泡,甚至呼吸道出现泡沫状分泌物。表现为急性呼吸困难、发绀,呼吸做功增加,两肺布满湿啰音,甚至从气道涌出大量泡沫样痰液。人类可发生下列两类性质完全不同的肺水肿:心源性肺水肿(亦称流体静力学或血流动力学肺水肿)和非心源性肺水肿(亦称通透性增高肺水肿、急性肺损伤或急性呼吸窘迫综合征)。

一、发病机制

(一)肺毛细血管静水压

肺毛细血管静水压(Pmv)是使液体从毛细血管流向间质的驱动力,正常情况下,Pmv 约 1.1 kPa(8 mmHg),有时易与肺动脉楔压(PCWP)相混淆。PCWP 反映肺毛细血管床的压力,可估计左心房压(LAP),正常情况下较 Pmv 高 0.1～0.3 kPa(1～2 mmHg)。肺水肿时 PCWP 和 Pmv 并非呈直接相关,两者的关系取决于总肺血管阻力。

(二)肺间质静水压

肺毛细血管周围间质的静水压即肺间质静水压(Ppmv),与 Pmv 相对抗,两者差别越大,则毛细血管内液体流出越多。肺间质静水压为负值,正常值为－2.3～－1.1 kPa(－17～－8 mmHg),可能与肺组织的机械活动、弹性回缩,以及大量淋巴液回流对肺间质的吸引有关。理论上 Ppmv 的下降亦可使静水压梯度升高,当肺不张进行性再扩张时,出现复张性肺水肿可能与 Ppmv 骤降有关。

(三)肺毛细血管胶体渗透压

肺毛细血管胶体渗透压(πmv)由血浆蛋白形成,正常值为 3.3～3.9 kPa(25～28 mmHg),但随个体的营养状态和输液量不同而有所差异。πmv 是对抗 Pmv 的主要力量,单纯的 πmv 下降能使毛细血管内液体外流增加。但在临床上并不意味着血液稀释后的患者会出现肺水肿,经血液稀释后血浆蛋白浓度下降,但过滤至肺组织间隙的蛋白也不断地被淋巴系统所转移,Pmv 的下降可与 πmv 的降低相平行,故 πmv 与 Pmv 间梯度即使发挥净渗透压的效应,也可保持相对的稳定。

πmv 和 PCWP 间的梯度与血管外肺水压呈非线性关系。当 Pmv＜2.0 kPa(15 mmHg)、毛细血管通透性正常时,πmv-PCWP≤1.2 kPa(9 mmHg)可作为出现肺水肿的界限,也可作为观察治疗肺水肿疗效的动态指标。

(四)肺间质胶体渗透压

肺间质胶体渗透压(πpmv)取决于间质中渗透性、活动的蛋白质浓度,它受反应系数(δf)和毛细血管内液体流出率(Qf)的影响,是调节毛细血管内液体流出的重要因素。πpmv 正常值为 1.6～1.9 kPa(12～14 mmHg),难以直接测定。临床上可通过测定支气管液的胶体渗透压鉴别肺水肿的类型,如支气管液与血浆蛋白的胶体渗透压比值＜60%,则为血流动力学改变所致的肺水肿,如比值＞75%,则为毛细血管渗透增加所致的肺水肿,称为肺毛细血管渗漏综合征。

(五)毛细血管通透性

有资料表明,越过内皮细胞屏障时,通透性肺水肿透过的蛋白多于压力性水肿,仅越过上皮细胞屏障时,两者没有明显差别。毛细血管通透性增加,使 δ 从正常的 0.8 降为 0.3～0.5,表明血管内蛋白,尤其是清蛋白大量外渗,使 πmv 与 πpmv 梯度下降。

二、病理与生理

(一)心源性急性肺水肿

正常情况下,两侧心腔的排血量相对恒定,当心肌严重受损和左心负荷过重而引起心输出量降低和肺淤血时，过多的液体从肺泡毛细血管进入肺间质，甚至肺泡内，则产生急性肺水肿，实际上是左心衰竭最严重的表现，多见于急性左心衰竭和二尖瓣狭窄患者。

有以下并发症的患者术中易发生左心衰竭：①左心室心肌病变，如冠心病、心肌炎等；②左心室压力负荷过度，如高血压、主动脉狭窄等；③左心室容量负荷过重，如主动脉瓣关闭不全、左向右分流的先天性心脏病等。

当左心室舒张末压＞1.6 kPa(12 mmHg)，毛细血管平均压＞4.7 kPa(35 mmHg)，肺静脉平均压＞4.0 kPa(30 mmHg)时，肺毛细血管静水压超过血管内胶体渗透压及肺间质静水压，可导致急性肺水肿，若同时有肺淋巴管回流受阻，更易发生急性肺水肿。其病理生理表现为肺顺应性减退、气道阻力和呼吸作用增强、缺氧、呼吸性酸中毒，间质静水压增高压迫肺毛细血管、升高肺动脉压，从而增加右心负荷，导致右心功能不全。

(二)神经源性肺水肿

中枢神经系统损伤后，颅内压急剧升高，脑血流量减少，造成下丘脑功能紊乱，解除了对视前核水平和下丘脑尾部"水肿中枢"的抑制，引起交感神经系统兴奋，释放大量儿茶酚胺，使周围血管强烈收缩，血流阻力加大，大量血液由阻力较高的体循环转至阻力较低的肺循环，引起肺静脉高压，肺毛细血管压随之升高，跨肺毛细血管 Starling 力不平衡，液体由血管渗入至肺间质和肺泡内，最终形成急性肺水肿。延髓是发生神经源性肺水肿的关键神经中枢，交感神经的激发是产生肺高压及肺水肿的基本因素，而肺高压是神经源性肺水肿发生的重要机制。通过给予交感神经阻断剂和肾上腺素 α 受体阻滞剂均可降低或避免神经源性肺水肿的发生。

(三)液体负荷过重

围术期输血补液过快或输液过量，使右心负荷增加。当输入胶体液达血浆容量的 25%时，心输出量可增多至 300%。若患者伴有急性心力衰竭，虽通过交感神经兴奋维持心输出量，但神经性静脉舒张作用减弱，对肺血管压力和容量的骤增已经起不到有效的调节作用，导致肺组织间隙水肿。

大量输注晶体液，使血管内胶体渗透压下降，增加液体从血管的滤出，聚集到肺组织间隙中，易致心、肾功能不全，静脉压增高或淋巴循环障碍的患者发生肺水肿。

(四)复张性肺水肿

复张性肺水肿是各种原因所致肺萎陷后，在肺复张时或复张后 24 小时内发生的急性肺水肿。一般认为与多种因素有关，如负压抽吸迅速排出大量胸膜积液、大量气胸所致的突然肺复张，均可造成单侧性肺水肿。

临床上多见于气胸或胸腔积液 3 个月后出现进行性快速肺复张，1 小时后可表现为肺水肿的临床症状，50%的肺水肿发生在 50 岁以上的老年人。水肿液的形成遵循 Starling 公式。复张性肺水肿发生时，肺动脉压和 PCWP 正常，水肿液蛋白浓度与血浆蛋白浓度的比值＞0.7，说明存在肺毛细血管通透性增加。肺萎陷越久，复张速度越快，胸膜腔负压越大，越易发生肺水肿。

肺复张性肺水肿的病理生理机制可能如下：①肺泡长期萎缩，使Ⅱ型肺细胞代谢障碍，肺泡表面活性物质减少，肺泡表面张力增加，使肺毛细血管内液体向肺泡内滤出。②肺组织长期缺氧，使肺毛细血管内皮和肺泡上皮的完整性受损，通透性增加。③使用负压吸引设备，突然增加胸内负压，使复张肺的毛细血管压力与血流量增加，作用于已受损的毛细血管，使管壁内外的压力差增大；机械性力量使肺毛细血管内皮间隙孔变形，间隙增大，促使血管内液和血浆蛋白流入肺组织间隙。④在声门紧闭的情况下用力吸气，负压峰值可超过－5.0 kPa(－50 cmH_2O)，如负的胸膜腔内压传至肺间质，增加肺毛细血管和肺间质静水压之差，则增加肺循环液体的渗出。⑤肺的快速复张引起胸膜腔内压急剧改变，肺血流增加而压力升高，并产生高的直线血流速度，加大了血管内和间质的压差。当其超过一定阈值时，液体进入间质和肺泡，形成肺水肿。

(五)高原性肺水肿

高原性肺水肿是一种由低地快速进入海拔 3 000 m 以上地区的常见病，主要表现为发绀、心率增快、心输出量增多或减少、体循环阻力增加和心肌受损。其发病因素是多方面的，如缺氧性肺血管收缩、肺动脉高压、高原性脑水肿、全身和肺组织生化改变。肺代偿功能异常和心功能减退是造成重度低氧血症的直接原因。高原性肺水肿为高蛋白渗出性肺水肿，炎性介质是毛细血管增加的主要原因。

(六)通透性肺水肿

通透性肺水肿指肺水和血浆蛋白均通过肺毛细血管内间隙进入肺间质，肺淋巴液回流量增加，且淋巴液内蛋白含量亦明显增加，表明肺毛细血管内皮细胞功能失常。

1.感染性肺水肿

感染性肺水肿指继发于全身感染和(或)肺部感染的肺水肿，如革兰氏阴性杆菌感染所致的败血症和肺炎球菌性肺炎均可引起肺水肿，主要是通过增加肺毛细血管壁通透性所致。肺水肿亦可继发于病毒感染。流感病毒、水痘-带状疱疹病毒所致的病毒性肺炎均可引起肺水肿。

2.毒素吸入性肺水肿

毒素吸入性肺水肿指吸入有害性气体或毒物所致的肺水肿。有害性气体包括二氧化氮、氯、光气、氨、氟化物、二氧化硫等，毒物以有机磷农药最为常见。其病理生理如下：①有害性气体引起变态反应或直接损害，使肺毛细血管通透性增加，减少肺泡表面活性物质，并通过神经体液因素引起肺静脉收缩和淋巴管痉挛，使肺组织水分增加。②有机磷通过皮肤、呼吸道和消化道进入人体，与胆碱酯酶结合，抑制该酶的作用，使乙酰胆碱在体内积聚，导致支气管痉挛、分泌物增加、呼吸肌麻痹和呼吸中枢抑制，导致缺氧和肺毛细血管通透性增加。

3.淹溺性肺水肿

淹溺性肺水肿指淡水和海水淹溺所致的肺水肿。淡水为低渗性，被大量吸入后，很快通过肺泡-毛细血管膜进入血液循环，导致肺组织的组织学损伤和全身血容量增加，肺泡-毛细血管膜损伤较重或左心代偿功能障碍时，诱发急性肺水肿。高渗性海水进入肺泡后，使得血管内大量水分进入肺泡引起肺水肿。肺水肿引起缺氧可加重肺泡上皮、毛细血管内皮细胞损害，增加毛细血管通透性，进一步加重肺水肿。

4.尿毒症性肺水肿

肾衰竭患者常伴肺水肿和纤维蛋白性胸膜炎。主要发病因素如下：①高血压所致左心衰竭；②少尿患者循环血容量增多；③血浆蛋白减少，血管内胶体渗透压降低，肺毛细血管静水压与胶体渗透压差距增大，促进肺水肿形成。

5.氧中毒性肺水肿

氧中毒性肺水肿指长时间吸入高浓度(>60%)氧引起肺组织损害所致的肺水肿。一般在常压下吸入纯氧 12～24 小时，高压下 3～4 小时即可发生氧中毒。氧中毒的损害以肺组织为主，表现为上皮细胞损害、肺泡表面活性物质减少、肺泡透明膜形成，引起肺泡和间质水肿，以及肺不张。其毒性作用是由于氧分子还原成水时所产生的中间产物自由基(如超氧阴离子、过氧化氢、羟自由基和单线态氧等)所致。正常时氧自由基为组织内抗氧化系统，如超氧化物歧化酶、过氧化氢酶、谷胱甘肽氧化酶所清除。吸入高浓度氧，氧自由基形成加速，当其量超过组织抗氧化系统清除能力时，即可造成肺组织损伤，形成肺损伤。

（七）与麻醉相关的肺水肿

1.麻醉药过量

麻醉药过量引起肺水肿，可见于吗啡、美沙酮、急性巴比妥酸盐和海洛因中毒。发病机制可能与下列因素有关：①抑制呼吸中枢，引起严重缺氧，使肺毛细血管通透性增加，同时伴有肺动脉高压，产生急性肺水肿。②缺氧刺激下丘脑引起周围血管收缩，血液重新分布而致肺血容量增加。③海洛因所致肺水肿可能与神经源性发病机制有关。④个别患者的易感性或变态反应。

2.呼吸道梗阻

围术期喉痉挛常见于麻醉诱导期插管强烈刺激，亦见于术中神经牵拉反应，以及甲状腺手术因神经阻滞不全对气道的刺激。气道通畅时，胸腔内压对肺组织间隙压力的影响不大，但急性上呼吸道梗死时，用力吸气造成胸膜腔负压增加，几乎全部传导至血管周围间隙，促进血管内液进入肺组织间隙。上呼吸道梗阻时，患者处于挣扎状态，缺氧和交感神经活性极度亢进，可导致肺小动脉痉挛性收缩、肺小静脉收缩、肺毛细血管通透性增加。酸中毒又可增加对心脏做功的抑制，除非呼吸道梗阻解除，否则将形成恶性循环，加速肺水肿的发展。

3.误吸

围术期呕吐或胃内容物反流可引起吸入性肺炎和支气管痉挛，导致肺表面活性物质灭活和肺毛细血管内皮细胞受损，从而使液体渗出至肺组织间隙内，发生肺水肿。患者表现为发绀、心动过速、支气管痉挛和呼吸困难。肺组织损害的程度与胃内容物的 pH 直接相关，pH＞2.5 的胃液所致的损害要比 pH＜2.5 者轻微得多。

4.肺过度膨胀

一侧肺不张使单肺通气，全部潮气量进入一侧肺内，导致肺过度充气膨胀，随之出现肺水肿，其机制可能与肺容量增加有关。

三、临床表现

发病早期，均先有肺间质性水肿，肺泡毛细血管间隔内的胶原纤维肿胀刺激附近的肺毛细血管旁“J”感受器，反射性引起呼吸频率增快，促进肺淋巴液回流，同时表现为过度通气。

水肿液在肺泡周围积聚后，沿着肺动脉、静脉和小气道鞘延伸，在支气管堆积到一定程度，引起支气管狭窄，可出现呼气性啰音。患者常主诉胸闷、咳嗽，有呼吸困难、颈静脉怒张，听诊可闻及哮鸣音和少量湿啰音。若不及时发现和治疗，则继发为肺泡性肺水肿。

肺泡性肺水肿时，水肿液进入末梢细支气管和肺泡，当水肿液溢满肺泡后，出现典型的粉红色泡沫痰，液体充满肺泡后不能参与气体交换，通气/血流比值下降，引起低氧血症。插管患者可表现呼吸道阻力增大和发绀，经气管导管喷出或涌出大量的粉红色泡沫痰。

四、诊断

肺水肿发病早期多为间质性肺水肿，若未及时发现和治疗，可继发为肺泡性肺水肿，加重心肺功能紊乱，故应重视早期诊断和治疗。

肺水肿的诊断主要根据症状、体征和 X 线表现，一般并不困难。临床上同时测定 PCWP 和 πmv，πmv-PCWP 正常值为（1.20±0.2）kPa［(9.7±1.7)mmHg］，当 πmv-PCWP≤0.5 kPa (4 mmHg)

时，提示肺内肺水增多，有助于早期诊断。复张性肺水肿常伴有复张性低血压。

五、鉴别诊断

心源性肺水肿在肺间质和肺泡腔的渗出以红细胞为主。非心源性肺水肿在肺间质和肺泡腔的渗出以血浆内的一些蛋白、体液为主。

(一)心源性肺水肿

1.主要表现

常突然发作、高度气急、呼吸浅速、端坐呼吸、咳嗽、咳白色或粉红色泡沫痰、面色灰白、口唇及肢端发绀、大汗、烦躁不安、心悸、乏力等。

2.体征

体征包括双肺广泛水泡音和(或)哮鸣音、心率增快、心尖区奔马律及收缩期杂音、心界向左扩大，可有心律失常和交替脉，不同心脏病尚有相应体征和症状。

急性心源性肺水肿是一种严重的疾病，必须分秒必争进行抢救，以免危及患者生命。具体急救措施包括：①非特异性治疗；②查出肺水肿的诱因并加以治疗；③识别及治疗肺水肿的基础心脏病变。

(二)非心源性肺水肿

1.主要表现

进行性加重的呼吸困难、端坐呼吸、大汗、发绀、咳粉红色泡沫痰。

2.体征

双肺可闻及广泛湿啰音，可先出现在双肺中下部，然后波及全肺。

3.X 线检查

早期可出现 Kerley 线，提示间质性肺水肿，进一步发展可有肺泡肺水肿的表现。

肺动脉楔压(PCWP)用于鉴别心源性及非心源性肺水肿。前者 PCWP＞1.6 kPa (12 mmHg)，后者 PCWP≤1.6 kPa(12 mmHg)。

六、治疗

治疗原则为病因治疗，是缓解和根本消除肺水肿的基本措施；维持气道通畅，充分供氧和机械通气治疗，纠正低氧血症；降低肺血管静水压，提高血浆胶体渗透压，改善肺毛细血管通透性；保持患者镇静，预防和控制感染。

(一)充分供氧和机械通气治疗

1.维持气道通畅

水肿液进入肺泡和细支气管后汇集至气管，使呼吸道阻塞，增加气道压，从气管喷出大量粉红色泡沫痰，即便用吸引器抽吸，水肿液仍大量涌出。采用去泡沫剂能提高水肿液清除效果。

2.充分供氧

轻度缺氧患者可用鼻导管给氧，每分钟 6～8 L；重度低氧血症患者行气管内插管，进行机械通气，同时保证呼吸道通畅。约 85%的急性肺水肿患者须行短时间气管内插管。

3.间歇性正压通气

间歇性正压通气(IPPV)通过增加肺泡压和肺组织间隙压力，阻止肺毛细血管内液滤出；降低右心房充盈压，减少肺内血容量，缓解呼吸肌疲劳，降低组织氧耗量。常用的参数是潮气量8～

10 mL/kg，呼吸频率 12～14 次/分，吸气峰值压力应小于 4.0 kPa(30 mmHg)。

4.持续正压通气或呼气末正压通气

应用 IPPV，FiO_2>0.6 仍不能提高 PaO_2，可用持续正压通气(CPAP)或呼气末正压通气(PEEP)。通过开放气道、扩张肺泡、增加功能残气量，改善肺顺应性以及通气/血流比值。合适的 PEEP 通常先从 0.5 kPa (5 cmH_2O)开始，逐步增加为 1.0～1.5 kPa(10～15 cmH_2O)，其前提是对患者心输出量无明显影响。

(二)降低肺毛细血管静水压

1.增强心肌收缩力

急性肺水肿合并低血压时，病情更为险恶。应用适当的正性变力药物使左心室能在较低的充盈压下维持或增加心输出量，包括速效强心苷、拟肾上腺素药和能量合剂等。

强心苷类药物表现为剂量相关性的心肌收缩力增强，同时可以降低房颤时的心率、延长舒张期充盈时间，使肺毛细血管平均压下降。强心药对高血压性心脏病、冠心病引起的左心衰竭所造成的急性肺水肿疗效明显。氨茶碱除增加心肌收缩力、降低后负荷外，还可舒张支气管平滑肌。

2.降低心脏前后负荷

当 CVP 为 1.5 kPa(15 cmH_2O)，PCWP 增高达 2.0 kPa(15 mmHg)时，应限制输液，同时静脉注射利尿药，如呋塞米、依他尼酸等。若不见效，可加倍剂量重复给药，尤其对心源性或输液过多引起的急性肺水肿，可迅速有效地从肾脏将液体排出体外，使肺毛细血管静水压下降，减少气道水肿液。使用利尿药时应注意补充氯化钾，并避免血容量过低。

吗啡可解除焦虑、松弛呼吸道平滑肌，有利于改善通气，同时具有降低外周静脉张力、扩张小动脉的作用，减少回心血量，降低肺毛细血管静水压。一般静脉注射吗啡 5 mg，起效迅速，对高血压、二尖瓣狭窄等引起的肺水肿效果良好，应早期使用。对没有呼吸支持的患者，应严密监测呼吸功能，防止吗啡抑制呼吸。休克患者禁用吗啡。

东莨菪碱、山莨菪碱及阿托品对中毒性急性肺水肿疗效满意，该类药物具有较强的解除阻力血管及容量血管痉挛的作用，可降低心脏前后负荷，增加肺组织灌注量及冠状动脉血流，增加动脉血氧分压，同时还具有解除支气管痉挛、抑制支气管分泌过多液体、兴奋呼吸中枢及抑制大脑皮质活动的作用。

患者体位对回心血量有明显影响，取坐位或头高位有助于减少静脉回心血量、减轻肺淤血、降低呼吸做功和增加肺活量，但低血压和休克患者应取平卧位。

α 受体阻滞剂可使全身及内脏血管扩张、回心血量减少，改善肺水肿。可用酚妥拉明 10 mg 加入 5%葡萄糖溶液 100～200 mL 静脉滴注。硝普钠通过降低心脏后负荷改善肺水肿，但对二尖瓣狭窄引起者要慎用。

(三)镇静及感染的防治

1.镇静药物

咪达唑仑、丙泊酚具有较强的镇静作用，可减少患者的惊恐和焦虑，减轻呼吸急促，将急促而无效的呼吸调整为均匀有效的呼吸，减少呼吸做功。有利于通气治疗患者的呼吸与呼吸机同步，以改善通气。

2.预防和控制感染

感染性肺水肿继发于全身感染和(或)肺部感染所致的肺水肿，革兰氏阴性杆菌所致的败血症是引起肺水肿的主要原因。各种原因引起的肺水肿均应预防肺部感染，除加强护理外，应常规给予抗生素以预防肺部感染。常用的抗生素有氨基糖苷类抗生素、头孢菌素和氯霉素。

给予抗生素的同时，应用肾上腺皮质激素，可以预防毛细血管通透性增加，减轻炎症反应，促使水肿消退，并能刺激细胞代谢，促进肺泡表面活性物质产生，增强心肌收缩，降低外周血管阻力。

临床常用的药物有氢化可的松、地塞米松和泼尼松龙，通常在发病 24～48 小时用大剂量皮质激素。氢化可的松首次静脉注射 200～300 mg，24 小时用量可达 1 g；地塞米松首次用量可静脉注射 30～40 mg，随后每 6 小时静脉注射 10～20 mg；甲泼尼龙的剂量为 30 mg/kg 静脉注射，用药不宜超过 72 小时。

（四）复张性肺水肿的防治

防止跨肺泡压的急剧增大是预防肺复张性肺水肿的关键。行胸腔穿刺或引流复张时，应逐步减少胸内液气量，复张过程应在数小时以上，负压吸引不应超过 1.0 kPa（10 cmH_2O），每次抽液量不应超过 1 000 mL。

若患者出现持续性咳嗽，应立即停止抽吸或钳闭引流管，术中膨胀肺时，应注意潮气量和压力适中，采用双腔插管以免健侧肺过度扩张，肺复张后持续做一段时间的 PEEP，以保证复张过程中跨肺泡压差不致过大，防止复张后肺毛细血管渗漏的增加。

肺复张性肺水肿治疗的目的是维持患者足够的氧合和血流动力学的稳定。无症状者无须特殊处理，低氧血症较轻者予以吸氧，较重者则需气管内插管，应用 PEEP 及强心利尿剂和激素。向胸内注入 50～100 mL 气体、做肺动脉栓塞术均是可取的方法。在肺复张期间要避免输液过多、过快。

七、病情观察与评估

（1）监测生命体征，观察患者有无呼吸增快（频率可达 30～40 次/分）、心率增快、脉搏细速、血压升高或持续下降。

（2）观察有无皮肤发绀、湿冷、毛孔收缩、尿量减少等微循环灌注不足表现。

（3）观察患者有无咳粉红色泡沫痰等肺水肿特征性表现。

（4）心肺听诊有无干啰音或湿啰音。

八、护理措施

（一）体位

协助患者取坐位，双腿下垂。

（二）氧疗

遵医嘱予以吸氧 6～8 L/min，可于湿化瓶中加入 50%乙醇湿化，乙醇可使肺泡内泡沫表面张力降低而破裂、消散。若患者不能耐受，可降低乙醇浓度或间歇使用。病情严重者采用无创或有创机械通气。

（三）用药护理

1.镇静剂

常用吗啡皮下或静脉注射，注意观察患者有无呼吸抑制、心动过缓、血压下降。呼吸衰竭、昏迷、严重休克者禁用。

2.利尿剂

常用呋塞米静脉推注，观察患者有无腹胀、恶心、呕吐、心律失常；有无嗜睡、意识淡漠、肌痛性痉挛；有无烦躁或谵妄、呼吸浅慢、手足抽搐等低钾、低钠血症及低氯性碱中毒等电解质紊乱表现。准确记录 24 小时尿量，监测血钾变化和心律。

3.血管扩张剂

常用硝普钠和硝酸甘油静脉滴注或微量泵泵入。硝普钠现配现用，避光输注，控制速度，严密监测血压变化，根据血压调整剂量。

4.洋地黄制剂

常用毛花苷 C 0.2～0.4 mg 稀释后缓慢静脉推注，观察心率和节律变化，心率或脉搏＜60 次/分时停止用药。当出现食欲减退、恶心、心悸、头痛、黄绿视、视物模糊，心律从规则变为不规则，或从不规则变为规则时可能是中毒反应，应立即停药并告知医师。

九、健康指导

(1)告知患者避免劳累、情绪激动等诱因。

(2)告知患者限制钠盐及液体摄入。

(3)告知患者疾病相关知识，如出现频繁咳嗽、气喘、咳粉红色泡沫痰时，立即取端坐位并及时就诊。

（李　燕）

第七节　急性呼吸窘迫综合征

急性呼吸窘迫综合征(acute respiratory distress syndrome，ARDS)是指严重感染、创伤、休克等非心源性疾病过程中，肺毛细血管内皮细胞和肺泡上皮细胞损伤造成弥漫性肺间质及肺泡水肿，导致的急性低氧性呼吸功能不全或衰竭，属于急性肺损伤(acute lung injury，ALI)的严重阶段。以肺容积减少、肺顺应性降低、严重的通气/血流比例失调为病理生理特征。临床上表现为进行性低氧血症和呼吸窘迫，肺部影像学表现为非均一性的渗出性病变。本病起病急、进展快、病死率高。

ALI 和 ARDS 是同一疾病过程中的两个不同阶段，ALI 代表早期和病情相对较轻的阶段，而 ARDS 代表后期病情较为严重的阶段。发生 ARDS 时患者必然经历过 ALI，但并非所有的 ALI 都要发展为 ARDS。引起 ALI 和 ARDS 的原因和危险因素很多，根据肺部直接和间接损伤对危险因素进行分类，可分为肺内因素和肺外因素。①肺内因素是指致病因素对肺的直接损伤，包括：化学性因素，如吸入毒气、烟尘、胃内容物及氧中毒等；物理性因素，如肺挫伤、放射性损伤等；生物性因素，如重症肺炎。②肺外因素是指致病因素通过神经体液因素间接引起肺损伤，包括严重休克、感染中毒症、严重非胸部创伤、大面积烧伤、大量输血、急性胰腺炎、药物或麻醉品中毒等。ALI 和 ARDS 的发生机制非常复杂，目前尚不完全清楚。多数学者认为，ALI 和 ARDS 是由多种炎性细胞、细胞因子和炎性介质共同参与引起的广泛肺毛细血管急性炎症性损伤过程。

一、临床特点

ARDS的临床表现可以有很大差别，取决于潜在疾病和受累器官的数目和类型。

（一）症状体征

（1）发病迅速：ARDS多发病迅速，通常在发病因素攻击（如严重创伤、休克、败血症、误吸）后12～48小时发病，偶尔有长达5天者。

（2）呼吸窘迫：是ARDS最常见的症状，主要表现为气急和呼吸频率增快，呼吸频率大多在25～50次/分。其严重程度与基础呼吸频率和肺损伤的严重程度有关。

（3）咳嗽、咳痰、烦躁和神志变化：ARDS可有不同程度的咳嗽、咳痰，可咳出典型的血水样痰，可出现烦躁、神志恍惚。

（4）发绀：是未经治疗ARDS的常见体征。

（5）ARDS患者也常出现呼吸类型的改变，主要为呼吸浅快或潮气量的变化。病变越严重，这一改变越明显，甚至伴有吸气时鼻翼翕动及三凹征。在早期自主呼吸能力强时，常表现为深快呼吸，当呼吸肌疲劳后，则表现为浅快呼吸。

（6）早期可无异常体征，或仅有少许湿啰音；后期多有水泡音，也可出现管状呼吸音。

（二）影像学表现

1.胸部X线检查

早期病变以间质性为主，胸部X线片常无明显异常或仅见血管纹理增多，边缘模糊，双肺散在分布的小斑片状阴影。随着病情进展，上述的斑片状阴影进一步扩展，融合成大片状，或两肺均匀一致增加的毛玻璃样改变，伴有支气管充气征，心脏边缘不清或消失，称为“白肺”。

2.胸部CT检查

与胸部X线相比，胸部CT尤其是高分辨CT（HRCT）可更为清晰地显示出肺部病变分布、范围和形态，为早期诊断提供帮助。由于肺毛细血管膜通透性一致性增高，引起血管内液体渗出，两肺斑片状阴影呈现重力依赖性现象，还可出现变换体位后的重力依赖性变化。在CT上表现为病变分布不均匀：①非重力依赖区（仰卧时主要在前胸部）正常或接近正常。②前部和中间区域呈毛玻璃样阴影。③重力依赖区呈现实变影。这些提示肺实质的实变出现在受重力影响最明显的区域。无肺泡毛细血管膜损伤时，两肺斑片状阴影均匀分布，既不出现重力依赖现象，也无变换体位后的重力依赖性变化。这一特点有助于与感染性疾病鉴别。

（三）实验室检查

1.动脉血气分析

PaO_2＜8.0 kPa（60 mmHg），有进行性下降趋势，在早期 $PaCO_2$ 多不升高，甚至可因过度通气而低于正常；早期多为单纯呼吸性碱中毒；随病情进展可合并代谢性酸中毒，晚期可出现呼吸性酸中毒。氧合指数较动脉氧分压更能反映吸氧时呼吸功能的障碍，而且与肺内分流量有良好的相关性，计算简便。氧合指数参照范围为53.2～66.5 kPa（400～500 mmHg），在ALI时≤40.0 kPa（300 mmHg），ARDS时≤26.7 kPa（200 mmHg）。

2.血流动力学监测

通过漂浮导管，可同时测定并计算肺动脉压（PAP）、肺动脉楔压（PAWP）等，不仅对诊断、鉴别诊断有价值，而且对机械通气治疗也为重要的监测指标。肺动脉楔压一般＜1.6 kPa（12 mmHg），若＞2.4 kPa（18 mmHg），则支持左心衰竭的诊断。

3.肺功能检查

ARDS 发生后呼吸力学发生明显改变，包括肺顺应性降低和气道阻力增高，肺无效腔/潮气量是不断增加的，肺无效腔/潮气量增加是早期 ARDS 的一种特征。

二、诊断及鉴别诊断

(1)有 ALI 和(或)ARDS 的高危因素。

(2)急性起病、呼吸频数和(或)呼吸窘迫。

(3)低氧血症：ALI 时氧合指数≤40.0 kPa(300 mmHg)；ARDS 时氧合指数≤26.7 kPa(200 mmHg)。

(4)胸部 X 线检查显示两肺浸润阴影。

(5)肺动脉楔压≤2.4 kPa(18 mmHg)或临床上能除外心源性肺水肿。

符合以上 5 项条件者，可以诊断 ALI 或 ARDS。必须指出，ARDS 的诊断标准并不具有特异性，诊断时必须排除大片肺不张、自发性气胸、重症肺炎、急性肺栓塞和心源性肺水肿(表 4-1)。

表 4-1 ARDS 与心源性肺水肿的鉴别

类别	ARDS	心源性肺水肿
特点	高渗透性	高静水压
病史	创伤、感染等	心脏疾病
双肺浸润阴影	+	+
重力依赖性分布现象	+	+
发热	+	可能
白细胞计数增多	+	可能
胸腔积液	−	+
吸纯氧后分流	较高	可较高
肺动脉楔压	正常	高
肺泡液体蛋白	高	低

三、急诊处理

ARDS 是呼吸系统的一个急症，必须在严密监护下进行合理治疗。治疗目标是改善肺的氧合功能，纠正缺氧，维护脏器功能和防治并发症。治疗措施如下。

(一)氧疗

应采取一切有效措施尽快提高 PaO_2，纠正缺氧。可给高浓度吸氧，使 PaO_2≥8.0 kPa (60 mmHg)或 SaO_2≥90%。轻症患者可使用面罩给氧，但多数患者需采用机械通气。

(二)去除病因

病因治疗在 ARDS 的防治中占有重要地位，主要是针对涉及的基础疾病。感染是 ALI 和 ARDS 的常见病因也是首位高危因素，而 ALI 和 ARDS 又易并发感染。如果 ARDS 的基础疾病是脓毒症，除了清除感染灶外，还应选择敏感抗生素，同时收集痰液或血液标本分离培养病原菌和进行药敏试验，指导下一步抗生素的选择。一旦建立人工气道并进行机械通气，即应给予广谱抗生素，以预防呼吸道感染。

(三)机械通气

机械通气是最重要的支持手段。如果没有机械通气,许多 ARDS 患者会因呼吸衰竭在数小时至数天内死亡。机械通气的指征目前尚无统一标准,多数学者认为一旦诊断为 ARDS,就应进行机械通气。在 ALI 阶段可试用无创正压通气,使用无创机械通气治疗时应严密监测患者的生命体征及治疗反应。神志不清、休克、气道自洁能力障碍的 ALI 和 ARDS 患者不宜应用无创机械通气。如无创机械通气治疗无效或病情继续加重,应尽快建立人工气道,行有创机械通气。

为了防止肺泡萎陷,保持肺泡开放,改善氧合功能,避免机械通气所致的肺损伤,目前常采用肺保护性通气策略,主要措施如下。

1.呼气末正压

适当加用呼气末正压可使呼气末肺泡内压增大,肺泡保持开放状态,从而达到防止肺泡萎陷,减轻肺泡水肿,改善氧合功能和提高肺顺应性的目的。应用呼气末正压应首先保证有效循环血容量足够,以免因胸内正压增加而降低心输出量,从而减少实际的组织氧运输;呼气末正压先从低水平 0.3 kPa(3 cmH_2O)开始,逐渐增加,直到 PaO_2>8.0 kPa(60 mmHg)、SaO_2 >90%时的呼气末正压水平,一般呼气末正压水平为 0.5~1.8 kPa(5~18 cmH_2O)。

2.小潮气量通气和允许性高碳酸血症

ARDS 患者采用小潮气量(6~8 mL/kg)通气,使吸气平台压控制在 3.0~3.4 kPa(30~35 cmH_2O)以下,可有效防止因肺泡过度充气而引起的肺损伤。为保证小潮气量通气的进行,可允许一定程度的 CO_2 潴留[$PaCO_2$ 一般不宜高于 13.3 kPa(100 mmHg)]和呼吸性酸中毒(pH 7.25~7.30)。

(四)控制液体入量

在维持血压稳定的前提下,适当限制液体入量,配合利尿药,使出入量保持轻度负平衡(每天 500 mL 左右),使肺脏处于相对"干燥"状态,有利于肺水肿的消除。液体管理的目标是在最低[0.7~1.1 kPa(5~8 mmHg)]的肺动脉楔压下维持足够的心输出量及氧运输量。在早期可给予高渗晶体液,一般不推荐使用胶体液。存在低蛋白血症的 ARDS 患者,可通过补充清蛋白等胶体溶液和应用利尿药,有助于实现液体负平衡,并改善氧合。若限液后血压偏低,可使用多巴胺和多巴酚丁胺等血管活性药物。

(五)加强营养支持

营养支持的目的在于不但纠正现有的患者营养不良,还应预防患者营养不良的恶化。营养支持可经胃肠道或胃肠外途径实施。如有可能应尽早经胃肠补充部分营养,不但可以减少补液量,而且可获得经胃肠营养的有益效果。

(六)加强护理,防治并发症

有条件时应在重症监护室中动态监测患者的呼吸、心律、血压、尿量及动脉血气分析等,及时纠正酸碱失衡和电解质紊乱。注意预防呼吸机相关性肺炎的发生,尽量缩短病程和机械通气时间,加强物理治疗,包括体位、翻身、拍背、排痰和气道湿化等。积极防治应激性溃疡和多器官功能障碍综合征。

(七)其他治疗

糖皮质激素、肺泡表面活性物质替代治疗、吸入一氧化氮在 ALI 和 ARDS 的治疗中可能有一定价值,但疗效尚不肯定。不推荐常规应用糖皮质激素预防和治疗 ARDS。糖皮质激素既不能预防 ARDS 的发生,对早期 ARDS 也没有治疗作用。ARDS 发病>14 天应用糖皮质激素会明显增加病死率。感染性休克并发 ARDS 的患者，如合并肾上腺皮质功能不全，可考虑应用替代剂量的糖皮质激素。肺表面活性物质有助于改善氧合，但是还不能将其作为 ARDS 的常规治疗手段。

四、急救护理

在救治 ARDS 过程中，精心护理是抢救成功的重要环节。护士应做到及早发现病情，迅速协助医师采取有力的抢救措施。密切观察患者生命体征，做好各项记录，准确完成各种治疗，备齐抢救器械和药品，防止机械通气和气管切开的并发症。

(一)护理目标

(1)及早发现 ARDS 的迹象，及早有效地协助抢救。维持生命体征稳定，挽救患者生命。

(2)做好人工气道的管理，维持患者最佳气体交换，改善低氧血症，减少机械通气并发症。

(3)采取俯卧位通气护理，缓解肺部压迫，改善心脏的灌注。

(4)积极预防感染等各种并发症，提高救治成功率。

(5)加强基础护理，增加患者舒适感。

(6)减轻患者心理不适，使其合作、平静。

(二)护理措施

1.及早发现病情变化

ARDS 通常在疾病或严重损伤的最初 24～48 小时发生。首先出现呼吸困难，通常呼吸浅快。吸气时可出现肋间隙和胸骨上窝凹陷。皮肤可出现发绀和斑纹，吸氧不能使之改善。

护士发现上述情况要高度警惕，及时报告医师，进行动脉血气和胸部 X 线等相关检查。一旦诊断考虑 ARDS，立即积极治疗。若没有机械通气的相应措施，应尽早转至有条件的医院。患者转运过程中应有专职医师和护士陪同，并准备必要的抢救设备，氧气必不可少。若有指征行机械通气治疗，可以先行气管插管后转运。

2.密切监护

迅速连接监测仪，密切监护心率、心律、血压等生命体征，尤其是呼吸的频率、节律、深度及血氧饱和度等。观察患者意识、发绀情况、末梢温度等。注意有无呕血、黑便等消化道出血的表现。

3.氧疗和机械通气的护理

ARDS 最紧迫的问题在于纠正顽固性低氧，改善呼吸困难，为治疗基础疾病赢得时间。需要对患者实施氧疗甚至机械通气。

(1)严密监测患者呼吸情况及缺氧症状。若单纯面罩吸氧不能维持满意的血氧饱和度，应给予辅助通气。首先可尝试采用经面罩持续气道正压吸氧等无创通气，但大多需要机械通气吸入氧气。遵医嘱给予高浓度氧气吸入或使用 PEEP 并根据动脉血气分析值的变化调节氧浓度。

(2)使用 PEEP 时应严密观察，防止患者出现气压伤。PEEP 是在呼气终末时给予气道以一恒定正压使之不能回复到大气压的水平。可以增加肺泡内压和功能残气量改善氧合，防止呼气使肺泡萎陷，增加气体分布和交换，减少肺内分流，从而提高 PaO_2。PEEP 使胸腔内压升高，静脉回流受阻，致心搏减少，血压下降，严重时可引起循环衰竭，另外正压过高，肺泡过度膨胀、破裂有导致气胸的危险。所以在监护过程中，注意 PEEP 观察有无心率增快、突然胸痛、呼吸困难加重等相关症状，发现异常立即调节 PEEP 压力并报告医师处理。

(3)帮助患者采取有利于呼吸的体位，如端坐位或高枕卧位。

(4)人工气道的管理有以下几方面。①妥善固定气管插管,观察气道是否通畅,定时对比听诊双肺呼吸音。经口插管者要固定好牙垫,防止阻塞气道。每班检查并记录导管刻度,观察有无脱出或误入一侧主支气管。套管固定松紧适宜,以能放入一指为准。②气囊充气适量:充气过少易产生漏气,充气过多可压迫气管黏膜导致气管食管瘘,可以采用最小漏气技术,用来减少并发症发生。用 10 mL 注射器将气体缓慢注入,直至在喉及气管部位听不到漏气声,向外抽出气体每次 0.25～0.50 mL,至吸气压力到达峰值时出现少量漏气为止,再注入 0.25～0.50 mL 气体,此时气囊容积为最小封闭容积,气囊压力为最小封闭压力,记录注气量。观察呼吸机上气道峰压是否下降及患者能否发音说话,长期机械通气患者要观察气囊有无破损、漏气现象。③保持气道通畅:严格无菌操作,按需适时吸痰。过多反复抽吸会刺激黏膜,使分泌物增加。先吸气道再吸口、鼻腔,吸痰前给予充分气道湿化、翻身叩背、吸纯氧 3 分钟,吸痰管最大外径不超过气管导管内径的 1/2,迅速插吸痰管至气管插管,感到阻力后撤回吸痰管 1～2 cm,打开负压边后退边旋转吸痰管,吸痰时间不应超过 15 秒。吸痰后密切观察痰液的颜色、性状、量及患者心率、心律、血压和血氧饱和度的变化,一旦出现心律失常和呼吸窘迫,立即停止吸痰,给予吸氧。④用加温湿化器对吸入气体进行湿化,根据病情需要加入盐酸氨溴索、异丙托溴铵等,每天3 次雾化吸入。湿化满意标准为痰液稀薄、无泡沫、不附壁并能顺利吸出。⑤呼吸机使用过程中注意电源插头要牢固,不要与其他仪器共用一个插座;机器外部要保持清洁,上端不可放置液体;开机使用期间定时倒掉管道及集水瓶内的积水,集水瓶安装要牢固;定时检查管道是否漏气、有无打折、压缩机工作是否正常。

4.维持有效循环,维持出入液量轻度负平衡

循环支持治疗的目的是恢复和提供充分的全身灌注,保证组织的灌流和氧供,促进受损组织的恢复。在能保持酸碱平衡和肾功能的前提下达到最低水平的血管内容量。①护士应迅速帮助完成该治疗目标。选择大血管,建立 2 个以上的静脉通道,正确补液,改善循环血容量不足。②严格记录出入量、每小时尿量。出入量管理的目标是在保证血容量、血压稳定前提下,24 小时出量大于入量 500 mL,利于肺内水肿液的消退。充分补充血容量后,护士遵医嘱给予利尿剂,消除肺水肿。观察患者对治疗的反应。

5.俯卧位通气护理

由仰卧位改变为俯卧位,可使 75% ARDS 患者的氧合改善。可能与血流重新分布,改善背侧肺泡的通气,使部分萎陷肺泡再膨胀达到“开放肺”的效果有关。随着通气/血流的变化进而改善氧合。血流动力学不稳定、颅内压增高、脊柱外伤、急性出血、骨科手术、近期腹部手术者为禁忌俯卧位通气。①患者发病 24 小时后取俯卧位,翻身前给予纯氧吸入 3 分钟。预留足够的管路长度,注意防止气管插管过度牵拉致脱出。②为减少特殊体位给患者带来的不适,用软枕垫高头部 15°～30°,嘱患者双手放在枕上,并在髋、膝、踝部放软枕,每 1～2 小时更换 1 次软枕的位置,每 4 小时更换 1 次体位,同时考虑患者的耐受程度。③注意血压变化,因俯卧位时支撑物放置不当,可使腹压增加,下腔静脉回流受阻而引起低血压,必要时在翻身前提高吸氧浓度。④注意安全,防坠床。

6.预防感染的护理

(1)注意严格无菌操作,每天更换气管插管切口敷料,保持局部清洁干燥,预防或消除继发感染。

(2)加强口腔及皮肤护理,以防护理不当而加重呼吸道感染及发生压疮。

(3)密切观察体温变化,注意呼吸道分泌物的情况。

7.心理护理

减轻恐惧,增加心理舒适度:①评估患者的焦虑程度,指导患者学会自我调整心理状态,调控不良情绪。主动向患者介绍环境,解释治疗原则,解释机械通气、监测及呼吸机的报警系统,尽量消除患者的紧张感。②耐心向患者解释病情,对患者提出的问题要给予明确、有效和积极的信息,消除心理紧张和顾虑。③护理患者时保持冷静和耐心,表现出自信和镇静。④如果患者由于呼吸困难或人工通气不能讲话,可提供纸笔或以手势与患者交流。⑤加强巡视,了解患者的需要,帮助患者解决问题。⑥帮助并指导患者及家属应用松弛疗法、按摩等。

8.营养护理

ARDS患者处于高代谢状态,应及时补充高蛋白、高脂肪营养物质。能量的摄取既应满足代谢的需要,又应避免糖类摄取过多,蛋白摄取量一般为每天1.2～1.5 g/kg。

尽早采用肠内营养,协助患者取半卧位,充盈气囊,证实胃管在胃内后,用加温器和输液泵匀速泵入营养液。若有肠鸣音消失或胃潴留,暂停鼻饲,给予胃肠减压。一般留置5～7天拔除,更换到对侧鼻孔,以减少鼻窦炎的发生。

(三)健康指导

在疾病的不同阶段,根据患者的文化程度做好有关知识的宣传和教育,让患者了解病情的变化过程。

(1)提供舒适安静的环境以利于患者休息,指导患者正确卧位休息,讲解由仰卧位改为俯卧位的意义,尽可能减少特殊体位给患者带来的不适。

(2)向患者解释咳嗽、咳痰的重要性,指导患者掌握有效咳痰的方法,鼓励并协助患者咳嗽,排痰。

(3)指导患者自己观察病情变化,如有不适及时通知医护人员。

(4)嘱患者严格按医嘱用药,按时服药,不要随意增减药物剂量及种类。服药过程中,需密切观察患者用药后的反应,以调整用药剂量。

(5)出院指导:指导患者出院后仍以休息为主,活动量要循序渐进,注意劳逸结合。此外,患者病后生活方式的改变需要家人的积极配合和支持,应指导患者家属给患者创造一个良好的身心休养环境。出院后1个月内来院复查1～2次,出现情况随时来院复查。

(李 燕)

第五章　消化内科护理

第一节　消化性溃疡

消化性溃疡是一种常见的胃肠道疾病，简称溃疡病，通常指发生在胃或十二指肠球部的溃疡，并分别称为胃溃疡或十二指肠溃疡。事实上，本病可以发生在与酸性胃液相接触的其他胃肠道部位，包括食管下端、胃肠吻合术后的吻合口及其附近的肠袢，以及含有异位胃黏膜的Meckel 憩室。

消化性溃疡是一组常见病、多发病，人群中患病率高达 5%～10%，严重危害人们的健康。本病可见于任何年龄，以 20～50 岁为多，占 80%，10 岁以下或 60 岁以上者较少。胃溃疡(GU)常见于中年和老年人，男性多于女性，二者之比约为 3∶1。十二指肠溃疡(DU)多于胃溃疡，患病率是胃溃疡的 5 倍。

一、病因和发病机制

消化性溃疡的病因和发病机制尚不十分明确，学说甚多，归纳起来有 3 个方面：损害因素的作用，即化学性、药物性等因素的直接破坏作用；保护因素的减弱；易感及诱发因素(遗传、性激素、工作负荷等)。目前认为胃溃疡多以保护因素减弱为主，而十二指肠球部溃疡则以损害因素的作用为主。

(一)损害因素作用

1.胃酸及胃蛋白酶分泌异常

31%～46%的 DU 患者胃酸分泌率高于正常高限(正常男 11.6～60.6 mmol/h，女 8.0～40.1 mmol/h)。因胃蛋白酶原随胃酸分泌，故患者中胃蛋白酶原分泌增加的百分比大致与胃酸分泌增加的百分比相同。

多数 GU 患者酸分泌率正常或低于正常，仅少数患者(如卓-艾综合征)酸分泌率高于正常。虽然如此，并不能排除胃酸及胃蛋白酶是某些 GU 的病因。通常认为在胃酸分泌高的溃疡患者中，胃酸和胃蛋白酶是导致发病的重要因素。

基础胃酸分泌增加可由下列因素所致：①促胃液素分泌增加(卓-艾综合征等)。②乙酰胆碱刺激增加(迷走神经功能亢进)。③组胺刺激增加(系统性肥大细胞病或嗜碱性粒细胞白血病)。

2.药物性因素

阿司匹林、糖皮质激素、非甾体抗炎药等可直接破坏胃黏膜屏障，被认为与消化性溃疡的发病有关。

3.胆汁及胰液反流

胆酸、溶血卵磷脂及胰酶是引起一些消化性溃疡的致病因素，尤其见于某些GU。这些GU患者幽门括约肌功能不全，胆汁和(或)胰酶反流入胃造成胃炎，继发GU。

胆汁及胰液损伤胃黏膜的机制可能是改变覆盖上皮细胞表面的黏液，损伤胃黏膜屏障，使黏膜更易受胃酸和胃蛋白酶的损害。

(二)保护因素减弱

1.黏膜防护异常

胃黏膜屏障由黏膜上皮细胞顶端的一层脂蛋白膜所组成，使黏膜免受胃内容物损伤或在损伤后迅速地修复。黏液的分泌减少或结构异常均能使凝胶层黏液抵抗力减弱。胃黏膜血流减少导致细胞损伤与溃疡。胃黏膜缺血是严重内、外科疾病患者发生急性胃黏膜损伤的直接原因。胃小弯处易发溃疡可能与其侧支血管较少有关。黏膜碳酸氢盐和前列腺素分泌减少也可使黏膜防御功能降低。

2.胃肠道激素

胃肠道黏膜与胰腺的内分泌细胞分泌多种肽类和胺类胃肠道激素(胰泌素、缩胆囊素、血管活性肠肽、高血糖素、肠抑胃肽、生长抑素、前列腺素等)。它们具有一定的生理作用，主要参与食物消化过程，调节胃酸、胃蛋白酶分泌，并能营养和保护胃肠黏膜，一旦这些激素分泌和调节失衡，易产生溃疡。

(三)易感及诱发因素

1.遗传倾向

消化性溃疡有相当高的家族发病率。曾有报道20%～50%的患者有家族史，而一般人群的发病率仅为5%～10%。许多临床调查研究表明，DU患者的血型以“O”型多见，消化性溃疡伴并发症者也以“O”型多见，这与50%DU患者和40%GU患者不分泌ABH血型物质有关。DU与GU的遗传易感基因不同。提示GU与DU是两种不同的疾病。GU患者的子女患GU风险为一般人群的3倍，而DU患者的子女患DU的风险并不比一般人群高。曾有报道62%的儿童DU患者有家族史。消化性溃疡的遗传因素还直接表现为某些少见的遗传综合征。

2.性腺激素因素

国内报道消化性溃疡的男女性别比为(3.9～8.5)∶1，这种差异被认为与性激素作用有关。女性激素对消化道黏膜具有保护作用。生育期妇女罹患消化性溃疡明显少于绝经期后妇女，妊娠期妇女的发病率也明显低于非妊娠期。现认为女性性腺激素，特别是黄体酮，能阻止溃疡病的发生。

3.心理-社会因素

研究认为，消化性溃疡属于心理生理疾病的范畴，特别是DU与心理-社会因素的关系尤为密切。与溃疡病的发生有关的心理-社会因素主要有以下几方面。

(1)长期的精神紧张：不良的工作环境和劳动条件，长期的脑力活动造成的精神疲劳，加之睡眠不足，缺乏应有的休息和调节，导致精神过度紧张。

(2)强烈的精神刺激：重大的生活事件，生活环境的突然改变，社会环境的变迁，如丧偶、离婚、自然灾害、战争动乱等造成的心理应激。

(3)不良的情绪反应:指由于不协调的人际关系,工作生活中的挫折,无所依靠而产生的心理上的"失落感"和愤怒、抑郁、忧虑、沮丧等不良情绪。消化系统是情绪反应的敏感器官系统,所以这些心理-社会因素就会在其他一些内外致病因素的综合作用下,促使溃疡病的发生。

4.个性和行为方式

个性特点和行为方式与本病的发生也有一定关系,它既可作为本病的发病基础,又可改变疾病的过程,影响疾病的转归。溃疡病患者的个性和行为方式有以下几个特点。

(1)竞争性强,雄心勃勃。有的人在事业上虽取得了一定成就,但其精神生活往往过于紧张,即使在休息时,也不能取得良好的精神松弛。

(2)独立和依赖之间的矛盾,生活中希望独立,但行动上又不愿吃苦,因循守旧、被动、顺从、缺乏创造性、依赖性强,因而引起心理冲突。

(3)情绪不稳定,遇到刺激,内心情感反应强烈,易产生挫折感。

(4)惯于自我克制。情绪虽易波动,但往往喜怒不形于色,即使在愤怒时,也常常是"怒而不发",情绪反应被阻抑,导致更为强烈的自主神经系统功能紊乱。

(5)其他,性格内向、孤僻、过分关注自己、不好交往、自负、焦虑、易抑郁、事无巨细等。

5.吸烟

吸烟与溃疡发病是否有关,尚不明确。但流行病学研究发现溃疡患者中吸烟比例较对照组高;吸烟量与溃疡病流行率呈正相关;吸烟者死于溃疡病者比不吸烟者多;吸烟者的 DU 较不吸烟者难愈合;吸烟者的 DU 复发率比不吸烟者高。吸烟与 GU 的发病关系则尚不清楚。

6.乙醇及咖啡饮料

两者都能刺激胃酸分泌,但缺乏引起胃十二指肠溃疡的确定依据。

二、症状和体征

(一)疼痛

溃疡疼痛的确切机制尚不明确。有学者曾提出胃酸刺激是溃疡疼痛的直接原因。因溃疡疼痛发生于进餐后一段时期,此时胃内胃酸浓度达到最高水平。然而,以酸灌注溃疡病患者却不能诱发疼痛;"酸理论"也不能解释十二指肠溃疡疼痛。由于溃疡痛与胃内压力的升高同步,故胃壁肌紧张度增高与十二指肠球部痉挛均被认为是溃疡痛的原因。溃疡周围水肿与炎症区域的肌痉挛,或溃疡基底部与胃酸接触可引起持续烧灼样痛。给溃疡病患者服用安慰剂,发现其具有与抗酸剂同样的缓解疼痛疗效,进食在有些患者反而会加重疼痛,因此溃疡疼痛的另一种机制可能与胃、十二指肠运动功能异常有关。

1.疼痛的性质与强度

溃疡痛常为绞痛、针刺样痛、烧灼样痛和钻痛,也可仅为烧灼样感或类似饥饿性胃收缩感以至难与饥饿感相区别。疼痛的程度因人而异,多数呈钝痛,可忍受,无须立即停止工作。老年人感觉迟钝,疼痛往往较轻。少数则剧痛,需使用止痛剂才可缓解。约 10%的患者在病程中不觉疼痛,直至出现并发症时才被诊断,故被称为无痛性溃疡。

2.疼痛的部位和放射

无并发症的 GU 的疼痛部位常在剑突下或上腹中线偏左;DU 多在剑突下偏右,范围较局限。疼痛常不放射。一旦发生穿透性溃疡或溃疡穿孔,则疼痛向背部、腹部其他部位,甚至肩部放射。有报道在一些吸烟的溃疡病患者，疼痛可向左下胸放射，类似心绞痛，称为胃心综合征。患者戒烟和溃疡治愈后，左下胸痛即消失。

3.疼痛的节律性

消化性溃疡病中最特别的表现是疼痛的出现与消失呈节律性，这与胃的充盈和排空有关。疼痛常与进食有明显关系。GU 疼痛多在餐后 0.5～2 小时出现，至下餐前消失，即有“进食→疼痛→舒适”的规律。DU 疼痛多在餐后 3～4 小时出现，进食后可缓解，即有“进食→舒适→疼痛”的规律。疼痛还可出现在晚间睡前或半夜痛醒，称为夜间痛。

4.疼痛的周期性

消化性溃疡的疼痛发作可延续数天或数周后自行缓解，称为溃疡痛小周期。每逢深秋至冬春季节交替时疼痛发作，构成溃疡痛的大周期。溃疡病病程的周期性原因不明，可能与机体全身反应，特别是神经系统兴奋性的改变有关，也与气候变化和饮食失调有关。一般饮食不当，情绪波动，气候突变等可加重疼痛；进食、饮牛奶、休息、局部热敷、服制酸药物可缓解疼痛。

（二）胃肠道症状

1.恶心与呕吐

溃疡病的呕吐为胃性呕吐，属反射性呕吐。呕吐前常有恶心且与进食有关。但恶心与呕吐并非单纯是胃十二指肠溃疡的症状。消化性溃疡患者发生呕吐很可能伴有胃潴留或与幽门附近溃疡刺激有关。刺激性呕吐于进食后迅速发生，患者在呕吐大量胃内容物后感觉轻松。幽门梗阻或胃潴留所致呕吐很可能发生于清晨，呕吐物中含有隔夜的食物，并带有酸馊气味。

2.嗳气与胃灼热

（1）嗳气可见于溃疡病患者，此症状无特殊意义。多见于年轻的 DU 患者，可伴有幽门痉挛。

（2）胃灼热是位于心窝部或剑突后的发热感，见于 60%～80%溃疡病患者，患者多有高酸分泌。可在消化性溃疡发病之前多年发生。胃灼热与溃疡痛相似，有在饥饿时与夜间发生的特点，且同样具有节律性与周期性。胃灼热的发病机制仍有争论，目前多认为是由于反流的酸性胃内容物刺激下段食管的黏膜引起。

3.其他消化系统症状

消化性溃疡患者食欲一般无明显改变，少数有食欲亢进。疼痛常与进食有关，往往不敢多食。有些患者因长期疼痛或并发慢性胃十二指肠炎，胃分泌与运动功能减退，导致食欲减退，这较多见于慢性 GU。有些 DU 患者有周期性唾液分泌增多，可能与迷走神经功能亢进有关。

痉挛性便秘是消化性溃疡常见症状之一，但其原因与溃疡病无关，而与迷走神经功能亢进，严重偏食使纤维食物摄取过少及药物（铝盐、铋盐、钙盐、抗胆碱能药）的不良反应有关。

（三）全身性症状

除胃肠道症状外，患者可有自主神经功能紊乱的症状，如缓脉、多汗等。久病更易出现焦虑、抑郁和失眠等精神症状。疼痛剧烈影响进食者可有消瘦及贫血。

三、并发症

约 1/3 的消化性溃疡患者病程中出现出血、穿孔或梗阻等并发症。

（一）出血

出血是消化性溃疡最常见的并发症，见于 15%～20%的 DU 和 10%～15%GU 患者。它标志着溃疡病变处于高度活动期。发生出血的危险率与病期长短无关，1/4～1/3 患者发生出血时无溃疡病史。出血多见于寒冷季节。

出血是溃疡腐蚀血管所致。急性出血最常见的现象为黑便和呕血。仅 50～75 mL 的少量出血即可表现为黑便。GU 者大量出血时有呕血伴黑便。DU 则多为黑便，量多时反流入胃也可表现为呕血。如大量血流快速通过胃肠道，粪色则为暗红或酱色。大量出血导致急性循环血量下降，出现体位性心动过速、血压脉压减小和直立性低血压，严重者发生休克。

(二)穿孔

溃疡严重，穿破浆膜层可致：十二指肠内容物经过溃疡穿孔进入腹膜腔即游离穿孔；溃疡侵蚀穿透胃、十二指肠壁，但被胰、肝、脾等实质器官所封闭而不形成游离穿孔；溃疡扩展至空腔脏器如胆总管、胰管、胆囊或肠腔形成瘘管。

6%～11%的 DU 和 2%～5%的 GU 患者发生游离穿孔，甚至以游离穿孔为起病方式。老年男性及服用非甾体抗炎药者较易发生游离穿孔。十二指肠前壁溃疡容易穿孔，偶有十二指肠后壁溃疡穿孔至小网膜囊引起背痛而非弥漫性腹膜炎症。GU 穿孔多位于小弯处。

游离穿孔的特点为突然出现、发展很快，有持续的剧烈疼痛。痛始于上腹部，很快发展为全腹痛，活动可加剧，患者多取仰卧不动的体位。腹部触诊压痛明显，腹肌广泛板样强直。由于体液向腹膜腔内渗出，常有血压降低、心率加快、血液浓缩及白细胞增高，而少有发热。16%患者血清淀粉酶轻度升高。75%患者的直立位胸腹部 X 线可见游离气体。经鼻胃管注入 400～500 mL空气或碘造影剂后摄片，更易发现穿孔。

有时，游离穿孔的临床表现可不典型：如穿孔很快闭合，腹腔细菌污染很轻，临床症状可很快自动改善；老年或有神经精神障碍者，腹痛及腹部体征不明显，仅表现为原因不明的休克；体液缓慢渗漏入腹膜腔而集积于右结肠旁沟，临床表现似急性阑尾炎。

溃疡穿孔至胰腺者通常有难治性溃疡疼痛。十二指肠后壁穿透者血清淀粉酶及脂酶水平可升高。偶尔，穿孔可形成瘘管，如十二指肠穿孔至胆总管瘘管，胃溃疡穿通至结肠或十二指肠瘘管。

穿孔死亡率为 5%～15%，而靠近贲门的高位胃溃疡的死亡率更高。

(三)幽门梗阻

约 5%DU 和幽门溃疡患者出现幽门梗阻。梗阻由水肿、平滑肌痉挛、纤维化或诸种因素合并所致，梗阻多为溃疡病后期表现。消化性溃疡并发梗阻的死亡率为 7%～26%。

梗阻使胃排空延缓，患者常出现恶心、呕吐、上腹部饱满、胀气、食欲减退、早饱、畏食和体重明显下降。上腹痛经呕吐后可暂时缓解。呕吐多在进食后 1 小时或更长时间后出现，吐出量大，为不含胆汁的未消化食物，此种症状可持续数周至数月。体格检查可见血容量不足征象(低血压、心动过速、皮肤黏膜干燥)，上腹部蠕动波及胃部振水音。

实验室检查常有血液浓缩、肾前性氮质血症等血容量不足征象及呕吐引起的低钾、低氯代谢性碱中毒。若体重丧失明显，可出现低蛋白血症。

(四)癌变

少数 GU 发生癌变，发生率不详。凡 45 岁以上患者，内科积极治疗无效者，以及营养状态差、贫血、粪便隐血试验持续阳性者均应做钡餐、纤维胃镜检查及活组织病理检查，以尽早发现癌变。

四、检查

(一)血清促胃液素含量

放射免疫分析法检测促胃液素可检出卓-艾综合征及其他高胃酸分泌性消化性溃疡。未服过大剂量的抗酸剂、H_2 受体拮抗剂或质子泵抑制剂等药者，如空腹血清促胃液素水平＞200 pg/mL，应测定胃酸分泌量，以明确是否由于恶性贫血、萎缩性胃炎、胃癌或迷走神经切除等因素促胃液素反馈性增高。血清促胃液素含量及基础酸排量均增加仅见于少数疾病。测定静脉注射胰泌素后的血清促胃液素浓度，有助于确诊诊断不明的卓-艾综合征。

(二)胃酸分泌试验方法

胃酸分泌试验方法是在透视下将胃管置入胃内，管端位于胃窦，以吸引器吸取胃液，测定每次吸取的胃液量及酸浓度。健康人胃酸分泌量见表 5-1。GU 的酸排量与正常人相似，而 DU 则空腹和夜间均维持较高水平。胃酸分泌幅度在正常人和消化性溃疡患者之间重叠，GU 与 DU 之间也有重叠，故胃酸分泌检查对溃疡病的定性诊断意义不大。对缺乏胃酸的溃疡病，应疑有癌变；胃酸很高，基础酸排量和最高酸排量明显增高，则提示促胃液素瘤可能。

表 5-1 健康男女性正常胃酸分泌的高限及低限值

类别	基础(mmol/h)	最高(mmol/h)	最大(mmol/h)	基础/最大(mmol/h)
男性(N=172)高限值	10.5	60.6	47.7	0.31
男性(N=172)低限值	0	11.6	9.3	0
女性(N=76)高限值	5.6	40.1	31.2	0.29
女性(N=76)低限值	0	8.0	5.6	0

(三)X 线钡餐检查

X 线钡餐检查是确定诊断的有效方法，尤其对临床表现不典型者。消化性溃疡在 X 线征象上出现形态和功能的改变，即直接征象与间接征象。由钡剂充填溃疡形成龛影为直接征象，是最可靠的诊断依据。溃疡病周围组织的炎性病变与局部痉挛产生钡餐检查时的局部压痛或激惹现象及溃疡愈合形成瘢痕收缩使局部变形均属于间接征象。

(四)纤维胃镜检查

胃镜检查对消化性溃疡的诊断和鉴别诊断有很大价值。该检查可以发现 X 线所难以发现的浅小溃疡，确切地判断溃疡的部位、数目、大小、深浅、形态及病期(活动期、愈合期、瘢痕期)，对随访溃疡的过程和判定治疗的效果有价值。胃镜检查还可在直视下做胃黏膜活组织检查等，故对溃疡良性、恶性的鉴别价值较大。

(五)粪便隐血试验

溃疡活动期，溃疡面有微量出血，粪隐血试验大都阳性，治疗 1 周后多转为阴性。如持续阳性，则疑有癌变。

(六)幽门螺杆菌(Hp)感染检查

近年来 Hp 在消化性溃疡发病中的重要作用备受重视。我国人群中 Hp 感染率为 40%～60%。Hp 在 GU 和 DU 中的检出率更是分别高达 70%～80%和 90%～100%。诊断 Hp 方法有多种：①直接从活检胃黏膜中细菌培养、组织涂片或切片染色查 Hp。②用尿素酶试验、^{14}C尿素呼吸试验、胃液尿素氮检测等方法测定胃内尿素酶活性。③血清学查抗 Hp 抗体。④聚合酶链式反应技术查 Hp。

五、护理

(一)护理观察

1.腹痛

观察腹痛的部位、性质、强度，有无放射痛，与进食、服药的关系，腹痛有无周期性。

2.呕吐

观察呕吐物性质、气味、量、颜色、呕吐次数及与进食关系，注意有无因呕吐而致脱水和低钾、低钠血症及低氯性碱中毒。

3.呕血和黑便

观察呕血与便血的量、次数、性质。注意出血前有无恶心、呕吐、上腹不适、血中是否混有食物，以便与咯血相区别。半数以上溃疡出血者有 38.5 ℃以下的低热，持续时间与出血时间一致，可作为出血活动的一个标志，故应每天多次测体温。

4.穿孔

由于老年人常有其他慢性病，穿孔时腹痛、腹肌紧张不明显，可无显著压痛和反跳痛，常易误诊，死亡率高，应予密切观察生命体征和腹部情况。

5.幽门梗阻观察以下情况可了解胃潴留程度

餐后 4 小时胃液量(正常＜300 mL)，禁食 12 小时后胃液量(正常＜200 mL)，空腹胃注入 750 mL 生理盐水 30 分钟后胃液量(正常＜400 mL)。

6.其他

注意观察有无影响溃疡愈合的焦虑和忧郁、饮食不节、熬夜、过度劳累、服药不正规，服用阿司匹林和肾上腺皮质激素、吸烟等。

(二)常规护理

1.休息

消化性溃疡属于典型的心身疾病，心理-社会因素对发病起着重要作用。因此，规律的生活和劳逸结合的工作安排，无论在本病的发作期或缓解期都十分重要。休息是消化性溃疡基本和重要的护理。休息包括精神休息和躯体休息。病情轻者可边工作边治疗，较重者应卧床数天至 2 周，继之休息 1～2 月。平卧休息时胆汁反流明显减少，对胃溃疡患者有利。另外，应保证充足的睡眠，服用适量镇静剂。

2.戒烟、酒及其他嗜好

吸烟者，消化性溃疡的发病率较不吸烟者多。吸烟可使溃疡恶化或延迟溃疡愈合。吸烟会削弱十二指肠液中和胃酸的能力，还能引起十二指肠液反流入胃。患者戒烟后溃疡症状明显改善。有研究认为，就 DU 患者而言，戒烟比服西咪替丁更重要。

乙醇能损坏胃黏膜屏障引起胃炎而加重症状，延迟愈合。此外，还能减弱胰泌素对胰外分泌腺分泌水和碳酸氢根的作用，降低胰液中和胃酸的能力。临床观察也显示消化性溃疡患者停止饮酒后症状减轻，故应劝患者戒酒。

咖啡等物质能刺激胃酸与胃蛋白酶分泌，还可使胃黏膜充血，加剧溃疡病症状。故应不饮或少饮咖啡、可乐、茶、啤酒等。

（三）饮食护理原则

饮食护理是消化性溃疡病治疗的重要组成部分。饮食护理的目的是减轻机械性和化学性刺激、缓解和减轻疼痛。合理营养有利于改善营养状况、纠正贫血，促进溃疡愈合，避免发生并发症。

1.宜少量多餐，定时、定量进餐

每天5～7餐，每餐量不宜过饱，约为正常量的2/3。因少量多餐可中和胃酸，减少胃酸对溃疡面的刺激，又可供给足够营养。少量多餐在急性消化性溃疡时更为适宜。

2.宜选食营养价值高、质软而易于消化的食物

如牛奶、鸡蛋、豆浆、鱼、嫩的瘦猪肉等食物，经加工烹调后变得细软易消化，对胃肠无刺激。同时注意补充足够的热量及蛋白质和维生素。

3.蛋白质、脂肪、碳水化合物的供给要求

蛋白质按每天每千克体重1～1.5 g供给；脂肪按每天70～90 g供给，选择易消化吸收的乳融状脂肪（如奶油、牛奶、蛋黄、黄油、奶酪等），也可用适量的植物油，碳水化合物按每天300～350 g供给。选择易消化的糖类如粥、面条、馄饨等，但蔗糖不宜供给过多，否则可使胃酸增加，且易胀气。

4.避免化学性和机械性刺激的食物

化学性刺激的食物有咖啡、浓茶、可可、巧克力等，这些食物可刺激胃酸分泌增加；机械性刺激的食物有油炸猪排、花生米、粗粮、芹菜、韭菜、黄豆芽等，这些食物可刺激胃黏膜表面血管和溃疡面。总之，溃疡病患者不宜吃过咸、过甜、过酸、过鲜、过冷、过热及过硬的食物。

5.食物烹调必须切碎制烂

可选用蒸、煮、氽、烧、烩、焖等的烹调方法。不宜采用爆炒、滑溜、干炸、油炸、生拌、烟熏、腌腊等烹调方法。

6.必须预防便秘

溃疡病饮食中含粗纤维少，食物细软，易引起便秘，宜经常吃些润肠通便的食物如果子冻、果汁、菜汁等，可预防便秘。

溃疡病急性发作或出血刚停止后，进流质饮食，每天6～7餐。无消化道出血且疼痛较轻者宜进厚流质或少渣半流质饮食，每天6餐。病情稳定、自觉症状明显减轻或基本消失者，每天6餐进细软半流质饮食。基本愈合者每天3餐普食加2餐点心，不宜进食油煎、炸和粗纤维多的食物。

出现呕血、幽门梗阻严重或急性穿孔患者均应禁食。

（四）心理护理

在治疗护理过程中应注重教育，应把防病治病的基本知识介绍给患者，如让患者注意避免精神紧张和不良情绪的刺激，注意精神卫生，注意锻炼身体，培养良好的生活习惯，生活有规律，注意劳逸结合，节制烟酒，慎用对胃黏膜有损害的药物等，使患者了解本病的规律性，治疗原则和方法，从而坚定战胜疾病的信心，自觉配合治疗和护理。在心理护理过程中，护士应当了解患者在疾病的不同时期所出现的心理反应，如否认、焦虑、抑郁、孤独感、依赖心理等心理反应，护理上重点要给患者以心理支持，特别帮助他们克服紧张、焦虑、抑郁等常见的心理问题，帮助他们进行认知重建，即认识个人、认识社会，调整和处理好人与人、个人与社会之间的关系，重新找到自己新的起点，减少疾病造成的痛苦和不安。心理护理中，护士应当实施针对性、个性化的心理护理。

如对那些具有明显心理素质上弱点的患者，有易暴怒、抑郁、孤僻及多疑倾向者应及早通过心理指导加强其个性的培养，对那些有明显行为问题者，如酗酒、吸烟、多食、缺少运动及A型行为等，应用心理学技术指导其进行矫正；对那些工作和生活环境里存在明显应激源的患者，应及时帮助其进行适当的调整，减少不必要的心理刺激。

（五）药物治疗护理

1.制酸剂

胃酸、胃蛋白酶对消化性溃疡的发病有重要作用。制酸药能中和胃酸，从而缓解疼痛并降低胃蛋白酶的活性。常用的制酸药分可溶性和不溶性两种。可溶性抗酸药主要为碳酸氢钠，该药止痛效果快，但自肠道吸收迅速，大量及长期应用可引起钠潴留和代谢性碱中毒，且与胃酸相遇可产生CO_2，引起腹胀和继发胃酸增高，故不宜单独使用，而应减小剂量与其他抗酸药混合服用。不溶性抗酸药有氢氧化铝、碳酸铝、氧化铝、三硅酸镁等，作用缓慢而持久，肠道不吸收，可单独或联合用药。各种抗酸剂均有其特点，临床上常联合应用，以提高疗效，减少不良反应。抗酸药对缓解溃疡疼痛十分有效，是否能促进溃疡愈合，尚无肯定结论。

使用抗酸药应注意：①在饭后1～2小时服，可延长中和作用时间，而不可在餐前或就餐时服药。睡前加服1次，可中和夜间所分泌的大量酸。②片剂嚼碎后服用效果较好，因药物颗粒越小溶解越快，中和酸的作用越大，因此凝胶或溶液的效果最好，粉剂次之，片剂较差。③抗酸药除可引起便秘、腹泻外，尚可引起一些其他不良反应，特别是当患者有肾功能不全或心力衰竭时，如碳酸氢钠可造成钠潴留和碱中毒；碳酸钙剂量过大时，高血钙可刺激G细胞分泌大量促胃液素，引起胃酸分泌反跳而加重上腹痛；长期大量服用氢氧化铝后，因铝结合饮食中的磷，使肠道对磷的吸收减少，严重缺磷可引起食欲缺乏、软弱无力等，甚至导致软骨病或骨质疏松。

2.抗胆碱能药

这类药物可抑制迷走神经功能，因而具有减少胃酸分泌、解除平滑肌和血管痉挛、改善局部营养和延缓胃排空等作用，后者有利于延长抗酸药和食物对胃酸的中和，达到止痛目的。但其延缓胃排空引起胃窦部潴留，可促使胃酸分泌，所以认为不宜用于胃溃疡。抗胆碱能药服后2小时出现最大药理作用，故常于餐后6小时及睡前服用。抗胆碱能药物最大的缺点是不但能抑制胃酸分泌，也抑制乙酰胆碱在全身的生理作用，故有口干、视力模糊、心动过速、汗闭、便秘和尿潴留等不良反应，故溃疡出血、幽门梗阻、反流性食管炎、青光眼、前列腺肥大等患者均不宜使用。常用的药物有普鲁苯辛、阿托品、贝那替秦、山莨菪碱、阿托品等。

3.H_2受体拮抗剂

组胺通过两种受体而产生效应，其中与胃酸分泌有关的是H_2受体。阻滞H_2受体能抑制胃酸的分泌。代表药是西咪替丁，它对胃酸的分泌具有强大的抑制作用。口服后很快被小肠所吸收，在1～2小时血液浓度达高峰，可完全抑制由饮食或促胃液素所引起的胃酸分泌达6～7小时。该药常于进餐时与食物同服。年龄大，伴有肾功能和其他疾病者易发生不良反应。常见的不良反应有头痛、腹泻、嗜睡、疲劳、肌痛、便秘等。其他常用的药物还有雷尼替丁、法莫替丁等。西咪替丁会影响华法林、茶碱或苯妥英的药物代谢，与抗酸剂合用时，间隔时间≥2小时。

4.丙谷胺及其他减少胃酸分泌药

丙谷胺的分子结构与促胃液素的末端相似，能抑制基础酸排量和最大酸排量，竞争性抑制促胃液素受体，并对胃黏膜有保护和促进愈合作用，其抑酸和缓解症状的作用较西咪替丁弱。该药常于饭前15分钟服，无明显不良反应。哌仑西平能选择性拮抗乙酰胆碱的促胃分泌效应而不拮抗其他效应，很少有不良反应，宜餐前 90 分钟服用。甲氧氯普胺为胃运动促进剂，能增强胃窦蠕动，加速胃排空，减少食糜等对胃窦部的刺激而使胃酸分泌减少，还可减少胆汁反流，减轻胆汁对胃黏膜的损害。一般用药后 60～90 分钟可达作用高峰，故宜在餐前 30 分钟服用，严重的不良反应为锥体外系反应。

5.细胞保护剂

临床常用的细胞保护剂有多种。甘珀酸能加强胃黏液分泌，强固胃黏膜屏障，促进胃黏膜再生。但具有醛固酮样效应，可引起高血压，水肿，低血钾和水、钠潴留等不良反应，故高血压、心脏病、肾脏病和肝脏病患者慎用。服药的最佳时间为餐前 15～30 分钟和睡前服。胶态次枸橼酸铋在酸性胃液中与溃疡坏死组织螯合，形成保护性铋蛋白凝固物，使溃疡面与胃酸、胃蛋白酶隔离，宜在餐前 1 小时和睡前服。严重肾功能不全者忌用，少数人服药后便秘、转氨酶升高。硫糖铝可与胃蛋白酶直接络合或结合，使酶失去活性而发挥作用，宜餐前 30 分钟及睡前服，偶见口干、便秘、恶心等不良反应。米索前列腺醇抑制胃酸分泌，保护黏膜屏障，主要用于非甾体抗炎药合用者，最常见不良反应是腹泻和腹痛，孕妇忌用。

6.质子泵抑制剂

奥美拉唑直接抑制质子泵，有强烈的抑酸能力，疗效明显，起效快，不良反应少而轻，无严重不良反应。

(六)急性大量出血的护理

1.急诊处理

首先按医嘱插入鼻胃管，建立静脉通道，输液开始宜快，可选用等渗盐水、林格液、右旋糖酐或其他血浆代用品，一般不用高渗溶液。观察患者意识、血压、脉搏、体温、面色、鼻胃管引出胃液量和颜色、皮肤(干、湿、温度)、肠鸣、上腹压痛、出入量。

2.重症监护

急诊处理后，应给予患者重症监护。除密切观察生命体征和出血情况外，应抽血查血红蛋白、血细胞比容(出血 4 小时后才开始变化)、血型和交叉反应、凝血酶原时间、部分凝血酶原时间或激活部分凝血酶原时间、血钠(开始代偿性升高，补液后降低)、血钾(大量呕吐后降低。多次输液后可增高)、尿素氮(急性出血后 24～48 小时升高，一般丢失 1 000 mL 血，尿素氮升高为正常值的 2～5 倍)、肌酐(肾灌注不足致肌酐升高)。向患者介绍为了确诊可能需做的钡餐、纤维胃镜、胃液分析等检查的过程，使患者受检时更好地合作。告知患者检查时体位、术前服镇静药可能会产生昏睡感，喉部喷局麻药会引起不适。及时了解胃镜检查结果，如无严重再出血应拔除鼻胃管以减少机械刺激。在恶心反射出现前，仍予以禁食。

3.再出血

首先观察鼻胃管引出血量、颜色、患者生命体征。再次确定鼻胃管位置是否正确、引流瓶处于低位持续吸引、压力为 10.7 kPa(80 mmHg)。如明确再次出血，安慰患者不必紧张，使患者相信医护人员可以很好地处理再次出血。

4.胃管灌注

为使血管收缩，减少黏膜血流量，达到一过性止血效果，常经胃管灌注冰生理盐水或冷开水。灌注时抬高患者头位 30°～45°，关闭吸引管。灌注时应加快滴注速度，观察患者血压、体温、脉搏、寒战。发生寒战可多盖被，给患者解释不必紧张。注意寒战易诱发心律失常。灌注后注意有无输液过多的症状(呼吸困难)和体征(脉搏快、颈静脉怒张、肺部捻发音)。

(七)急性穿孔的护理

任何消化性溃疡均可发生穿孔,穿孔前常无明显诱因,有些可能由服肾上腺皮质激素、阿司匹林、饮酒和过度劳累诱发。上腹部难以忍受的剧痛及恶心、呕吐,常是穿孔引起腹膜炎的症状。患者两腿卷曲,腹肌强直伴反跳痛,甚至出现面色苍白、出冷汗、脉搏细速、血压下降、休克。一般在穿孔后6小时内及时治疗,疗效较佳,若不及时抢救可危及生命。一经确诊,患者就应绝对卧床休息,禁食并留置胃管抽吸胃内容物进行胃肠减压。补液、应用抗生素控制腹腔感染。密切观察生命体征,及时发现和纠正休克,迅速做好各种术前准备。

(八)幽门梗阻的护理

功能性或器质性幽门梗阻的早期处理基本相同,包括:①纠正体液和电解质紊乱,严格正确记录每天出入量,抽血测定血清钾、钠、氯及血气分析,了解电解质及酸碱失衡情况,及时补充液体和电解质。②幽门梗阻者每天清晨和睡前用3%盐水或苏打水洗胃,保留1小时后排出。必要时行胃肠减压,连续72小时吸引胃内容物,可解除胃扩张和恢复胃张力,抽出胃液也可减轻溃疡周围的炎症和水肿。若对梗阻的性质不明,应做上消化道内镜或钡餐检查,同时也可估计治疗效果。病情好转给流质饮食,每晚餐后4小时洗胃1次,测胃内潴留量,准确记录颜色、气味、性质。临床操作过程中常遇胃管不畅的情况,通常原因是胃管扭曲在口腔或咽部;胃管置入深度不够;胃管置入过深至幽门部或十二指肠内;胃管侧孔紧贴胃壁;食物残渣或凝血块阻塞。有报道胃肠减压过程中发生少见的并发症,如下胃管困难致环杓关节脱位,减压器故障大量气体入胃致腹膜炎,蛔虫堵塞致无效减压,胃管结扎致拔管困难等。③能进流质时,同时服用抗酸剂、西咪替丁等药物治疗。禁用抗胆碱能药物。

对并发症观察经处理后病情是否好转,若未见改善,做好手术准备,考虑外科手术。

(张新晶)

第二节　反流性食管炎

反流性食管炎(reflux esophagitis,RE)是指胃、十二指肠内容物反流入食管所引起的食管黏膜炎症、糜烂、溃疡和纤维化等病变,甚至引起咽喉、气道等食管以外的组织损害。其发病男性多于女性,男女比例为(2～3)∶1,发病率为1.92%。随着年龄的增长,食管下段括约肌收缩力的下降,胃、十二指肠内容物自发性反流,而使老年人反流性食管炎的发病率有所增加。

一、病因与发病机制

(一)抗反流屏障削弱

食管下括约肌是指食管末端3～4 cm长的环形肌束。正常人静息时压力为1.3～4.0 kPa(10～30 mmHg),为一高压带,防止胃内容物反流入食管。由于年龄的增长,机体老化导致食管下括约肌的收缩力下降引起食物反流。一过性食管下括约肌松弛也是反流性食管炎的主要发病机制。

(二)食管清除作用减弱

正常情况下,一旦发生食物的反流,大部分反流物通过1～2次食管自发和继发性的蠕动性收缩将食管内容物排入胃内,即容量清除,剩余的部分则由唾液缓慢地中和。老年人食管蠕动缓慢和唾液分泌减少,影响了食管的清除作用。

(三)食管黏膜屏障作用下降

反流物进入食管后,可以凭借食管上皮表面黏液、不移动水层和表面 HCO_3^-、复层鳞状上皮等构成上皮屏障,以及黏膜下丰富的血液供应构成的后上皮屏障,发挥其抗反流物对食管黏膜损伤的作用。随着机体老化,食管黏膜逐渐萎缩,黏膜屏障作用下降。

二、护理评估

(一)健康史

询问患者的饮食结构及习惯,有无长期服用药物史。

(二)身体评估

1.反流症状

反酸、反食、反胃(指胃内容物在无恶心和不用力的情况下涌入口腔)、嗳气等,多在餐后明显或加重,平卧或躯体前屈时易出现。

2.反流物引起的刺激症状

胸骨后或剑突下烧灼感、胸痛、吞咽困难等。常由胸骨下段向上延伸,常在餐后 1 小时出现,平卧、弯腰或腹压增高时可加重。反流物刺激食管痉挛,导致胸痛,常发生在胸骨后或剑突下。严重时可为剧烈刺痛,可放射到后背、胸部、肩部、颈部、耳后,有的酷似心绞痛的特点。

3.其他症状

咽部不适,有异物感、棉团感或堵塞感,可能与酸反流引起食管上段括约肌压力升高有关。

4.并发症

(1)上消化道出血:因食管黏膜炎症、糜烂及溃疡引起上消化道出血。

(2)食管狭窄:食管炎反复发作致使纤维组织增生,最终导致瘢痕性狭窄。

(3)Barrett 食管:在食管黏膜的修复过程中,食管-贲门交界处 2 cm 以上的食管鳞状上皮被特殊的柱状上皮取代,称为 Barrett 食管。Barrett 食管发生溃疡时,又称 Barrett 溃疡。Barrett 食管是食管癌的主要癌前病变,其腺癌的发生率较正常人高 30～50 倍。

(三)辅助检查

1.内镜检查

内镜检查是反流性食管炎最准确、最可靠的诊断方法,能判断其严重程度和有无并发症,结合活检可与其他疾病相鉴别。

2. 24 小时食管 pH 监测

应用便携式 pH 记录仪在生理状态下对患者进行 24 小时食管 pH 连续监测,可提供食管是否存在过度酸反流的客观依据。在进行该项检查前 3 天,应停用抑酸药与促胃肠动力的药物。

3.食管吞钡 X 线检查

对不愿意接受或不能耐受内镜检查者行该检查。严重患者可发现阳性 X 线征。

(四)心理-社会状况

反流性食管炎长期持续存在,病情反复、病程迁延,因此患者会出现食欲缺乏,体重下降,导致患者心情烦躁、焦虑;合并消化道出血时会使患者紧张、恐惧。应注意评估患者的情绪状态及对本病的认知程度。

三、常见护理诊断及问题

(一)疼痛

胸痛与胃食管黏膜炎性病变有关。

(二)营养失调

低于机体需要量与害怕进食、消化吸收不良等有关。

(三)有体液不足的危险

体液不足的危险与合并消化道出血引起活动性体液丢失、呕吐及液体摄入量不足有关。

(四)焦虑

焦虑与病情反复、病程迁延有关。

(五)知识缺乏

缺乏对反流性食管炎病因和预防知识的了解。

四、诊断要点与治疗原则

(一)诊断要点

临床上有明显的反流症状;内镜下有反流性食管炎的表现,食管过度酸反流的客观依据即可做出诊断。

(二)治疗原则

以药物治疗为主,对药物治疗无效或发生并发症者可做手术治疗。

1.药物治疗

目前多主张采用递减法,即开始使用质子泵抑制剂加促胃肠动力药,迅速控制症状,待症状控制后再减量维持。

(1)促胃肠动力药:目前常用的药物是西沙必利。常用量为每次 5～15 mg,每天 3～4 次,疗程8～12周。

(2)抑酸药。①H_2 受体拮抗剂(H_2RA):西咪替丁 400 mg、雷尼替丁 150 mg、法莫替丁 20 mg,每天2 次,疗程 8～12 周。②质子泵抑制剂(PPI):奥美拉唑 20 mg、兰索拉唑 30 mg、泮托拉唑 40 mg、雷贝拉唑 10 mg 和埃索美拉唑 20 mg,每天 1 次,疗程 4～8 周。③抗酸药:仅用于症状轻、间歇发作的患者作为临时缓解症状用。反流性食管炎有并发症或停药后很快复发者,需要长期维持治疗。H_2 受体拮抗剂、西沙必利、PPI 均可用于维持治疗,其中以 PPI 效果最好。维持治疗的剂量因患者而异,以调整至患者无症状的最低剂量为合适剂量。

2.手术治疗

手术为不同术式的胃底折叠术。手术指征为:①严格内科治疗无效。②虽经内科治疗有效,但患者不能忍受长期服药。③经反复扩张治疗后仍反复发作的食管狭窄。④确诊由反流性食管炎引起的严重呼吸道疾病。

3.并发症的治疗

(1)食管狭窄:大部分狭窄可行内镜下食管扩张术治疗。扩张后予以长程 PPI 维持治疗可防止狭窄复发。少数严重瘢痕性狭窄需行手术切除。

(2)Barrett 食管:药物治疗是预防 Barrett 食管发生和发展的重要措施,必须使用 PPI 治疗及长期维持。

五、护理措施

(一)一般护理

为减少平卧时及夜间反流，可将床头抬高 15～20 cm。避免睡前 2 小时内进食，白天进餐后也不宜立即卧床。应避免食用使食管下括约肌压力降低的食物和药物，如高脂肪、巧克力、咖啡、浓茶及硝酸甘油、钙通道阻滞剂等。应戒烟及禁酒。减少一切影响腹压增高的因素，如肥胖、便秘、紧束腰带等。

(二)用药护理

遵医嘱给予药物治疗，注意观察药物的疗效及不良反应。

1.H_2 受体拮抗剂

药物应在餐中或餐后即刻服用，若需同时服用抗酸药，则两药应间隔 1 小时以上。若静脉给药应注意控制速度，过快可引起低血压和心律失常。西咪替丁对雄性激素受体有亲和力，可导致男性乳腺发育、勃起功能障碍及性功能紊乱，应做好解释工作。该药物主要通过肾排泄，用药期间应监测肾功能。

2.质子泵抑制剂

奥美拉唑可引起头晕，应嘱患者用药期间避免开车或做其他必须高度集中注意力的工作。兰索拉唑的不良反应包括荨麻疹、皮疹、瘙痒、头痛、口苦、肝功能异常等，轻度不良反应不影响继续用药，较严重时应及时停药。泮托拉唑的不良反应较少，偶可引起头痛和腹泻。

3.抗酸药

该药在饭后 1 小时和睡前服用。服用片剂时应嚼服，乳剂给药前应充分摇匀。

抗酸剂应避免与奶制品、酸性饮料及食物同时服用。

(三)饮食护理

(1)指导患者有规律地定时进餐，饮食不宜过饱，选择营养丰富、易消化的食物。避免摄入过咸、过甜、过辣的刺激性食物。

(2)制订饮食计划：与患者共同制订饮食计划，指导患者及家属改进烹饪技巧，增加食物的色、香、味，刺激患者食欲。

(3)观察并记录患者每天进餐次数、量、种类，以了解其摄入营养素的情况。

六、健康指导

(一)疾病知识的指导

向患者及家属介绍本病的有关病因，避免诱发因素。保持良好的心理状态，平时生活要有规律，合理安排工作和休息时间，注意劳逸结合，积极配合治疗。

(二)饮食指导

指导患者加强饮食卫生和饮食营养，养成有规律的饮食习惯；避免过冷、过热、辛辣等刺激性食物及浓茶、咖啡等饮料；嗜酒者应戒酒。

(三)用药指导

根据病因及病情进行指导，嘱患者长期维持治疗，介绍药物的不良反应，如有异常及时复诊。

(张新晶)

第三节 慢性胃炎

慢性胃炎是指由多种原因引起的胃黏膜慢性炎症。其发病率在各种胃病中居首位，男性多于女性，各个年龄段均可发病，且随年龄增长发病率逐渐增高。慢性胃炎的分类方法很多，全国慢性胃炎研讨会共识意见中采纳了国际上新悉尼系统的分类方法，将慢性胃炎分为浅表性（又称非萎缩性）、萎缩性和特殊类型三大类。慢性浅表性胃炎是指不伴有胃黏膜萎缩性改变的慢性炎症，幽门螺杆菌感染是其主要病因；慢性萎缩性胃炎是指胃黏膜已经发生了萎缩性改变，常伴有肠上皮化生，又分为多灶萎缩性胃炎和自身免疫性胃炎两大类；特殊类型胃炎种类很多，临床上较少见。

一、病因与诊断检查

（一）致病因素

1.幽门螺杆菌感染

幽门螺杆菌感染是慢性浅表性胃炎最主要的病因。幽门螺杆菌具有鞭毛，其分泌的黏液素可直接侵袭胃黏膜，释放的尿素酶可分解尿素产生 NH_3 中和胃酸，使幽门螺杆菌在胃黏膜定居和繁殖，同时可损伤上皮细胞膜；幽门螺杆菌产生的细胞毒素还可引起炎症反应和菌体壁诱导自身免疫反应的发生，导致胃黏膜慢性炎症。

2.饮食因素

高盐饮食，长期饮烈酒、浓茶、咖啡，摄取过热、过冷、过于粗糙的食物等，均易引起慢性胃炎。

3.自身免疫

患者血液中存在自身抗体，如抗壁细胞抗体和抗内因子抗体，可使壁细胞数目减少，胃酸分泌减少或消失，还可使维生素 B_{12} 吸收障碍，导致恶性贫血。

4.其他因素

各种原因引起的十二指肠液反流入胃，削弱或破坏胃黏膜的屏障功能；老年胃黏膜退行性变；胃黏膜营养因子缺乏，如促胃液素缺乏；服用非甾体抗炎药等，均可引起慢性胃炎。

（二）身体状况

慢性胃炎起病缓慢，病程迁延，常反复发作，缺乏特异性症状。由幽门螺杆菌感染引起的慢性胃炎患者多数无症状；部分患者有上腹不适、腹部隐痛、腹胀、食欲缺乏、恶心和呕吐等消化不良的表现；少数患者可有少量上消化道出血；自身免疫性胃炎患者可出现明显厌食、体重减轻和贫血。体格检查可有上腹部轻压痛。

（三）心理-社会状况

病情反复、病程迁延不愈可使患者出现烦躁、焦虑等不良情绪。

（四）实验室及其他检查

1.胃镜及活组织检查

胃镜及活组织检查是诊断慢性胃炎最可靠的方法。慢性浅表性胃炎可见红斑（点、片状或条状）、黏膜粗糙不平、出血点或出血斑；慢性萎缩性胃炎可见黏膜呈颗粒状、黏膜血管显露、色泽灰暗、皱襞细小。

2.幽门螺杆菌检测

可通过侵入性(如快速尿素酶试验、组织学检查和幽门螺杆菌培养等)和非侵入性(如^{13}C或^{14}C尿素呼气试验、粪便幽门螺杆菌抗原检测和血清学检查等)方法检测幽门螺杆菌。

3.胃液分析

自身免疫性胃炎时,胃酸缺乏;多灶萎缩性胃炎时,胃酸分泌正常或偏低。

4.血清学检查

自身免疫性胃炎时,血清抗壁细胞抗体和抗内因子抗体可呈阳性,血清促胃液素水平明显升高;多灶萎缩性胃炎时,血清促胃液素水平正常或偏低。

二、护理诊断与医护合作性问题

(一)疼痛

腹痛与胃黏膜炎性病变有关。

(二)营养失调

营养失调与厌食、消化吸收不良等有关。

(三)焦虑

焦虑与病情反复、病程迁延有关。

(四)潜在并发症

癌变。

(五)知识缺乏

缺乏对慢性胃炎病因和预防知识的了解。

三、治疗与护理措施

(一)治疗要点

治疗原则是积极祛除病因、根除幽门螺杆菌感染、对症处理、防治癌前病变。

1.病因治疗

根除幽门螺杆菌感染:目前多采用的治疗方案是以胶体铋剂或质子泵抑制剂为基础加上2种抗生素的三联治疗方案。如常用奥美拉唑或枸橼酸铋钾,与阿莫西林及甲硝唑或克拉霉素3种药物联用,2周为1个疗程。治疗失败后再治疗比较困难,可换用2种抗生素,或采用胶体铋剂和质子泵抑制剂合用的四联疗法。

其他病因治疗:因非甾体抗炎药引起者,应立即停药并给予制酸药或硫糖铝;因十二指肠液反流引起者,应用硫糖铝或氢氧化铝凝胶吸附胆汁;因胃动力学改变引起者,应给予多潘立酮或莫沙必利等。

2.对症处理

有胃酸缺乏和贫血者,可用胃蛋白酶合剂等以助消化;对于上腹胀满者,可选用胃动力药、理气类中药;有恶性贫血时可肌内注射维生素B_{12}。

3.胃黏膜异型增生的治疗

异型增生是癌前病变,应定期随访,给予高度重视。对不典型增生者可给予维生素C、维生素E、β-胡萝卜素、叶酸和微量元素硒预防胃癌的发生;对已经明确的重度异型增生可手术治疗,目前多采用内镜下胃黏膜切除术。

(二)护理措施

1.病情观察

主要观察有无上腹不适、腹胀、食欲缺乏等消化不良的表现;观察腹痛的部位、性质,呕吐物与大便的颜色、量及性状;评估实验室及胃镜检查结果。

2.饮食护理

(1)营养状况评估:观察并记录患者每天进餐次数、量和品种,以了解机体的营养摄入状况。定期监测体重,监测血红蛋白浓度、血清蛋白等有关营养指标的变化。

(2)制订饮食计划:①与患者及其家属共同制订饮食计划,以营养丰富、易消化、少刺激为原则。②胃酸低者可适当食用刺激胃酸分泌或酸性的食物,如浓肉汤、鸡汤、山楂、食醋等;胃酸高者应指导患者避免食用酸性和高脂肪食物,可进食牛奶、菜泥、面包等。③鼓励患者养成良好的饮食习惯,进食应规律,少食多餐,细嚼慢咽。④避免摄入过冷、过热、过咸、过甜、辛辣和粗糙的食物,戒除烟酒。⑤提供舒适的进餐环境,改进烹饪技巧,保持口腔清洁卫生,以促进患者的食欲。

3.药物治疗的护理

(1)严格遵医嘱用药,注意观察药物的疗效及不良反应。

(2)枸橼酸铋钾:宜在餐前半小时服用,因其在酸性环境中方起作用;服药时要用吸管直接吸入,防止将牙齿、舌染黑;部分患者服药后出现便秘或黑便,少数患者有恶心、一过性血清转氨酶升高,停药后可自行消失,极少数患者可能出现急性肾衰竭。

(3)抗菌药物:服用阿莫西林前应详细询问患者有无青霉素过敏史,用药过程中要注意观察有无变态反应的发生;服用甲硝唑可引起恶心、呕吐等胃肠道反应、口腔金属味,舌炎,排尿困难等不良反应,宜在餐后半小时服用。

(4)多潘立酮及西沙必利:应在餐前服用,不宜与阿托品等解痉药合用。

4.心理护理

护理人员应主动安慰、关心患者,向患者说明不良情绪会诱发和加重病情,经过正规的治疗和护理慢性胃炎可以康复。

5.健康指导

向患者及家属介绍本病的有关知识、预防措施等;指导患者避免诱发因素,保持愉快的心情,生活规律,养成良好的饮食习惯,戒除烟酒;向患者介绍服用药物后可能出现的不良反应,指导患者按医嘱坚持用药,定期复查,如有异常及时复诊。

(张新晶)

第四节　炎症性肠病

炎症性肠病是一种病因不明的慢性非特异性肠道炎症性疾病。包括溃疡性结肠炎(ulcerative colitis,UC)和克罗恩病(Crohn's disease,CD)。一般认为,UC和CD是同一疾病的不同亚类,组织损伤的基本病理过程相似,但可能由于致病因素不同,发病的具体环节不同,最终导致组织损害的表现不同。

一、溃疡性结肠炎

UC是一种病因不明的直肠和结肠慢性非特异性炎症性疾病。病变主要位于大肠的黏膜与黏膜下层。主要症状有腹泻、黏液脓血便和腹痛，病程漫长，病情轻重不一，常反复发作。本病多见于20～40岁，男女发病率无明显差别。

(一)病理

病变主要位于直肠和乙状结肠，可延伸到降结肠，甚至整个结肠。病变一般仅限于黏膜和黏膜下层，少数重症者可累及肌层。活动期黏膜呈弥漫性炎症反应，可见水肿、充血与灶性出血，黏膜脆弱，触之易出血。由于黏膜与黏膜下层有炎性细胞浸润，大量中性粒细胞在肠腺隐窝底部聚集，形成小的隐窝脓肿。当隐窝脓肿融合破溃，黏膜即出现广泛的浅小溃疡，并可逐渐融合成不规则的大片溃疡。结肠炎症在反复发作的慢性过程中，大量新生肉芽组织增生，常出现炎性息肉。黏膜因不断破坏和修复，丧失其正常结构，并且由于溃疡愈合形成瘢痕，黏膜肌层与肌层增厚，使结肠变形缩短，结肠袋消失，甚至出现肠腔狭窄。少数患者有结肠癌变，以恶性程度较高的未分化型多见。

(二)临床分型

临床上根据本病的病程、程度、范围和病期进行综合分型。

1.根据病程经过分型

(1)初发型：无既往史的首次发作。

(2)慢性复发型：最多见，发作期与缓解期交替。

(3)慢性持续型：病变范围广，症状持续半年以上。

(4)急性暴发型：少见，病情严重，全身毒血症状明显，易发生大出血和其他并发症。

上述后三型可相互转化。

2.根据病情程度分型

(1)轻型：多见，腹泻每天4次以下，便血轻或无，无发热、脉速，贫血轻或无，红细胞沉降率正常。

(2)重型：腹泻频繁并有明显黏液脓血便，有发热、脉速等全身症状，红细胞沉降率加快，血红蛋白下降。

(3)中型：介于轻型和重型之间。

3.根据病变范围分型

可分为直肠炎、直肠乙状结肠炎、左半结肠炎、全结肠炎及局限性结肠炎。

4.根据病期分型

可分为活动期和缓解期。

(三)临床表现

起病多数缓慢，少数急性起病，偶见急性暴发起病。病程长，呈慢性经过，常有发作期与缓解期交替，少数症状持续并逐渐加重。

1.症状

(1)消化系统表现：主要表现为腹泻与腹痛。①腹泻为最主要的症状，黏液脓血便是本病活动期的重要表现。腹泻主要与炎症导致大肠黏膜对水钠吸收障碍，以及结肠运动功能异常有关。

粪便中的黏液或黏液脓血，为炎症渗出和黏膜糜烂及溃疡所致。排便次数和便血程度可反映病情程度，轻者每天排便2～4次，粪便呈糊状，可混有黏液、脓血，便血轻或无，重者腹泻每天可达10次以上，大量脓血，甚至呈血水样粪便。病变限于直肠和乙状结肠的患者，偶有腹泻与便秘交替的现象，此与病变直肠排空功能障碍有关。②腹痛，轻者或缓解期患者多无腹痛或仅有腹部不适，活动期有轻或中度腹痛，为左下腹的阵痛，也可涉及全腹。有疼痛一便意一便后缓解的规律，大多伴有里急后重，为直肠炎症刺激所致。若并发中毒性巨结肠或腹膜炎，则腹痛持续且剧烈。③其他症状可有腹胀、食欲缺乏、恶心、呕吐等。

(2)全身表现：中、重型患者活动期有低热或中等度发热，高热多提示有并发症或急性暴发型。重症患者可出现衰弱、消瘦、贫血、低清蛋白血症、水和电解质平衡紊乱等表现。

(3)肠外表现：本病可伴有一系列肠外表现，包括口腔黏膜溃疡、结节性红斑、外周关节炎、坏疽性脓皮病、虹膜睫状体炎等。

2.体征

患者呈慢性病容，精神状态差，重者呈消瘦贫血貌。轻者仅有左下腹轻压痛，有时可触及痉挛的降结肠和乙状结肠。重症者常有明显腹部压痛和鼓肠。若有反跳痛、腹肌紧张、肠鸣音减弱等应考虑中毒性巨结肠和肠穿孔等并发症。

(四)护理

1.护理目标

患者大便次数减少、粪质正常、腹痛缓解、营养改善、体重恢复、未发生并发症、焦虑减轻。

2.护理措施

(1)一般护理。①休息与活动：在急性发作期或病情严重时均应卧床休息，缓解期适当休息，注意劳逸结合。②合理饮食：指导患者食用质软、易消化、少纤维素又富含营养、有足够热量的食物，以利于吸收、减轻对肠黏膜的刺激并供给足够的热量，以维持机体代谢的需要。避免食用冷饮、水果、多纤维的蔬菜及其他刺激性食物，忌食牛乳和乳制品。急性发作期患者，应进流质或半流质饮食，病情严重者应禁食，按医嘱给予静脉高营养，以改善全身状况。应注意给患者提供良好的进餐环境，避免不良刺激，以增进患者食欲。

(2)病情观察：观察患者腹泻的次数、性质，腹泻伴随症状，如发热、腹痛等，监测粪便检查结果。严密观察腹痛的性质、部位及生命体征的变化，以了解病情的进展情况，如腹痛性质突然改变，应注意是否发生大出血、肠梗阻、中毒性巨结肠、肠穿孔等并发症。观察患者进食情况，定期测量患者的体重，监测血红蛋白、血清电解质和清蛋白的变化，了解营养状况的变化。

(3)用药护理：遵医嘱给予柳氮磺吡啶(SASP)、糖皮质激素、免疫抑制剂等治疗，以控制病情，使腹痛缓解。注意药物的疗效及不良反应，如应用SASP时，患者可出现恶心、呕吐、皮疹、粒细胞减少及再生障碍性贫血等。应嘱患者餐后服药，服药期间定期复查血常规，应用糖皮质激素者，要注意激素不良反应，不可随意停药，防止反跳现象，应用硫唑嘌呤或巯嘌呤时患者可出现骨髓抑制的表现，应注意监测白细胞计数。

(4)心理护理：安慰鼓励患者，向患者解释病情，使患者以平和的心态应对疾病，自觉地配合治疗。

(5)健康指导。①心理指导：由于病情反复发作，迁延不愈，常给患者带来痛苦，尤其是排便次数的增加，给患者的精神和日常生活带来很多困扰，易产生自卑、忧虑，甚至恐惧心理。应鼓励患者以平和的心态应对疾病，积极配合治疗。②指导患者合理饮食及活动：指导患者食用质软、易消化、少纤维素又富含营养、有足够热量的食物，避免食用冷饮、水果、多纤维的蔬菜及其他刺激性食物，忌食牛乳和乳制品。在急性发作期或病情严重时均应卧床休息，缓解期可适当休息，注意劳逸结合。③用药指导：嘱患者坚持治疗，不要随意更换药物或停药。教会患者识别药物的不良反应，出现异常症状要及时就诊，以免耽搁病情。

3.护理评价

患者腹泻、腹痛缓解，营养状况改善，体重恢复。

二、克罗恩病

CD是一种病因尚不完全清楚的胃肠道慢性炎性肉芽肿性疾病。病变多见于末段回肠和邻近结肠，但从口腔至肛门各段消化道均可受累，呈节段性或跳跃式分布。临床上以腹痛、腹泻、体重下降、腹块、瘘管形成和肠梗阻为特点，可伴有发热等全身表现，以及关节、皮肤、眼、口腔黏膜等肠外损害。本病有终身复发倾向，重症患者迁延不愈，预后不良。

（一）病理

病变表现为同时累及回肠末段与邻近右侧结肠者，只涉及小肠者，局限在结肠者。病变可涉及口腔、食管、胃、十二指肠，但少见。

大体形态上，克罗恩病特点为：①病变呈节段性或跳跃性，而不呈连续性。②黏膜溃疡早期呈鹅口疮样溃疡，随后溃疡增大、融合，形成纵行溃疡和裂隙溃疡，将黏膜分割呈鹅卵石样外观。③病变累及肠壁全层，肠壁增厚变硬，肠腔狭窄。

组织学上，克罗恩病的特点为：①非干酪性肉芽肿，由类上皮细胞和多核巨细胞构成，可发生在肠壁各层和局部淋巴结。②裂隙溃疡，呈缝隙状，可深达黏膜下层甚至肌层。③肠壁各层炎症，伴固有膜底部和黏膜下层淋巴细胞聚集、黏膜下层增宽、淋巴管扩张及神经节炎等。肠壁全层病变致肠腔狭窄，可发生肠梗阻。溃疡穿孔引起局部脓肿，或穿透至其他肠段、器官、腹壁，形成内瘘或外瘘。肠壁浆膜纤维素渗出、慢性穿孔均可引起肠粘连。

（二）临床分型

区别本病不同临床情况，有助全面估计病情和预后，制订治疗方案。

1.临床类型

依疾病行为分型，可分为狭窄型（以肠腔狭窄所致的临床表现为主）、穿通型（有瘘管形成）和非狭窄非穿通型（炎症型）。各型可有交叉或互相转化。

2.病变部位

参考影像和内镜结果确定，可分为小肠型、结肠型、回结肠型。如消化道其他部分受累也应注明。

3.严重程度

根据主要临床表现的程度及并发症计算CD活动指数，用于疾病活动期与缓解期区分、病情严重程度估计（轻、中、重度）和疗效评定。

（三）临床表现

起病大多隐匿、缓慢，从发病早期症状出现至确诊往往需数月至数年。病程呈慢性，长短不等的活动期与缓解期交替，有终身复发倾向。少数急性起病，可表现为急腹症，酷似急性阑尾炎或急性肠梗阻。腹痛、腹泻和体重下降三大症状是本病的主要临床表现。但本病的临床表现复杂多变，这与临床类型、病变部位、病期及并发症有关。

1.消化系统表现

(1)腹痛:为最常见症状。多位于右下腹或脐周,间歇性发作,常为痉挛性阵痛伴腹鸣。常于进餐后加重,排便或肛门排气后缓解。腹痛的发生可能与进餐引起胃肠反射或肠内容物通过炎症、狭窄肠段,引起局部肠痉挛有关。体检常有腹部压痛,部位多在右下腹。腹痛也可由部分或完全性肠梗阻引起,此时伴有肠梗阻症状。出现持续性腹痛和明显压痛,提示炎症波及腹膜或腹腔内脓肿形成。全腹剧痛和腹肌紧张,提示病变肠段急性穿孔。

(2)腹泻:也为本病常见症状,主要由病变肠段炎症渗出、蠕动增加及继发性吸收不良引起。腹泻先是间歇发作,病程后期可转为持续性。粪便多为糊状,一般无脓血和黏液。病变涉及下段结肠或肛门直肠者,可有黏液血便及里急后重。

(3)腹部包块:见于10%~20%患者,由于肠粘连、肠壁增厚、肠系膜淋巴结肿大、内瘘或局部脓肿形成所致。多位于右下腹与脐周。固定的腹块提示有粘连,多已有内瘘形成。

(4)瘘管形成:是克罗恩病的特征性临床表现,因透壁性炎性病变穿透肠壁全层至肠外组织或器官而成。瘘分内瘘和外瘘,前者可通向其他肠段、肠系膜、膀胱、输尿管、阴道、腹膜后等处,后者通向腹壁或肛周皮肤。肠段之间内瘘形成可致腹泻加重及营养不良。肠瘘通向的组织与器官因粪便污染可致继发性感染。外瘘或通向膀胱、阴道的内瘘均可见粪便与气体排出。

(5)肛门周围病变:包括肛门周围瘘管、脓肿形成及肛裂等病变,见于部分患者,有结肠受累者较多见。有时这些病变可为本病的首发或突出的临床表现。

2.全身表现

(1)发热:为常见的全身表现之一,与肠道炎症活动及继发感染有关。间歇性低热或中度热常见,少数呈弛张高热伴毒血症。少数患者以发热为主要症状,甚至较长时间不明原因发热之后才出现消化道症状。

(2)营养障碍:由慢性腹泻、食欲减退及慢性消耗等因素所致。主要表现为体重下降,可有贫血、低蛋白血症和维生素缺乏等表现。青春期前患者常有生长发育迟滞。

3.肠外表现

本病肠外表现与溃疡性结肠炎的肠外表现相似,但发生率较高,据我国统计报道以口腔黏膜溃疡、皮肤结节性红斑、关节炎及眼病为常见。

(四)护理

1.护理目标

患者腹泻、腹痛缓解,营养改善,体重恢复,无并发症。

2.护理措施

(1)一般护理。①休息与活动:在急性发作期或病情严重时均应卧床休息,缓解期适当休息,注意劳逸结合。必须戒烟。②合理饮食:一般给高营养低渣饮食,适当给予叶酸、维生素 B_{12} 等多种维生素。重症患者酌情应用要素饮食或全胃肠外营养,除营养支持外还有助于诱导缓解。

(2)病情观察:观察患者腹泻的次数、性质,腹泻伴随症状,如发热、腹痛等,监测粪便检查结果。严密观察腹痛的性质、部位及生命体征的变化,测量患者的体重,监测血红蛋白、血清电解质和清蛋白的变化,了解营养状况的变化。

(3)用药护理:遵医嘱腹痛、腹泻可使用抗胆碱能药物或止泻药,合并感染者静脉途径给予广谱抗生素。给予SASP、糖皮质激素、免疫抑制剂等治疗,以控制病情,使腹痛缓解。注意避免药物的不良反应,如应嘱患者餐后服药,服药期间定期复查血常规,不可随意停药,防止反跳现象等。

(4)心理护理：向患者解释病情，使患者树立战胜疾病信心，自觉地配合治疗。

(5)健康指导。①疾病知识指导：指导患者合理休息与活动，戒烟，食用质软、易消化、少纤维素又富含营养、有足够热量的食物，避免食用冷饮、水果、多纤维的蔬菜及其他刺激性食物，忌食牛乳和乳制品。②安慰鼓励患者：使患者树立信心，积极地配合治疗。③用药指导：嘱患者坚持服药并了解药物的不良反应，病情有异常变化要及时就诊。

3.护理评价

患者腹泻、腹痛缓解，无发热、营养不良，体重增加。

(张新晶)

第五节　肠易激综合征

肠易激综合征(IBS)是一种以腹痛或腹部不适伴排便习惯改变为特征的功能性肠病，经检查排除可引起这些症状的器质性疾病。本病是最常见的一种功能性肠道疾病，患者以中青年居多，50 岁以后首次发病少见。男女比例约 1∶2。

一、常见病因

本病病因尚不清楚，与多种因素有关。目前认为，IBS 的病理生理学基础主要是胃肠动力学异常和内脏感觉异常，而造成这些变化的机制则尚未阐明。肠道感染后和精神心理障碍是 IBS 发病的重要因素。

二、临床表现

起病隐匿，症状反复发作或慢性迁延，病程可长达数年至数十年，但全身健康状况却不受影响。精神、饮食等因素常诱使症状复发或加重。最主要的临床表现是腹痛与排便习惯和粪便性状的改变。

(一)症状

1.腹痛

以下腹和左下腹多见，多于排便或排气后缓解，睡眠中痛醒者极少。

2.腹泻

一般每天 3～5 次，少数严重发作期可达十数次。大便多呈稀糊状，也可为成形软便或稀水样，多带有黏液；部分患者粪质少而黏液量很多，但绝无脓血。排便不干扰睡眠。部分患者腹泻与便秘交替发生。

3.便秘

排便困难，粪便干结、量少，呈羊粪状或细杆状，表面可附黏液。

4.其他消化道症状

多伴腹胀感，可有排便不净感、排便窘迫感。部分患者同时伴有消化不良症状。

5.全身症状

相当部分患者可有失眠、焦虑、抑郁、头晕、头痛等精神症状。

(二)体征

无明显体征,可在相应部位有轻压痛,部分患者可触及腊肠样肠管,直肠指检可感到肛门痉挛、张力较高,可有触痛。

三、治疗原则

主要是积极寻找并去除促发因素和对症治疗,强调综合治疗和个体化的治疗原则。

(一)一般治疗

详细询问病史以求发现促发因素,并设法予以去除。告知患者IBS的诊断并详细解释疾病的性质,以解除患者顾虑和提高对治疗的信心,是治疗最重要的一步。教育患者建立良好的生活习惯。饮食上避免诱发症状的食物,一般而言宜避免产气的食物,如乳制品、大豆等。高纤维食物有助改善便秘。对失眠、焦虑者可适当给予镇静药。

(二)针对主要症状的药物治疗

1.胃肠解痉药

抗胆碱药物可作为缓解腹痛的短期对症治疗使用。

2.止泻药

洛哌丁胺或地芬诺酯止泻效果好,适用于腹泻症状较重者,但不宜长期使用。

3.对便秘型患者酌情使用泻药

宜使用作用温和的轻泻剂以减少不良反应和药物依赖性。

4.抗抑郁药

对腹痛症状重、上述治疗无效且精神症状明显者可使用。

5.其他肠道菌群调节药

如双歧杆菌、乳酸杆菌、酪酸菌等制剂,可纠正肠道菌群失调,据报道对腹泻、腹胀有一定疗效,但确切临床疗效尚待证实。

(三)心理和行为疗法

症状严重而顽固,经一般治疗和药物治疗无效者应考虑予以心理行为治疗,包括心理治疗、认知疗法、催眠疗法和生物反馈疗法等。

四、护理

(一)评估

1.一般情况

患者的年龄、性别、职业、婚姻状况、健康史、心理、既往史,饮食习惯等。

2.身体状况

主要是评估腹部不适的部位、性状、时间等;了解腹泻的次数、性状、量、色、诱因及便秘的情况。

(二)护理要点及措施

1.饮食的护理

IBS不论哪种类型都或多或少与饮食有关,腹泻为主型IBS患者80%的症状发作与饮食有密切的相关性。因此，应避免食用诱发症状的食物，因个人而异，通常应避免产气的食物，如牛奶、大豆等。早期应尽量低纤维素饮食，但便秘型患者可进高纤维素饮食，以改善便秘症状。

2.排便及肛周皮肤护理

可以通过人为干预，尽量改变排便习惯。对于腹泻型患者，观察粪便的量、性状、排便次数并记录。多卧床休息，少活动。避免受凉，注意腹部及下肢保暖。做好肛门及周围皮肤护理，便后及时用温水清洗，勤换内裤，保持局部清洁、干燥。如肛周皮肤有淹红、糜烂，可使用抗生素软膏涂擦，或行紫外线理疗。对于便秘型患者，可遵医嘱给予开塞露等通便药物。

3.心理护理

IBS多发生于中青年，尤以女性居多。多数患者由于工作、家庭、生活等原因引起长期而过度的精神紧张，因此应该给予患者更多的关怀，自入院开始尽可能给予他们方便，使他们对新的环境产生信任感和归属感。在明确诊断后更要耐心细致地给他们讲解病情，使他们对所患疾病有深刻的认识，避免对疾病产生恐惧，消除紧张情绪。耐心细致的讲解，也会使患者产生信任感和依赖感，有利于病情缓解。

(三)健康教育

(1)指导患者应保持良好的精神状态，注意休息，适当运动(如散步、慢跑等)，以增强体质，保持心情舒畅。

(2)纠正不良的饮食及生活习惯，戒除烟酒，作息规律，保证足够的睡眠时间，睡前温水泡脚，不饮咖啡、茶等兴奋性的饮料。

(3)如复发时应首先通过心理、饮食调整。效果不佳者应到医院就诊治疗。

(张新晶)

第六节 肝 硬 化

肝硬化是长期肝细胞坏死继发广泛纤维化伴结节形成的结果。一种或多种致病因子长期或反复损伤肝实质，致使肝细胞弥漫性变性、坏死和再生，进而引起肝脏结缔组织弥漫性增生和肝细胞再生，最后导致肝小叶结构破坏和重建，肝内血液循环发生障碍。肝功能损害和门静脉高压为本病的主要临床表现，晚期常出现严重的并发症。

肝硬化是世界性疾病，所有种族，不论国籍、年龄或性别均可罹患。男性和中年人易罹患。在我国主要为肝炎后肝硬化，血吸虫病性、单纯酒精性、心源性、胆汁性肝硬化均少见。

一、病因

引起肝硬化的病因很多，以病毒性肝炎最为常见。同一病例可由一种、两种或两种以上病因同时或先后作用引起，有些病例则原因不明。

(一)病毒性肝炎

病毒性肝炎经慢性活动性肝炎阶段逐步演变为肝硬化，称为肝炎后肝硬化。乙型肝炎和丙型肝炎常见，甲型肝炎一般不发展为肝硬化。由急性或亚急性重型肝炎演变的肝硬化称为坏死后肝硬化。

(二)寄生虫感染

感染血吸虫病时,大量血吸虫卵进入肝窦前的门脉小血管内,刺激结缔组织增生引起门脉高压。肝细胞的坏死和增生一般不明显,没有肝细胞的结节再生。但如伴发慢性乙型肝炎,其结果多为混合结节性肝硬化。

(三)酒精中毒

主要由乙醇的中间代谢产物(乙醛)对肝脏的直接损害引起。酗酒引起长期营养失调,使肝脏对某些毒性物质的抵抗力降低,在发病机制上也起一定作用。

(四)胆汁淤积

肝外胆管阻塞或肝内胆汁淤积持续存在时,高浓度的胆酸和胆红素对肝细胞有损害作用,久之可发展为肝硬化。由于肝外胆管阻塞引起的肝硬化称为继发性胆汁性肝硬化。由原因未明的肝内胆汁淤积引起的肝硬化称为原发性胆汁性肝硬化。

(五)循环障碍

慢性充血性心力衰竭、缩窄性心包炎和各种病因引起肝小静脉阻塞综合征等,导致肝脏充血、肝细胞缺氧,引起小叶中央区肝细胞坏死及纤维组织增生,最终发展为肝硬化。

(六)药物和化学毒物

长期服用某些药物,如双醋酚汀、辛可芬、异烟肼、甲基多巴和利福平等,或反复接触化学毒物,如四氯化碳、磷、砷、氯仿等均可损伤肝脏,引起中毒性肝炎,最后演变为肝硬化。

(七)遗传和代谢性疾病

血友病、肝豆状核变性、半乳糖血症、糖原贮积等遗传代谢性疾病,也可发展为肝硬化,称为代谢性肝硬化。

(八)慢性肠道感染和营养不良

慢性菌痢、溃疡性结肠炎等常引起消化和吸收障碍,发生营养不良,同时肠内的细菌毒素及蛋白质腐败的分解产物等经门静脉到达肝内,引起肝细胞损害,演变为肝硬化。

(九)隐匿性肝硬化

病因难以确定的称为隐匿性肝硬化,其中很大部分病例可能与隐匿性无黄疸型肝炎有关。

二、临床表现

肝硬化的病程一般比较缓慢,可能隐伏数年至数十年之久。由于肝脏具有很强的代偿功能,因此,早期临床表现常不明显或缺乏特征性。肝硬化的临床分期为肝功能代偿期和肝功能失代偿期。

(一)肝功能代偿期

一般症状较轻,缺乏特征性。常有乏力、食欲减退、消化不良、恶心、厌油、腹胀、中上腹隐痛或不适及腹泻,部分有踝部水肿、鼻出血、齿龈出血等。上述症状多呈间歇性,常因过度疲劳而发病,经适当休息及治疗可缓解。体征一般不明显,肝脏可轻度肿大,无或有轻度压痛,部分患者可有脾大。肝功能检查结果多在正常范围内或有轻度异常。

(二)肝功能失代偿期

随着疾病的进展,症状逐渐明显,肝脏常逐渐缩小,质变硬。临床表现主要是肝功能减退和门脉高压。

1.肝功能减退

(1)营养障碍:表现为消瘦、贫血、乏力、水肿、皮肤干燥而松弛、面色灰暗、黝黑、口角炎、毛发稀疏无光泽等。

(2)消化道症状:早期出现的食欲缺乏、腹胀、恶心、腹泻等消化道症状逐渐明显,稍进油腻肉食,即引起腹泻。部分患者还可出现轻度黄疸。

(3)出血倾向:轻者有鼻出血、齿龈出血,重者有胃肠道黏膜弥漫性出血及皮肤紫癜。这与肝脏合成凝血因子减少,脾大及脾功能亢进引起血小板减少有关。毛细血管脆性增加是出血倾向的附加因素。

(4)发热:部分患者可有低热,多为病变活动及肝细胞坏死时释出的物质影响体温调节中枢所致。此类发热用抗生素治疗无效,只有肝病好转时才能消失。如持续发热或高热,则提示合并有感染、血栓性门静脉炎、原发性肝癌等。

(5)黄疸:表现为巩膜浅黄、尿色黄。如巩膜甚至全身皮肤黏膜呈深度金黄色,应考虑有肝硬化伴肝内胆汁淤积的可能。

(6)内分泌功能失调的表现:肝对雌激素灭活作用减退,导致脸、颈、肩、手背及上胸处的蜘蛛痣和(或)毛细血管扩张。肝掌表现为大、小鱼际和指尖斑点状发红,加压后褪色。可出现男性乳房发育、睾丸萎缩、性功能减退,女性月经不调、闭经、不孕等。皮肤色素沉着,面色污黑、晦暗,可能由继发性肾上腺皮质功能减退所致,也可能与肝脏不能代谢黑色素有关。继发性醛固酮、抗利尿激素增加导致水、钠潴留,尿量减少,对水肿与腹水的形成也起重要促进作用。

2.门脉高压症

在肝硬化发展过程中,肝细胞的坏死、再生结节的形成、结缔组织增生和肝细胞结构的改建,使门静脉小分支闭塞、扭曲,门静脉血流障碍,导致门脉压力增高。

(1)脾大及脾功能亢进:门脉压力增高时,脾脏淤血、纤维结缔组织及网状内皮细胞增生,使脾脏肿大(多为正常的2～3倍,部分可平脐或达脐下)。脾大时常伴有脾功能亢进,表现为末梢血中白细胞和血小板减少,红细胞也可减少。胃底静脉破裂出血时脾缩小,输血、补液后渐增大。关于脾功能亢进的原因,可能由于增生的网状内皮细胞对血细胞的吞噬、破坏作用加强;或由于脾脏产生某些体液因素抑制骨髓造血功能或加速血细胞的破坏。

(2)侧支循环的形成:因门静脉回流受阻,门静脉与腔静脉间的吻合支渐次扩张开放,形成侧支循环。胃冠状静脉与食管静脉丛吻合,形成食管下段和胃底静脉曲张。这些静脉位于黏膜下疏松组织中,常由于腹压突然增高或消化液反流侵蚀及食物的摩擦而破裂出血。脐旁静脉与脐周腹壁静脉沟通,形成脐周腹壁静脉曲张,有时该处可听到连续的静脉杂音。直肠上静脉与直肠中、下静脉吻合扩张,形成内痔。门静脉回流受阻时,侧支循环血流方向(图5-1)。

(3)腹水:腹水的产生表明肝硬化病情较重。初起时有腹胀感,体检可发现移动性浊音(腹水量>500 mL)。大量腹水可使横膈抬高而致呼吸困难和心悸,腹部膨隆,腹壁皮肤紧张发亮,有移动性浊音和水波感。腹压力明显增高时,脐可突出而形成脐疝。在腹水出现的同时,常可发生肠胀气。部分腹水患者伴有胸腔积液,其中以右侧多见,两侧者较少。胸腔积液为腹水通过横膈淋巴管进入胸腔所致。腹水为草黄色漏出液。腹水形成的主要因素:清蛋白合成减少、蛋白质摄入和吸收障碍,当血浆清蛋白<23 g/L时,血浆胶体渗透压降低,促使血浆外渗;门脉压力增高至2.94～5.88 kPa(正常为0.785～1.18 kPa),腹腔毛细血管的滤过压增高,组织液回吸收减少而漏入腹腔;进入肝静脉血流受阻使肝淋巴液增加与回流障碍,淋巴管内压增高,造成大量淋巴液从

肝包膜及肝门淋巴管溢出；肝脏对醛固酮、抗利尿激素灭活作用减退；腹水形成后循环血容量减少，通过肾小球旁器使肾素分泌增加，产生肾素-血管紧张素-醛固酮系统反应，醛固酮分泌增多，导致肾远曲小管水、钠潴留作用加强，腹水进一步加重。

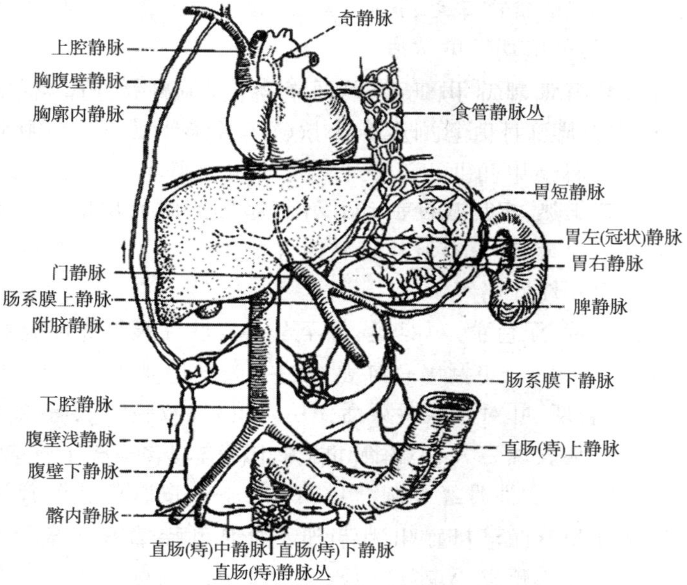

图 5-1　门静脉回流受阻时，侧支循环血流方向

(4)食管和胃底曲张静脉破裂出血：是门脉高压症的主要并发症，死亡率为 30%～60%。当门静脉压力超过下腔静脉压力达 1.47～1.60 kPa 时，曲张静脉就可发生出血。曲张静脉大者比曲张静脉小者更易破裂出血。出血可以是大量的，并迅速发生休克；也可自行停止，以后再发。偶尔仅表现为便血或黑便。

3.肝肾综合征

肝肾综合征(功能性肾衰竭)指严重肝病患者出现肾功能不良，并排除其他引起肾功能不良的原因。肝肾综合征的发病机制尚未明确。肝肾综合征通常见于严重的肝脏疾病患者。主要表现为少尿、蛋白尿、尿钠低(<10 mmol/L)，尿与血浆肌酐比值≥30∶1，尿与血浆渗透压比值>1。这些尿的改变与急性肾小管坏死不同。肾功能损害的程度不一，一些患者于数天内肾功能完全丧失，另一些患者的血清肌酐随肝脏功能逐渐恶化而缓慢上升达数周之久。

4.肝性脑病

肝性脑病指肝脏功能衰竭而导致代谢紊乱、中枢神经系统功能失调的综合征。肝性脑病是晚期肝硬化的最严重表现，也是常见致死原因。临床上以意识障碍和昏迷为主要表现。

肝硬化是肝性脑病的最主要原发病因。常见的诱发因素：上消化道出血，感染，摄入高蛋白饮食、含氮药物、安眠药，饮酒，大量利尿或放腹水、大手术、麻醉等。肝性脑病的发病机制尚未明了。主要有氨和硫醇中毒学说，假性神经介质学说、γ-氨基丁酸能神经传导功能亢进等学说。

临床上按意识障碍、神经系统表现和脑电图改变分为以下几期(表 5-2)。

表 5-2 肝性脑病分期

分 期	精神状况	运动改变
亚临床期	常规检查无变化,完成工作或驾驶能力受损	完成常规精神运动试验或床边实验,如画图或数字连接的能力受损
Ⅰ期(前驱期)	思维紊乱,淡漠,激动,欣快,不安,睡眠紊乱	细震颤,协调动作缓慢,扑翼样震颤
Ⅱ期(昏迷前期)	嗜睡,昏睡,定向障碍,行为失常	扑翼样震颤,发音困难,初级反射出现
Ⅲ期(昏睡期)	思维显著紊乱,言语费解	反射亢进,巴宾斯基征,尿便失禁,肌阵挛,过度换气
Ⅳ期(昏迷期)	昏迷	去大脑体位,短促的眼头反射,疼痛刺激反应早期存在,进展为反应减弱和刺激反应消失

肝性脑病患者呼气中常具有一种类似烂苹果样臭味,这与肝脏不能分解甲硫氨酸中间产物二甲基硫和甲基硫醇有关,肝臭可在昏迷前出现,是一种预后不良的征象。

5.其他

肝硬化患者常因抵抗力降低,并发各种感染,如支气管炎、肺炎、自发性腹膜炎、结核性腹膜炎、尿路感染等。腹膜炎发生的机制可能是细菌通过血液或淋巴液播散入腹腔,并可穿过肠壁而入腹腔。腹水患者易于发生,死亡率高,早期诊断非常重要。自发性腹膜炎起病较急者常为腹痛和腹胀。起病缓者则多为低热或不规则的发热,伴有腹部隐痛、恶心、呕吐及腹泻。体检可发现腹膜刺激征,腹水性质由漏出液转为渗出液。

长期低钠盐饮食,利尿及大量放腹水易发生低钠血症和低钾血症。长期使用高渗葡萄糖溶液与肾上腺糖皮质激素、呕吐及腹泻也可使钾、氯减少,而产生低钾、低氯血症,并致代谢性碱中毒和肝性脑病。

(三)肝脏体征

肝脏大小不一,早期肝大,质地中等或中等偏硬,晚期缩小、坚硬、表面呈颗粒状或结节状。一般无压痛,但在肝细胞进行性坏死或并发肝炎或肝周围炎时,则可有触痛与叩击痛。肝边缘锐利提示无炎症活动,边缘圆钝表明有炎症、水肿、脂肪浸润或纤维化。肝硬化时右叶下缘不易触及而左叶增大。

三、检查

(一)血常规

白细胞和血小板计数明显减少。失血、营养障碍、叶酸及维生素 B_{12} 缺乏导致缺铁性贫血或巨幼红细胞贫血。

(二)肝功能检查

早期蛋白电泳即显示球蛋白增高,而清蛋白到晚期才降低。絮状及浊度试验在肝功能代偿期可正常或轻度异常,而在失代偿期多为异常。失代偿期转氨酶活力可呈轻、中度升高,一般以谷丙转氨酶活力升高较显著,肝细胞有严重坏死时,则谷草转氨酶活力常高于谷丙转氨酶。

静脉注射磺溴酞 5 mg/kg 体重 45 分钟后,正常人血内滞留量应低于 5%,肝硬化时多有不同程度的增加。磺溴酞可有变态反应,检查前应做皮内过敏试验。吲哚青绿也是一种染料,一般静脉注射0.5 mg/kg体重 15 分钟后,正常人血中滞留量<10%,肝硬化尤其是结节性肝硬化患者的潴留值明显增高,在 30%以上。本试验为诊断肝硬化最好的方法,比溴磺酞试验更敏感,更安

全可靠。

肝功能代偿期，血中胆固醇多正常或偏低；失代偿期，血中胆固醇下降，特别是胆固醇酯部分常低于正常水平。凝血酶原时间测定在代偿期可正常，失代偿期则呈不同程度延长，虽注射维生素 K 也不能纠正。

（三）影像学检查

B 超检查可探查肝、脾大小及有无腹水。可显示脾静脉和门静脉增宽，有助于诊断。食管静脉曲张时，吞钡 X 线检查可见蚯蚓或串珠状充盈缺损，纵行黏膜皱襞增宽。胃底静脉曲张时，可见菊花样充盈缺损。放射性核素肝脾扫描可见肝摄取减少、分布不规则，脾摄取增加，脾脏增大可明显显影。

（四）纤维食管镜

纤维食管镜检查可见食管钡餐检查阴性的食管静脉曲张。

（五）肝穿刺活组织检查

肝穿刺活组织检查常可明确诊断，但此为创伤性检查，仅在临床诊断确有困难时才选用。

（六）腹腔镜检查

腹腔镜检查可直接观察肝脏表面、色泽、边缘及脾脏等改变，并可在直视下进行有目的的穿刺活组织检查，对鉴别肝硬化、慢性肝炎和原发性肝癌，以及明确肝硬化的病因很有帮助。

四、基本护理

（一）观察要点

一般症状和体征的观察：观察患者全身情况，有无消瘦、贫血、乏力、面色灰暗黝黑、口角炎、毛发稀疏无光泽等营养障碍表现。观察皮肤黏膜、巩膜有无黄染，尿色有无变化。注意蜘蛛痣、杵状指、色素沉着、肝臭、水肿、男性乳房发育等体征。了解有无肝区疼痛、食欲缺乏、厌油、恶心、呕吐、排便不规则、腹胀等消化道症状。

（二）并发症的观察

1.门脉高压症

观察腹水、腹胀和其他压迫症状，腹壁静脉曲张、痔出血、贫血以及鼻出血、齿龈出血、瘀点、瘀斑、呕血、黑便。

2.腹水

观察尿量、腹围、体重变化和有无水肿。

3.肝性脑病

注意意识和精神活动，有无嗜睡、昏睡、昏迷、定向障碍、胡言乱语，有无睡眠节律紊乱和扑翼样震颤。

（三）一般护理

1.合理休息

研究证明卧位与站立时肝脏血流量有明显差异，前者比后者多 40%以上。因此合理的休息既可减少体能消耗，又能降低肝脏负荷，增加肝脏血流量，防止肝功能进一步受损和促进肝细胞恢复。肝功能代偿期患者应适当减少活动和工作强度，注意休息，避免劳累。若病情不稳定、肝功能试验异常，则应减少活动，充分休息。有发热、黄疸、腹水等表现的失代偿期患者，应以卧床休息为主，并保证充足的睡眠。

2.正确饮食

饮食营养是改善肝功能的基本措施之一。正确的进食和合理的营养，能促进肝细胞再生，反之则会加重病情，诱发上消化道出血、肝昏迷、腹泻等。肝硬化患者应以高热量、高蛋白、高维生素且易消化的食物为宜。适当限制动物脂肪的摄入。不食增加肝脏解毒负荷的食物和药物。一般要求每天总热量在10.46～12.55 kJ(2.5～3.0 kcal)。蛋白质每天 100～150 g，蛋白食物宜多样化、易消化、含有丰富的必需氨基酸。脂肪每天 40～50 g。要有足量的 B 族维生素、维生素 C 等。为防便秘，可给含纤维素多的食物。肝功能显著减退的晚期患者或有肝昏迷先兆者给予低蛋白饮食，限制蛋白每天在 30 g 左右。伴有腹水者按病情给予低盐(每天 3～5 g)和无盐饮食。腹水严重时应限制每天的入水量。黄疸患者补充胆盐。禁忌饮酒、咖啡、烟草和高盐食物。避免有刺激性及粗糙坚硬的食物，进食时应细嚼慢咽，以防引起食管或胃底静脉破裂出血。教育患者和家属认识到正确饮食和合理营养的意义，并且理解饮食疗法必须长期持续，要有耐心和毅力，使患者能正确掌握、家属能予以监督。

(四)心理护理

肝硬化患者病程漫长，久治不愈，尤其进入失代偿期后，患者心身遭受很大痛苦，承受的心理压力大，心理变化也大，因此在常规治疗护理中更应强调心理护理，须做好以下几方面：①保持病房的整洁、安静、舒适，从视、听、嗅、触等方面消除不良刺激，使患者在生活起居感到满意。②对病情稳定者，要主动指导患者和家属掌握治疗性自我护理方法，包括通过多种形式宣教有关医疗知识，消除他们的恐惧悲观感，树立信心；帮助分析并发症发生的诱因，增强患者预防能力；对心理状态稳定型患者可客观地介绍病情及检查化验结果，以取得其配合。③对病情反复发作者，要热情帮助其恢复生活自理能力，增加战胜疾病的信心。对忧郁悲观型患者应有同情心，充分理解他们，帮助他们解决困难。对怀疑类型的患者应明确告知诊断无误，客观介绍病情，并使其冷静面对现实。④根据病情需要适当安排娱乐活动。

(五)药物治疗的护理

严重患者特别是老年患者进食少时，可静脉供给能量，以补充机体所需。研究表明，80%～100%的肝硬化患者存在程度不同的蛋白质能量营养不足。因此，老年人按每天每千克体重摄入1.0 g 蛋白质作为基础要量，附加由疾病相关因素造成的额外丢失。补充蛋白质(氨基酸)时，应提供以必需氨基酸为主的氨基酸溶液。若肝功能损害严重，则以含丰富支链氨基酸(45%)的溶液作为氨源为佳。目前冰冻血浆的使用越来越广泛，使用过程中应注意掌握正确的融化方法和输注不良反应的观察。一般融化后不再复冻。

使用利尿剂时，应教会患者正确服用利尿剂物。通常需向患者讲述常用利尿剂的作用及不良反应。指导患者掌握利尿剂观察方法，如体重每天减少 0.5 kg，尿量每天为 2 000～2 500 mL，腹围逐渐缩小。

(张新晶)

第七节 胆囊结石

一、概述

胆囊结石是指原发于胆囊的结石，是胆石症中最多的一种疾病。近年来，随着卫生条件的改善及饮食结构的变化，胆囊结石的发病率呈升高趋势，已高于胆管结石。胆囊结石以女性多见，男女之比为1∶(3～4)；其以胆固醇结石或以胆固醇为主要成分的混合性结石为主。少数结石可经胆囊管排入胆总管，大多数存留于胆囊内，且结石越聚越大，可呈多颗小米粒状，在胆囊内可存在数百粒小结石，也可呈单个巨大结石；有些终身无症状而在尸检中被发现（静止性胆囊结石），大多数反复发作腹痛症状，一般小结石容易嵌入胆囊管发生阻塞引起胆绞痛症状，发生急性胆囊炎。

二、诊断

(一)症状

1.胆绞痛

胆绞痛是胆囊结石并发急性胆囊炎时的典型表现，多在进油腻食物后胆囊收缩，结石移位并嵌顿于胆囊颈部，胆囊压力升高后强力收缩而发生绞痛。小结石通过胆囊管或胆总管时可发生典型的胆绞痛，疼痛位于右上腹，呈阵发性，可向右肩背部放射，伴恶心、呕吐，呕吐物为胃内容物，吐后症状并不减轻。存留在胆囊内的大结石堵塞胆囊腔时并不引起典型的胆绞痛，故胆绞痛常反映结石在胆管内的移动。急性发作，特别是坏疽性胆囊炎时还可出现高热、畏寒等显著的感染症状，严重患者由于炎性渗出或胆囊穿孔可引起局限性腹膜炎，从而出现腹膜刺激症状。胆囊结石一般无黄疸，但30%的患者因伴有胆管炎或肿大的胆囊压迫胆管，肝细胞损害时也可有一过性黄疸。

2.胃肠道症状

大多数慢性胆囊炎患者有不同程度的胃肠道功能紊乱，表现为右上腹隐痛不适、厌食油腻、进食后上腹饱胀感，常被误认为“胃病”。有近半数的患者早期无症状，称为静止性胆囊结石，此类患者在长期随访中仍有部分出现腹痛等症状。

(二)体征

1.一般情况

无症状期间患者大多一般情况良好，少数急性胆囊炎患者在发作期可有黄疸，症状重时可有感染中毒症状。

2.腹部情况

如无急性发作，患者腹部常无明显异常体征，部分患者右上腹可有深压痛；急性胆囊炎患者可有右上腹饱满、呼吸运动受限、右上腹触痛及肌紧张等局限性腹膜炎体征，Murphy征阳性。有1/3～1/2的急性胆囊炎患者，在右上腹可扪及肿大的胆囊或由胆囊与大网膜粘连形成的炎性肿块。

(三)检查

1.化验检查

胆囊结石合并急性胆囊炎时白细胞计数升高,少数患者丙氨酸氨基转移酶也升高。

2.B超检查

B超检查简单易行,价格低廉,且不受胆囊大小、功能、胆管梗阻或结石含钙多少的影响,诊断正确率可达96%,是首选的检查手段。典型声像特征是胆囊腔内有强回声光团并伴声影,改变体位时光团可移动。

3.胆囊造影检查

能显示胆囊的大小及形态并了解胆囊收缩功能,但易受胃肠道功能、肝功能及胆囊管梗阻的影响,应用很少。

4.X线检查

腹部X线平片对胆囊结石的显示率为10%~15%。

5.十二指肠引流

有无胆汁可确定是否有胆囊管梗阻,胆汁中出现胆固醇结晶提示结石存在,但此项检查目前已很少用。

6.CT、MRI、ERCP、PTC检查

在B超不能确诊,或者怀疑有肝内胆管、肝外胆管结石或胆囊结石术后多年复发又疑有胆管结石者,可选用其中某一项或几项诊断方法。

(四)诊断要点

1.症状

20%~40%的胆囊结石可终身无症状,称静止性胆囊结石。有症状胆囊结石的主要临床表现:进食后,特别是进油腻食物后,出现上腹部或右上腹部隐痛不适、饱胀,伴嗳气、呃逆等。

2.胆绞痛

胆囊结石的典型表现,疼痛位于上腹部或右上腹部,呈阵发性,可向肩胛部和背部放射,多伴恶心、呕吐。

3.Mirizzi综合征

持续嵌顿和压迫胆囊壶腹部和颈部的较大结石,可引起肝总管狭窄或胆囊管瘘,以及反复发作的胆囊炎、胆管炎、梗阻性黄疸,称Mirizzi综合征。

4.Murphy征

右上腹部局限性压痛、肌紧张,Murphy征阳性。

5.B超

胆囊暗区有一个或多个强回声光团,并伴声影。

(五)鉴别诊断

1.肾绞痛

胆绞痛需与肾绞痛相鉴别,后者疼痛部位在腰部,疼痛向外生殖器放射,伴有血尿,或尿路刺激症状。

2.胆囊非结石性疾病

胆囊良性肿瘤、恶性肿瘤、胆囊息肉样病变等,B超、CT等影像学检查可提供鉴别线索。

3.胆总管结石

可表现为高热、黄疸、腹痛，超声等影像学检查可以鉴别，但有时胆囊结石可与胆总管结石并存。

4.消化性溃疡性穿孔

多有溃疡病史，腹痛发作突然并很快波及全腹，腹壁呈板状强直，腹部X线平片可见膈下游离气体。较小的十二指肠穿孔，或穿孔后很快被网膜包裹，形成一个局限性炎性病灶时，易与急性胆囊炎混淆。

5.内科疾病

一些内科疾病，如肾盂肾炎、右侧胸膜炎、肺炎等，也可出现右上腹疼痛症状，根据实验室检查可鉴别。

三、治疗

(一)一般治疗

饮食宜清淡，防止急性发作，对无症状的胆囊结石应定期B超随诊；伴急性炎症者宜禁食，注意维持水、电解质平衡。

(二)药物治疗

溶石疗法服用鹅去氧胆酸或熊去氧胆酸对胆固醇结石有一定溶解效果，主要用于胆固醇结石。但此种药物有肝毒性，服药时间长，反应大，价格贵，停药后结石易复发。其适应证为：胆囊结石直径在2 cm以下；结石为含钙少的X线能够透过的结石；胆囊管通畅；患者的肝脏功能正常，无明显的慢性腹泻史。目前多主张采取熊去氧胆酸单用或与鹅去氧胆酸合用，不主张单用鹅去氧胆酸。鹅去氧胆酸总量为15 mg/(kg·d)，分次口服；熊去氧胆酸为8～10 mg/(kg·d)，分餐后或晚餐后2次口服。

(三)手术治疗

对于无症状的静止胆囊结石，一般认为无须施行手术切除胆囊。但有下列情况时，应进行手术治疗：①胆囊造影胆囊不显影；②结石直径超过3 cm；③并发糖尿病且在糖尿病已控制时；④老年人或有心肺功能障碍者。

腹腔镜胆囊切除术适于无上腹创伤及手术史者，无急性胆管炎、胰腺炎和腹膜炎及腹腔脓肿的患者。对并发胆总管结石的患者应同时行胆总管探查术。

1.术前准备

胆囊切除术后引起死亡的最常见原因是心血管疾病。这强调了详细询问病史发现心绞痛和仔细进行心电图检查注意有无心肌缺血或以往心肌梗死证据的重要性。此外，还应寻找脑血管疾病特别是一过性缺血发作的症状。若病史阳性或有问题时应做非侵入性颈动脉血流检查。此时胆囊切除术应当延期，按照指征在冠状动脉架桥或颈动脉重新恢复血管流通后施行。除心血管病外，引起胆囊切除术后第2位的死亡原因是肝胆疾病，主要是肝硬化。除了术中出血外，还可发生肝衰竭和败血症。自从在特别挑选的患者中应用预防性措施以来，胆囊切除术后感染中毒性并发症的发生率已有显著下降。慢性胆囊炎患者胆汁内的细菌滋生率占10%～15%；而在急性胆囊炎消退期患者中则高达50%。细菌菌种为肠道菌如大肠埃希菌、产气克雷伯菌和屎肠球菌，其次也可见到产气荚膜梭菌、类杆菌和变形杆菌等。胆管内细菌的发生率随年龄而增长，故主张年龄在60岁以上、曾有过急性胆囊炎发作刚恢复者，术前应预防性使用抗生素。

2.手术治疗

已成定论对有症状胆石症的治疗是建议腹腔镜胆囊切除术。虽然此技术的常规应用时间尚短，但是其结果十分突出，以致仅在不能施行腹腔镜手术或手术不安全时，才选用开腹胆囊切除术，包括无法安全地进入腹腔完成气腹，或者由于腹内粘连，或者解剖异常不能安全地暴露胆囊等。外科医师在遇到胆囊和胆管解剖不清，以及遇到止血或胆汁渗漏而不能满意地控制时，应当及时中转开腹。目前，中转开腹率在5%以下。

(四)其他治疗

体外震波碎石适用于胆囊内胆固醇结石，直径不超过3 cm，且胆囊具有收缩功能。治疗后部分患者可发生急性胆囊炎或结石碎片进入胆总管而引起胆绞痛和急性胆管炎，此外，碎石后仍不能防止结石的复发。因并发症多，疗效差，现已基本不用。

四、护理措施

(一)术前护理

1.饮食

指导患者选用低脂肪、高蛋白质、高糖饮食。因为脂肪饮食可促进胆囊收缩排出胆汁，加剧疼痛。

2.术前用药

严重的胆石症发作性疼痛可使用镇痛剂和解痉剂，但应避免使用吗啡，因吗啡有收缩胆总管的作用，可加重病情。

3.病情观察

应注意观察胆石症急性发作患者的体温、脉搏、呼吸、血压、尿量及腹痛情况，及时发现有无感染性休克征兆。注意患者皮肤有无黄染及粪便颜色变化，以确定有无胆管梗阻。

(二)术后护理

1.症状观察及护理

定时监测患者生命体征的变化，注意有无血压下降、体温升高及尿量减少等全身中毒症状，及时补充液体，保持出入量平衡。

2.T形管护理

胆总管切开放置T形管的目的是引流胆汁，使胆管减压：①T形管应妥善固定，防止扭曲、脱落；②保持T形管无菌，每天更换引流袋，下地活动时引流袋应低于胆囊水平，避免胆汁回流；③观察并记录每天胆汁引流量、颜色及性质，防止胆汁淤积引起感染；④如果T形管引流通畅，胆汁色淡黄、清澄、无沉渣且无腹痛无发热等症状，术后10～14天可夹闭管道。开始每天夹闭2～3小时，无不适可逐渐延长时间，直至全天夹管。在此过程中要观察患者有无体温增高、腹痛、恶心、呕吐及黄疸等现象。经T形管造影显示胆管通畅后，再引流2～3天，以及时排出造影剂。经观察无特殊反应，可拔除T形管。

3.健康指导

进少油腻、高维生素、低脂饮食。烹调方式以蒸煮为宜，少吃油炸类的食物。

(张新晶)

第六章 内分泌科护理

第一节 腺垂体功能减退症

腺垂体功能减退症是由多种病因引起的一种或多种腺垂体激素减少或缺乏所致的一系列临床综合征。腺垂体功能减退症可原发于垂体病变,或继发于下丘脑病变,表现为甲状腺、肾上腺、性腺等功能减退症和(或)蝶鞍区占位性病变。由于病因多,涉及的激素种类和数量多,故临床症状变化大,但补充所缺乏的激素后症状可快速缓解。

一、病因与发病机制

(一)垂体瘤

成人最常见的原因,大都属于良性肿瘤。肿瘤可分为功能性和无功能性。腺瘤增大可压迫正常垂体组织,引起垂体功能减退或功能亢进,并与腺垂体功能减退症同时存在。

(二)下丘脑病变

如肿瘤、炎症、浸润性病变(如淋巴瘤、白血病等)、肉芽肿(如结节病)等,可直接破坏下丘脑神经内分泌细胞,使释放激素分泌减少。

(三)垂体缺血性坏死

妊娠期垂体呈生理性肥大,血供丰富,若围产期前置胎盘、胎盘早期剥离、胎盘滞留、子宫收缩无力等引起大出血、休克、血栓形成,可使腺垂体大部分缺血坏死和纤维化,致腺垂体功能低下,临床称为希恩综合征。糖尿病血管病变使垂体供血障碍也可导致垂体缺血性坏死。

(四)蝶鞍区手术、放疗和创伤

垂体瘤切除、术后放疗及乳腺癌做垂体切除治疗等,均可导致垂体损伤。颅底骨折可损毁垂体柄和垂体门静脉血液供应。鼻咽癌放疗也可损坏下丘脑和垂体,引起腺垂体功能减退。

(五)感染和炎症

细菌、病毒、真菌等感染引起的脑炎、脑膜炎、流行性出血热、梅毒或疟疾等均可损伤下丘脑和垂体。

(六)糖皮质激素长期治疗

可抑制下丘脑-垂体-肾上腺皮质轴,突然停用糖皮质激素后可出现医源性腺垂体功能减退,表现为肾上腺皮质功能减退。

(七)先天遗传性

腺垂体激素合成障碍可有基因遗传缺陷,转录因子突变可见于特发性垂体单一或多激素缺乏症患者。

(八)垂体卒中

垂体瘤内突然出血,瘤体骤然增大,压迫正常垂体组织和邻近视神经束,可出现急症危象。

(九)其他

自身免疫性垂体炎、空泡蝶鞍、颞动脉炎、海绵窦处颈内动脉瘤均可引起腺垂体功能减退。

二、临床表现

垂体组织破坏达95%临床表现为重度,75%临床表现为中度,破坏60%为轻度,破坏50%以下者不出现功能减退症状。促性腺激素、生长激素(GH)和催乳素(PRL)缺乏为最早表现;促甲状腺激素(TSH)缺乏次之;然后可伴有促皮质素(ACTH)缺乏。希恩综合征患者往往因围产期大出血休克而有全垂体功能减退症,即垂体激素均缺乏,但无占位性病变发现。腺垂体功能减退主要表现为相应靶腺(性腺、甲状腺、肾上腺)功能减退。

(一)靶腺功能减退表现

1.性腺(卵巢、睾丸)功能减退

性腺(卵巢、睾丸)功能减退常最早出现。女性多数有产后大出血、休克、昏迷病史,表现为产后无乳、绝经、乳房萎缩、性欲减退、不育、性交痛、阴道炎等。查体见阴道分泌物减少,外阴、子宫和阴道萎缩,毛发脱落,尤以阴毛、腋毛为甚。成年男子表现为性欲减退、阳痿、无男性气质等,查体见肌力减弱、皮脂分泌减少、睾丸松软缩小、胡须稀少、骨质疏松等。

2.甲状腺功能减退

表现与原发性甲状腺功能减退症相似,但通常无甲状腺肿。

3.肾上腺功能减退

表现与原发性慢性肾上腺皮质功能减退症相似,所不同的是本病由于缺乏黑素细胞刺激激素,故皮肤色素减退,表现为面色苍白、乳晕色素浅淡,而原发性慢性肾上腺功能减退症则表现为皮肤色素加深。

4.生长激素不足

成人一般无特殊症状,儿童出现生长障碍,表现为侏儒症。

(二)垂体内或其附近肿瘤压迫症群

最常见的为头痛及视神经交叉受损引起的偏盲,甚至失明。

(三)垂体功能减退性危象

在全垂体功能减退症的基础上,各种应激如感染、败血症、腹泻、呕吐、失水、饥饿、寒冷、急性心肌梗死、脑血管意外、手术、外伤、麻醉及使用镇静药、安眠药、降糖药等均可诱发垂体功能减退性危象(简称垂体危象)。临床表现:①高热型(体温>40 ℃)。②低温型(体温<30 ℃)。③低血糖型。④低血压、循环虚脱型。⑤水中毒型。⑥混合型。各种类型可伴有相应的症状,突出表现为消化系统、循环系统和神经精神方面的症状,如高热、循环衰竭、休克、恶心、呕吐、头痛、神志不清、谵妄、抽搐、昏迷等严重垂危状态。

三、辅助检查

(一)性腺功能测定

女性有血雌二醇水平降低，没有排卵及基础体温改变，阴道涂片未见雌激素作用的周期性改变；男性见血睾酮水平降低或正常低值，精液检查精子数量减少，形态改变，活动度差，精液量少。

(二)甲状腺功能测定

游离 T_4、血清总 T_4 均降低，而游离 T_3、总 T_3 可正常或降低。

(三)肾上腺皮质功能测定

24 小时尿 17-羟皮质类固醇及游离皮质醇输出量减少；血浆皮质醇浓度降低，但节律正常；葡萄糖耐量试验显示血糖曲线低平。

(四)腺垂体分泌激素测定

如 FSH、LH、TSH、ACTH、GH、PRL 均减少。

(五)腺垂体内分泌细胞的储备功能测定

可采用 TRH、PRL 和 LRH 兴奋试验。胰岛素低血糖激发试验禁用于老年人、冠心病、惊厥和黏液性水肿的患者。

(六)其他检查

通过 X 线、CT、MRI 无创检查来辨别病变部位、大小、性质及其对邻近组织的侵犯程度。肝、骨髓和淋巴结等活检，可用于判断原发性疾病的原因。

四、诊断要点

本病诊断须根据病史、症状、体征，结合实验室检查和影像学表现进行全面分析，排除其他影响因素和疾病后才能明确。

五、治疗

(一)病因治疗

肿瘤患者可通过手术、放疗或化疗等措施缓解症状，对于鞍区占位性病变，首先必须解除压迫及破坏作用，减轻和缓解颅内高压症状；出血、休克而引起的缺血性垂体坏死，预防是关键，应加强产妇围产期的监护。

(二)靶腺激素替代治疗

需长期甚至终身维持治疗。①糖皮质激素：为预防肾上腺危象发生，应先补充糖皮质激素。常用氢化可的松，20～30 mg/d，服用方法按照生理分泌节律为宜，剂量根据病情变化作相应调整。②甲状腺激素：常用左甲状腺素 50～150 μg/d，或甲状腺干粉片 40～120 mg/d。对于冠心病、老年人、骨密度低的患者，用药从最小剂量开始缓慢递增剂量，防止诱发危象。③性激素：育龄女性病情较轻者可采用人工月经周期治疗，维持第二性征和性功能；男性患者可用丙酸睾酮治疗，以改善性功能与性生活。

六、护理诊断/问题

(一)性功能障碍

性功能障碍与促性腺激素分泌不足有关。

(二)自我形象紊乱

自我形象紊乱与身体外观改变有关。

(三)体温过低

体温过低与继发性甲状腺功能减退有关。

(四)潜在并发症

垂体危象。

七、护理措施

(一)安全与舒适管理

根据自身体力情况安排适当的活动量,保持情绪稳定,注意生活规律,避免感染、饥饿、寒冷、手术、外伤、过劳等诱因。更换体位时注意动作要缓慢,以免发生晕厥。

(二)疾病监测

1.常规监测

观察有无视力障碍,脑神经压迫症状及颅内压增高征象。

2.并发症监测

严密观察患者生命体征、意识、瞳孔变化,一旦出现低血糖、低血压、高热或体温过低、谵妄、恶心、呕吐、抽搐甚至昏迷等垂体危象的表现,立即通知医师并配合抢救。

(三)对症护理

对于性功能障碍的患者,应安排恰当的时间与患者沟通,了解患者目前的性功能、性活动与性生活情况。向患者解释疾病及药物对性功能的影响,为患者提供信息咨询服务的途径,如专业医师、心理咨询师、性咨询门诊等。鼓励患者与配偶交流感受,共同参加性健康教育及阅读有关性健康教育的材料。女性患者若存在性交痛,推荐使用润滑剂。

(四)用药护理

向患者介绍口服药物的名称、剂量、用法、剂量不足和过量的表现;服甲状腺激素应观察心率、心律、体温及体重的变化;嘱患者避免服用镇静剂、麻醉剂等药物。应用激素替代疗法的患者,应使其认识到长期坚持按量服药的重要性和随意停药的危险性。严重水中毒水肿明显者,应用利尿剂应注意观察药物治疗效果,加强皮肤护理,防止擦伤,皮肤干燥者涂以油剂。

(五)垂体危象护理

急救配合:立即建立静脉通路,维持输液通畅,保证药物、液体输入;保持呼吸道通畅,氧气吸入;做好对症护理,低温者可用热水袋或电热毯保暖,但要注意防止烫伤;高热者应进行降温处理,如酒精擦浴、冰敷或遵医嘱用药。加强基础护理,如口腔护理、皮肤护理,防止感染。

八、健康指导

(一)预防疾病

保持皮肤清洁,注意个人卫生,督促患者勤换衣、勤洗澡。保持口腔清洁,避免到人多拥挤的公共场所。鼓励患者活动,减少皮肤感染和皮肤完整性受损的机会;告知患者要注意休息,保持心情愉快,避免精神刺激和情绪激动。

(二)管理疾病

指导患者定期复查,发现病情加重或有变化时及时就诊。嘱患者外出时随身携带识别卡,以便发生意外时能及时救治。

(三)康复指导

遵医嘱定时、定量服用激素,勿随意停药。若需要生育者,可在医师指导下使用性激素替代疗法,以促进精子(卵子)生成。

(张新晶)

第二节 甲状腺功能亢进症

甲状腺功能亢进症(简称甲亢)指由多种病因导致的甲状腺激素(TH)分泌过多,引起各系统兴奋性增高和代谢亢进为主要表现的一组临床综合征。其中以毒性弥漫性甲状腺肿(Graves病)最多见。

一、病因

(一)遗传因素

弥漫性毒性甲状腺肿是器官特异性自身免疫性疾病之一,有显著的遗传倾向。

(二)免疫因素

弥漫性毒性甲状腺肿的体液免疫研究较为深入。最明显的体液免疫特征为血清中存在甲状腺细胞 TSH 受体抗体。即甲状腺细胞增生,TH 合成及分泌增加。

(三)环境因素

环境因素对本病的发生、发展有重要影响,如细菌感染、性激素、应激等,可能是该病发生和恶化的重要诱因。

二、临床表现

(一)一般临床表现

1.甲状腺激素分泌过多综合征

(1)高代谢综合征:多汗怕热、疲乏无力、体重锐减、低热和皮肤温暖潮湿。

(2)精神神经系统:焦躁易怒、神经过敏、紧张忧虑、多言好动、失眠不安、思想不集中和记忆力减退等。

(3)心血管系统:心悸、胸闷、气短,严重者可发生甲亢性心脏病。

(4)消化系统:常表现为食欲亢进,多食消瘦。重者可有肝功能异常,偶有黄疸。

(5)肌肉骨骼系统:部分患者有甲亢性肌病、肌无力和周期性瘫痪。

(6)生殖系统:女性月经常有减少或闭经。男性有勃起功能障碍,偶有乳腺发育。

(7)内分泌系统:早期 ACTH 及 24 小时尿 17-羟皮质类固醇升高,继而受过高 T_3、T_4 抑制而下降。

(8)造血系统:血淋巴细胞升高,白细胞计数偏低,血容量增大,可伴紫癜或贫血,血小板寿命缩短。

2.甲状腺肿

(1)弥漫性、对称性甲状腺肿大。

(2)质地不等、无压痛。

(3)肿大程度与甲亢轻重无明显关系。

(4)甲状腺上下可触及震颤,闻及血管杂音,为诊断本病的重要体征。

3.眼征

(1)单纯性突眼:眼球轻度突出,瞬目减少,眼裂增宽。

(2)浸润性突眼:眼球突出明显,眼睑肿胀,眼球活动受限,结膜充血水肿,严重者眼睑闭合不全、眼球固定、角膜外露而形成角膜溃疡、全眼炎,甚至失明。

(二)特殊临床表现

(1)甲亢危象:①高热(40 ℃以上);②心率快(>140 次/分);③烦躁不安、呼吸急促、大汗、恶心、呕吐和腹泻等,严重者可出现心力衰竭、休克及昏迷。

(2)甲状腺毒症性心脏病主要表现为心输出量增加、心动过速、心房颤动和心力衰竭。

(3)淡漠型甲状腺功能亢进症:①多见于老年患者,起病隐袭;②明显消瘦、乏力、头晕、淡漠、昏厥等;③厌食、腹泻等消化系统症状。

(4)T_3型甲状腺毒症多见于碘缺乏地区和老年人,实验室检查:血清总三碘甲腺原氨酸(TT_3)与游离三碘甲腺原氨酸(FT_3)均增高,而血清总甲状腺素(TT_4)、血清游离甲状腺素(FT_4)正常。

(5)亚临床型甲状腺功能亢进症血清 FT_3、FT_4 正常,促甲状腺激素(TSH)降低。

(6)妊娠期甲状腺功能亢进症:①妊娠期甲状腺激素结合球蛋白增高,引起 TT_4 和 TT_3 增高。②一过性甲状腺毒症。③新生儿甲状腺功能亢进症。④产后由于免疫抑制的解除,弥漫性毒性甲状腺肿易于发生,称为产后弥漫性毒性甲状腺肿。

(7)胫前黏液性水肿多发生在胫骨前下 1/3 部位,也见于足背、踝关节、肩部、手背或手术瘢痕处,偶见于面部,皮损大多为对称性。

(8)Graves 眼病(甲状腺相关性眼病)。

三、辅助检查

(一)实验室检查

检测血清游离甲状腺素(FT_4)、游离三碘甲腺原氨酸(FT_3)和促甲状腺激素(TSH)。

(二)影像学及其他检查

放射性核素扫描、CT 检查、B 超检查、MRI 检查等有助于甲状腺、异位甲状腺肿和球后病变性质的诊断,可根据需要选用。

四、处理原则和治疗要点

(一)抗甲状腺药物

口服抗甲状腺药物是治疗甲亢的基础措施,也是手术和^{131}I 治疗前的准备阶段。常用的抗甲状腺药物包括硫脲类(丙硫氧嘧啶、甲硫氧嘧啶等)和咪唑类(甲巯咪唑、卡比马唑等)。

(二)^{131}I 治疗甲亢

目的是破坏甲状腺组织,减少甲状腺激素产生。该方法简单、经济,治愈率高,尚无致畸、致癌、不良反应增加的报道。

(三)手术治疗

通常采取甲状腺次全切术,两侧各留下 2～3 g 甲状腺组织。

五、护理评估

(一)病史

详细询问过去健康情况,有无甲亢家族史,有无病毒感染,应激因素,诱发因素,生活方式,饮食习惯,排便情况;查询上次住院的情况,药物使用情况,以及出院后病情控制情况;询问最近有无疲乏无力、怕热多汗、大量进食却容易饥饿、甲状腺肿大、眼部不适、高热的症状。

(二)身体状况

评估生命体征的变化,包括体温是否升高,脉搏是否加快,脉压是否增大等;情绪是否发生变化;有无体重下降,是否贫血。观察和测量突眼度;观察甲状腺肿大的程度,是否对称,有无血管杂音等。

(三)心理-社会评估

询问对甲状腺疾病知识的了解情况,患病后对日常生活的影响,是否有情绪上的变化,如急躁易怒,易与身边的人发生冲突或矛盾;了解所在社区的医疗保健服务情况。

六、护理措施

(一)饮食护理

(1)给予高蛋白、高维生素、矿物质丰富、高热量饮食。

(2)适量增加奶类、蛋类、瘦肉类等优质蛋白以纠正体内的负氮平衡,多摄取新鲜蔬菜和水果。

(3)多饮水,保证每天 2 000～3 000 mL,以补充腹泻、出汗等所丢失的水分。若患者并发心脏疾病应避免大量饮水,以预防水肿和心力衰竭的发生。

(4)为避免引起患者精神兴奋,不宜摄入刺激性的食物及饮料,如浓茶、咖啡等。

(5)为减少排便次数,不宜摄入过多的粗纤维食物。

(6)限制含碘丰富的食物,不宜食海带、紫菜等海产品,慎食卷心菜、甘蓝等易致甲状腺肿的食物。

(二)用药护理

(1)指导患者正确用药,不可自行减量或停药。

(2)观察药物不良反应:①粒细胞缺乏症多发生在用药后 2～3 个月。定期复查血常规,如血白细胞计数低于 3×10^9/L 或中性粒细胞计数低于 1.5×10^9/L,应考虑停药,并给予升白细胞的药物。②如伴咽痛、发热、皮疹等症状须立即停药。③药疹较常见,可用抗组胺药控制,不必停药,发生严重皮疹时应立即停药,以免发生剥脱性皮炎。④发生肝坏死、中毒性肝炎、精神异常、狼疮样综合征、胆汁淤滞综合征、味觉丧失等应立即停药进行治疗。

(三)休息与活动

评估患者目前的活动情况,与患者共同制订日常活动计划。不宜剧烈活动,活动时以不感疲劳为好,适当休息,保证充足睡眠,防止病情加重。如有心力衰竭或严重感染者应严格卧床休息。

(四)环境

保持病室安静,避免嘈杂,限制探视时间,告知家属不宜提供兴奋、刺激的信息,以减少患者激动、易怒的精神症状。甲亢患者因怕热多汗,应安排通风良好的环境,夏天使用空调,保持室温凉爽而恒定。

(五)生活护理

协助患者完成日常的生活护理,如洗漱、进餐、如厕等。对大量出汗的患者,加强皮肤护理,应随时更换浸湿的衣服及床单,防止受凉。

(六)心理护理

耐心细致地解释病情,提高患者对疾病的认知水平,让患者及其家属了解其情绪、性格改变是暂时的,可因治疗而得到改善,鼓励患者表达内心感受,理解和同情患者,建立互信关系。与患者共同探讨控制情绪和减轻压力的方法,指导和帮助患者正确处理生活中的突发事件。

(七)病情观察

观察患者精神状态和手指震颤情况,注意有无焦虑、烦躁、心悸等甲亢加重的表现,必要时使用镇静剂。

(八)眼部护理

采取保护措施,预防眼睛受到刺激和伤害。外出戴深色眼镜,减少光线、灰尘和异物的侵害。经常用眼药水湿润眼睛,避免过度干燥;睡前涂抗生素眼膏,眼睑不能闭合者用无菌纱布或眼罩覆盖双眼。指导患者当眼睛有异物感、刺痛或流泪时,勿用手直接揉眼睛。睡眠或休息时,抬高头部,使眶内液回流减少,减轻球后水肿。

七、健康指导

(一)疾病知识指导

为患者讲解有关甲亢的疾病知识,指导患者注意加强自我保护,上衣领宜宽松,避免压迫甲状腺,严禁用手挤压甲状腺,以免 TH 分泌过多,加重病情。对有生育需要的女性患者,应告知其妊娠可加重甲亢,宜治愈后再妊娠。育龄女性在^{131}I治疗后的 6 个月内应当避孕。妊娠期间监测胎儿发育。鼓励患者保持身心愉快,避免精神刺激或过度劳累,建立和谐的人际关系和良好的社会支持系统。

(二)患者用药指导

坚持遵医嘱按剂量、按疗程服药,不可随意减量或停药。对妊娠期甲亢患者,应指导其避免各种对母亲及胎儿造成影响的因素,宜选用抗甲状腺药物治疗,禁用^{131}I 治疗,慎用普萘洛尔。产后如需继续服药,则不宜哺乳。

(三)定期监测及复查

指导患者服用抗甲状腺药物,开始 3 个月,每周检查血常规 1 次,每隔 1～2 个月做甲状腺功能测定,每天清晨卧床时自测脉搏,定期测量体重。脉搏减慢、体重增加是治疗有效的标志。若出现高热、恶心、呕吐、不明原因腹泻、突眼加重等症状,警惕甲状腺危象可能,应及时就诊。指导患者出院后定期复查甲状腺功能、甲状腺彩超等。

(张新晶)

第三节　甲状腺功能减退症

甲状腺功能减退症（简称甲减）是由各种原因导致的甲状腺激素合成和分泌减少（低甲状腺激素血症），或组织利用不足（甲状腺激素抵抗）而引起的全身性低代谢并伴各系统功能减退的综合征。其病理征表现为黏液性水肿。起病于胎儿或新生儿的甲减称为呆小病，常伴有智力障碍和发育迟缓。起病于成人者称成年型甲减。本节主要介绍成年型甲减。

一、病因

（一）自身免疫损伤

常见于自身免疫性甲状腺炎引起的 TH 合成和分泌减少。

（二）甲状腺破坏

甲状腺切除术后、^{131}I 治疗后导致的甲状腺功能减退。

（三）中枢性甲减

由垂体外照射、垂体大腺瘤、颅咽管瘤及产后大出血引起的 TRH 和 TSH 产生和分泌减少所致。

（四）碘过量

可引起具有潜在性甲状腺疾病者发生甲减，也可诱发和加重自身免疫性甲状腺炎。

（五）抗甲状腺药物使用

硫脲类药物、锂盐等可抑制 TH 合成。

二、临床表现

甲减多病程较长、病情较轻或早期可无症状，其临床表现与甲状腺激素缺乏的程度有关。

（一）一般表现

1.基础代谢率降低

体温偏低、怕冷，易疲倦、无力，水肿、体重增加，反应迟钝、健忘、嗜睡等。

2.黏液性水肿面容

面部虚肿、面色苍白或呈姜黄色，部分患者鼻唇增厚、表情淡漠、声音低哑、说话慢且发音不清。

3.皮肤及附属结构

皮肤苍白、干燥、粗糙、少光泽，肢体凉。少数病例出现胫前黏液性水肿。指甲生长缓慢、厚脆，表面常有裂纹，毛发稀疏干燥、眉毛外 1/3 脱落。

（二）各系统表现

1.心血管系统

主要表现为心肌收缩力减弱、心动过缓、心输出量降低。久病者由于胆固醇增高，易并发冠心病，10％的患者伴发高血压。

2.消化系统

主要表现为便秘、腹胀、厌食等，严重者可出现麻痹性肠梗阻或黏液水肿性巨结肠。

3.内分泌与生殖系统

主要表现为性欲减退，女性常有月经过多或闭经情况。

4.肌肉与关节

主要表现为肌肉乏力，暂时性肌强直、痉挛和疼痛等。

5.血液系统

主要表现为贫血。

6.黏液水肿性昏迷

主要表现为低体温（<35 ℃）、嗜睡、呼吸减慢、心动过缓、血压下降、四肢肌肉松弛、腱反射减弱或消失、血压明显降低，甚至发生昏迷、休克而危及生命。

三、辅助检查

（一）实验室检查

血常规检查、血生化检查、尿常规检查、甲状腺功能检查。

（二）影像学及其他检查

颈部B超检查、心电图检查、胸部X线检查、头MRI检查、头CT检查。

四、处理原则及治疗要点

（一）替代治疗

首选左甲状腺素钠片口服。替代治疗时，需从最小剂量开始用药，之后根据TSH目标调整剂量，逐渐纠正甲减而不产生明显不良反应，使血TSH和TH水平恒定在正常范围内。

（二）对症治疗

有贫血者补充铁剂、维生素B_{12}、叶酸等。胃酸分泌过少者补充稀盐酸，与TH合用疗效好。

（三）亚临床甲减的处理

亚临床甲减引起的血脂异常可导致动脉粥样硬化，部分亚临床甲减也可发展为临床甲减。目前认为只要患者有高胆固醇血症、血清TSH>10 mU/L，就需要给予左甲状腺素钠片进行替代治疗。

（四）黏液性水肿昏迷的治疗

（1）立即静脉补充TH，清醒后改口服维持治疗。

（2）保持呼吸道通畅，吸氧，同时给予保暖。

（3）糖皮质激素持续静脉滴注，待患者清醒后逐渐减量、停药。根据需要补液。

（4）祛除诱因，治疗原发病。

五、护理评估

（一）病史

（1）详细了解患者患病的起始时间，有无诱因，发病的缓急，主要症状及其特点。

（2）评估患者有无进食异常或营养异常，有无排泄功能异常和体力减退等。

（3）评估患者有无失眠、嗜睡、记忆力下降、注意力不集中、畏寒、手足搐搦、四肢感觉异常或麻痹等症状。

(4)评估患者既往检查情况，是否遵从医嘱治疗，用药及治疗效果。

(5)询问患者家族有无类似疾病发生。

(二)身体状况

(1)观察有无体温降低、脉搏减慢等体征。

(2)观察患者有无记忆力减退、反应迟钝和表情淡漠等表现。

(3)观察患者皮肤有无干燥发凉、粗糙脱屑、毛发脱落和黏液性水肿等表现。

(4)有无畏食、腹胀和便秘等。

(5)有无肌肉乏力、暂时性肌强直、痉挛、疼痛等表现，有无关节病变。

(6)有无心肌收缩力减弱、心动过缓、心输出量下降等表现。

(三)心理-社会状况

(1)评估患者患病后的精神、心理变化。

(2)评估疾病对患者日常生活、学习或工作、家庭的影响，是否适应角色的转变。

(3)评估患者对疾病的认知程度。

(4)评估社会支持系统，如家庭成员、经济状况等能否满足患者的医疗护理需求。

六、护理措施

(一)心理护理

多与患者接触交流，鼓励患者表达其感受，交谈时语言温和，耐心倾听，消除患者的陌生感和紧张感。耐心向患者解释病情，消除紧张和顾虑，保持一个健康的心态，积极面对疾病，使其积极配合治疗，树立信心。

(二)饮食护理

给予高维生素、高蛋白、低钠、低脂饮食。宜进食粗纤维食物，促进排便。桥本甲状腺炎所致的甲减应避免摄取含碘食物和药物，以免诱发严重的黏液性水肿。

(三)低体温护理

(1)保持室内空气新鲜，每天通风，调节室温在 22～24 ℃，注意保暖。可通过添加衣服，包裹毛毯，睡眠时加盖棉被，冬季外出时戴手套、穿棉鞋，以避免着凉。

(2)注意监测生命体征变化，观察有无体温过低、心律失常等表现，并给予及时处理。

(四)便秘护理

指导患者每天定时排便，养成规律的排便习惯。适当地按摩腹部，多进食富含粗纤维的蔬菜、水果、全麦制品。根据患者病情、年龄进行适度的运动，如慢走、慢跑，促进胃肠蠕动。

(五)用药护理

通常需要终身服药，从小剂量开始，逐渐加量至达到完全替代剂量。空腹或餐前 30 分钟口服，一般与其他药物分开服用。如用泻剂，观察排便的次数、量，有无腹痛、腹胀等麻痹性肠梗阻的表现。

(六)黏液水肿昏迷的护理

(1)应立即建立静脉通路，给予急救药物。

(2)保持呼吸道通畅，给予吸氧，必要时配合气管插管术或气管切开术。

(3)监测生命体征和动脉血气分析的变化，记录 24 小时出入液量。

(4)给予保暖，避免局部热敷，以免烫伤和加重循环障碍。

七、健康指导

(一)疾病知识指导

讲解疾病发生的原因及注意事项，如地方性缺碘者可采用碘化盐。药物引起者应调整剂量或停药。注意个人卫生，注意保暖，避免在人群集中的地方停留时间过长，预防感染和创伤。慎用催眠、镇静、止痛等药物。

(二)饮食原则

遵循高蛋白、高维生素、低钠、低脂肪的饮食原则。

(三)药物指导

向其解释终身坚持服药的必要性。不可随意停药或更改剂量，否则可能导致心血管疾病，如心肌缺血、心肌梗死或充血性心力衰竭。替代治疗效果最佳的指标为血 TSH 恒定在正常范围内，长期行替代治疗者宜每 6～12 个月检测1 次。对有心脏病、高血压、肾炎的患者，注意剂量的调整。服用利尿剂时，指导患者记录 24 小时出入量。

(四)病情观察

观察患者的症状和体征改善情况，如出现明显的药物不良反应或并发症，应及时给予处置。讲解黏液性水肿昏迷发生的原因及表现，若出现低血压、心动过缓、体温<35 ℃等，应及时就医。指导患者自我监测甲状腺激素服用过量的症状，如出现多食消瘦、脉搏>100 次/分、心律失常、体重减轻、发热、大汗、情绪激动等情况，及时报告医师。指导患者定期复查肝功能、肾功能、甲状腺功能、血常规、心电图等。

(五)定期复查甲状腺功能

药物治疗开始后 4～8 周或剂量调整后检测 TSH，TSH 恢复正常后每 6～12 个月检查 1 次甲状腺功能。监测体重，以了解病情控制情况，及时调整用药剂量。

(张新晶)

第四节 皮质醇增多症

皮质醇增多症是指由各种病因导致糖皮质激素(主要是皮质醇)分泌过多所致疾病的总称，其中最多见者为垂体促肾上腺皮质激素(ACTH)分泌亢进所引起的临床类型，称为库欣病(Cushing 病)。

一、病因

(一)依赖性 ACTH 的皮质醇增多症

1.库欣病

最常见，约占皮质醇增多症的 70%，是指垂体性皮质醇增多症，由垂体促肾上腺皮质激素细胞瘤分泌大量 ACTH。

2.异位 ACTH 分泌综合征

垂体以外肿瘤分泌过量 ACTH，刺激肾上腺皮质增生分泌过多的皮质醇。

(二)不依赖 ACTH 的综合征

(1)肾上腺皮质腺瘤占皮质醇增多症的 15%～20%，多见于成人，男性相对多见。

(2)肾上腺皮质癌约占皮质醇增多症的 5%以下，病情重，进展快。

(3)不依赖 ACTH 的双侧肾上腺小结节性增生，可伴或不伴 Carney 综合征。

(4)不依赖 ACTH 的双侧肾上腺大结节性增生。

二、临床表现

(一)向心性肥胖

满月脸，水牛背，多血质外貌，面圆而呈暗红色，颈、胸、腹、背部脂肪甚厚。疾病后期，因肌肉消耗，四肢显得瘦小。

(二)皮肤表现

皮肤薄，微血管脆性增加，轻微损伤即可引起瘀斑。手、脚、指(趾)甲、肛周常出现真菌感染。异位 ACTH 综合征者及较重库欣病患者皮肤色素沉着、颜色加深。

(三)代谢障碍

大量皮质醇促进肝糖原异生，使血糖升高，部分患者出现继发性糖尿病。大量皮质醇有潴钠、排钾作用，低血钾使患者乏力加重，部分患者因潴钠出现轻度水肿。同时病程长者可出现身材变矮、骨质疏松等。

(四)心血管表现

高血压常见，常伴有动脉硬化。长期高血压可并发左心室肥大、心力衰竭和脑血管意外。易发生动、静脉血栓，使心血管并发症发生率增加。

(五)感染

肺部感染多见。患者在感染后，炎症反应往往不显著，发热不明显，易于漏诊而造成严重后果。

(六)性功能障碍

女性患者大多出现月经减少、不规则或停经；痤疮常见；明显男性化(乳房萎缩、生须、喉结增大、阴蒂肥大)者少见。男性患者性欲可减退，睾丸变软、阴茎缩小。

(七)全身肌肉及神经系统

肌无力，下蹲后起立困难。不同程度的精神、情绪变化，严重者精神异常，个别可发生类偏狂。

三、辅助检查

(一)实验室检查

血、尿、粪便常规检查，血生化检查和血皮质醇检查。

(二)影像学及其他检查

肾上腺 B 超检查、CT 检查、MRI 检查，蝶鞍区断层摄片、鞍区 CT 检查及 MRI 检查，心电图及超声心动图检查和骨密度检查。

(三)地塞米松抑制试验

1.小剂量地塞米松抑制试验

尿17-羟皮质类固醇不能降至对照值的50%以下,或尿游离皮质醇不能降至55 nmol/24 h以下者,表示不能被抑制。

2.大剂量地塞米松抑制试验

尿17-羟皮质类固醇或尿游离皮质类固醇能降至对照组的50%以下者,表示被抑制。

(四)ACTH兴奋试验

垂体性库欣病和异位ACTH综合征者常有反应,原发性肾上腺皮质肿瘤者多数无反应。

四、处理原则及治疗要点

根据不同病因行相应治疗。在病因治疗前,对病情严重的患者,宜先对症治疗以防止并发症的发生。

(一)库欣病

(1)经蝶窦切除垂体微腺瘤为治疗本病的首选疗法。

(2)如经蝶窦手术未能发现并摘除垂体微腺瘤或某种原因不能做垂体手术,对病情严重者,宜做一侧肾上腺全切,另一侧肾上腺大部分或全切除术,术后做激素替代治疗。

(3)对垂体大腺瘤患者,需做开颅手术治疗,尽可能切除肿瘤。

(4)影响神经递质的药物可做辅助治疗,对于催乳素升高者,可用溴隐亭治疗。

(5)必要时行双侧肾上腺切除术,术后行激素替代治疗。

(二)肾上腺腺瘤

手术切除可根治,术后需使用激素行替代治疗。在肾上腺功能逐渐恢复时,氢化可的松的剂量也随之递减,大多数患者于6个月至1年或更久可逐渐停用替代治疗。

(三)不依赖ACTH的小结节性或大结节性双侧肾上腺增生

行双侧肾上腺切除术,术后行激素替代治疗。

(四)异位ACTH综合征

应治疗原发性恶性肿瘤,视具体病情做手术、放疗和化疗。如能根治,皮质醇增多症可以缓解;如不能根治,则需要用肾上腺皮质激素合成阻滞剂。

五、护理评估

(一)病史

(1)详细了解患者患病的起始时间,有无诱因,发病的缓急,主要症状及其特点。

(2)评估患者有无进食异常或营养异常,有无排泄功能异常和体力减退等。

(3)评估患者有无失眠、瞌睡、记忆力减退、注意力不集中,有无下蹲后起立困难,肌无力症状等。

(4)评估患者既往检查情况,是否遵从医嘱治疗,用药及治疗效果。

(5)评估婚姻状况及生育情况,了解患者是否有性功能异常等问题。

(二)身体状况

(1)评估患者有无血压升高、向心性肥胖、满月脸等。

(2)评估患者有无皮肤、黏膜色素沉着、痤疮、多毛等。

(3)评估患者有无脊椎压缩变形、身材矮小、肌无力等。

(4)评估患者腹部皮肤有无紫纹。

(5)评估患者有无外生殖器发育异常。

(三)心理-社会状况

(1)评估患者患病后的精神、心理变化。

(2)评估疾病对日常生活、学习、工作和家庭的影响,是否适应患者角色的转变,对疾病的认知程度。

(3)评估社会支持系统,如家庭成员、经济状况等能否满足患者的医疗护理需求。

六、护理措施

(一)心理护理

讲解疾病的有关知识,给患者提供有关疾病的资料,向患者说明身体外形的改变是疾病发生、发展过程的表现,消除患者的紧张和焦虑情绪。经常巡视病房,了解患者的需要,帮助解决问题。多与患者接触和交流,鼓励患者表达其感受,交谈时语言要温和,耐心倾听。使患者正确认识疾病所导致的形体和外观改变,提高对形体改变的认识和适应能力,需要积极配合检查和治疗,帮助其树立自信心。

(二)饮食护理

给予低钠、高钾、高蛋白、低碳水化合物、低热量的饮食,预防和控制水肿。鼓励患者摄取富含钙及维生素 D 的食物,如牛奶、紫菜、虾皮、坚果等以预防骨质疏松。鼓励患者多食柑橘类、枇杷、香蕉、南瓜等含钾高的食物。

(三)生活护理

保持病室环境清洁,避免患者暴露在污染的环境中,减少感染机会。保持室内适宜的温度和相对湿度。严格执行无菌操作,尽量减少侵入性治疗,以降低发生感染及交叉感染的危险。指导患者和家属学习预防感染的知识,如注意保暖,减少或避免到公共场所,以防上呼吸道感染。给予皮肤与口腔护理,协助患者做好个人卫生,避免皮肤擦伤和感染。长期卧床者宜定期翻身,注意保护骨隆突处,预防压疮发生。病重者做好口腔护理。

(四)安全护理

提供安全、舒适的环境,移除环境中不必要的家具或摆设,浴室应铺上防滑脚垫。避免剧烈运动,变换体位时动作宜轻柔,防止因跌倒或碰撞引起骨折。

七、健康指导

(一)疾病知识指导

指导患者在日常生活中注意预防感染,保持皮肤清洁,避免外伤、骨折等各种可能导致病情加重或诱发并发症的因素存在。

(二)药物指导

指导患者正确用药并掌握对药物疗效和不良反应的观察,了解激素替代治疗的有关注意事项,尤其是识别激素过量或不足的症状和体征,并告诫患者随意停用激素会引起致命的肾上腺危象。若出现虚弱、头晕、发热、恶心、呕吐等情况应立即就诊。

(三)定期复查

教会患者自我护理措施,适当从事力所能及的活动,以增强患者的自信心和自尊感,定期到门诊复查。

(张新晶)

第五节 尿 崩 症

尿崩症是指精氨酸加压素(AVP)严重缺乏或部分缺乏(称中枢性尿崩症),以及肾脏对 AVP 不敏感,致肾远曲小管和集合管对水的重吸收减少(称肾性尿崩症),从而引起多尿、烦渴、多饮与低密度尿为特征的一组综合征。正常人每天尿量仅 1.5 L 左右。任何情况使 ADH 分泌不足或不能释放,或肾脏对 ADH 不反应都可使尿液无法浓缩而有多尿,随之有多饮。尿崩症可发生于任何年龄,但以青少年为多见。男性多于女性,男女性别比为2∶1。

一、病因分类

(一)中枢性尿崩症

任何导致 AVP 合成、分泌与释放受损的情况都可引起本症的发生,中枢性尿崩症的病因有原发性、继发性与遗传性 3 种。

1.原发性

病因不明者占 1/3～1/2。此型患者的下丘脑视上核与室旁核内神经元数目减少,Nissil 颗粒耗尽。AVP 合成酶缺陷,神经垂体缩小。

2.继发性

中枢性尿崩症可继发于下列原因导致的下丘脑-神经垂体损害,如颅脑外伤或手术后、肿瘤等;感染性疾病,如结核、梅毒、脑炎等;浸润性疾病,如结节病、肉芽肿病;脑血管病变,如血管瘤;自身免疫性疾病,有人发现患者血中存在针对下丘脑 AVP 细胞的自身抗体;Sheehan 综合征等。

3.遗传性

一般症状轻,可无明显多饮多尿。临床症状包括尿崩症、糖尿病、视神经萎缩和耳聋,是一种常染色体隐性遗传疾病,常为家族性,患者从小多尿,本症可能因为渗透压感受器缺陷所致。

(二)肾性尿崩症

肾脏对 AVP 产生反应的各个环节受到损害导致肾性尿崩症,病因有遗传性与继发性两种。

1.遗传性

呈 X 连锁隐性遗传方式,由女性遗传,男性发病,多为家族性。近年已把肾性尿崩症基因即 G 蛋白耦联的 *AVP-V2R* 基因精确定位于 X 染色体长臂端粒 Xq28 带上。

2.继发性

肾性尿崩症可继发于多种疾病导致的肾小管损害,如慢性肾盂肾炎、阻塞性尿路疾病、肾小管性酸中毒、肾小管坏死、淀粉样变、骨髓瘤、肾脏移植与氮质血症。代谢紊乱如低钾血症、高钙血症也可导致肾性尿崩症。多种药物可致肾性尿崩症,如庆大霉素、头孢唑林、诺氟沙星、阿米卡星、链霉素、大剂量地塞米松、过期四环素、碳酸锂等。应用碳酸锂的患者中 20%～40%可出现肾性尿崩症，其机制可能是锂盐导致了细胞 cAMP 生成障碍，干扰肾脏对水的重吸收。

二、诊断要点

(一)临床特征

(1)大量低密度尿，尿量超过 3 L/d。

(2)因鞍区肿瘤过大或向外扩展者，常有蝶鞍周围神经组织受压表现，如视力减退、视野缺失。

(3)有渴觉障碍者，可出现脱水、高钠血症、高渗状态、发热、抽搐等，甚至脑血管意外。

(二)实验室检查

1.尿渗透压

50～200 mOsm/L，明显低于血浆渗透压，血浆渗透压可高于 300 mOsm/L(正常参考值为 280～295 mOsm/L)。

2.血浆抗利尿激素值

降低(正常基础值为 1～1.5 pg/mL)，尤其是禁水和滴注高渗盐水时仍不能升高，提示垂体抗利尿激素储备能力降低。

3.禁水试验

禁水试验是最常用的诊断垂体性尿崩症的功能试验。方法：试验前测体重、血压、尿量、尿比重、尿渗透压。以后每 2 小时排尿，测尿量、尿比重、尿渗透压、体重、血压等，至尿量无变化、尿比重及尿渗透压持续两次不再上升为止。抽血测定血浆渗透压，并皮下注射抗利尿激素(水剂)5 U，每小时再收集尿量，测尿比重、尿渗透压 1～2 次。一般需禁水 8 小时以上。如有血压下降、体重减轻 3 kg 以上时，应终止试验。

三、鉴别要点

(一)精神性多饮多尿

有精神刺激史，主要表现为烦渴、多饮、多尿、低密度尿，与尿崩症极相似，但 AVP 并不缺乏，禁水试验后尿量减少，尿比重增高，尿渗透压上升，注射 AVP 后尿渗透压和尿比重变化不明显。

(二)糖尿病多饮多尿

糖尿病为高渗性利尿，尿糖阳性，尿比重高，血糖高。

(三)高钙血症

甲旁亢危象时血钙增高。尿钙增高，肾小管对抗利尿激素反应下降，产生多饮多尿，也是高渗利尿，尿比重增高。

(四)其他

如慢性肾功能不全、肾上腺皮质功能减退。

四、规范化治疗

(一)中枢性尿崩症

1.病因治疗

针对各种不同的病因积极治疗有关疾病，以改善继发于此类疾病的尿崩症病情。

2.药物治疗

轻度尿崩症患者仅需多饮水，如长期多尿，每天尿量大于 4 000 mL 时因可能造成肾脏损害而致肾性尿崩症，需要药物治疗。

(1)抗利尿激素制剂。①1-脱氨-8-右旋精氨酸血管升压素(DDAVP)：为目前治疗尿崩症的首选药物，可由鼻黏膜吸入，每天 2 次，每次 10～20 μg(儿童患者为每次 5 μg，每天 1 次)，肌内注射制剂每毫升含4 μg，每天 1～2 次，每次 1～4 μg(儿童患者每次 0.2～1 μg)。②鞣酸加压素油剂注射液：每毫升油剂注射液含 5 U，从 0.1 mL 开始肌内注射，必要时可加至0.2～0.5 mL。疗效持续 5～7 天。长期应用 2 年左右可因产生抗体而减效，过量则可引起水潴留，导致水中毒。故因视病情从小剂量开始，逐渐调整用药剂量与间隔时间。③粉剂加压素：每次吸入 20～50 mg，每 4～6 小时 1 次。长期应用可致萎缩性鼻炎，影响吸收或过敏而引起支气管痉挛，疗效也减弱。④赖氨酸血管加压素粉剂：为人工合成粉剂，由鼻黏膜吸入，疗效持续 3～5 小时，每天吸入 2～3 次。长期应用也可发生萎缩性鼻炎。⑤神经垂体后叶素水剂：每次 5～10 μg，每天2～3 次，皮下注射。作用时间短，适用于一般尿崩症，注射后有头痛、恶心、呕吐及腹痛不适等症状，故多数患者不能坚持用药。⑥抗利尿素纸片：每片含 AVP 10 μg，可于白天或睡前舌下含化，使用方便，有一定的疗效。⑦神经垂体后叶素喷雾剂：赖氨酸血管升压素与精氨酸血管升压素均有此制剂，疗效与粉剂相当，久用也可致萎缩性鼻炎。

(2)口服治疗尿崩症药物。①氢氯噻嗪：小儿每天 2 mg/kg，成人每次 25 mg，每天 3 次，或 50 mg，每天 2 次，服药过程中应限制钠盐摄入，同时应补充钾(每天 60 mg 氯化钾)。②氯磺丙脲：每次 0.125～0.25 g，每天 1～2 次，一般每天剂量不超过 0.5 g。服药 24 小时后开始起作用，4 天后出现最大作用，单次服药 72 小时后恢复疗前情况。③氯贝丁酯：用量为每次 0.5～0.75 g，每天 3 次，24～48 小时迅速起效，可使尿量下降，尿渗透压上升。④卡马西平：为抗癫痫药物，其抗尿崩作用机制大致同氯磺丙脲，用量每次 0.2 g，每天 2～3 次，作用迅速，尿量可减至 2 000～3 000 mL，不良反应为头痛、恶心、疲乏、眩晕、肝损害与白细胞计数降低等。⑤吲达帕胺：为利尿、降压药物，其抗尿崩作用机制可能类似于氢氯噻嗪。用量为每次 2.5～5 mg，每天 1～2 次。用药期间应监测血钾变化。

(二)肾性尿崩症

由药物引起的或代谢紊乱所致的肾性尿崩症，只要停用药物，纠正代谢紊乱，就可以恢复正常。如果为家族性的，治疗相对困难，可限制钠盐摄入，应用噻嗪类利尿剂、前列腺素合成酶抑制剂(如吲哚美辛)，上述治疗可将尿量减少 80%。

五、护理措施

按内科及本系统疾病的一般护理常规。

(一)病情观察

(1)准确记录患者尿量、尿比重、饮水量，观察液体出入量是否平衡，以及体重变化。

(2)观察饮食情况，如食欲缺乏以及便秘、发热、皮肤干燥、倦怠、睡眠不佳等症状。

(3)观察脱水症状，如头痛、恶心、呕吐、胸闷、虚脱、昏迷。

(二)对症护理

(1)对于多尿、多饮者应给予扶助与预防脱水，根据患者的需要供应水。

(2)测尿量、饮水量、体重，从而监测液体出入量，正确记录，并观察尿色、尿比重等及电解质、血渗透压情况。

(3)患者因夜间多尿而失眠、疲劳及精神焦虑等,应给予护理照料。

(4)注意患者出现的脱水症状,一旦发现要尽早补液。

(5)保持皮肤、黏膜的清洁。

(6)有便秘倾向者及早预防。

(7)药物治疗及检查时,应注意观察疗效及不良反应,嘱患者准确用药。

(三)一般护理

(1)患者夜间多尿,白天容易疲倦,要注意保持安静舒适的环境。

(2)在患者身边经常备足温开水。

(3)定时测血压、体温、脉搏、呼吸及体重,以了解病情变化。

(四)健康指导

(1)患者由于多尿、多饮,要嘱患者在身边备足温开水。

(2)注意预防感染,尽量休息,适当活动。

(3)指导患者记录尿量及体重变化。

(4)遵医嘱给药,不得自行停药。

(5)门诊定期随访。

(张新晶)

第六节 肥 胖 症

肥胖症指体内脂肪堆积过多和(或)分布异常、体重增加,是包括遗传和环境因素在内的多种因素相互作用所引起的慢性代谢性疾病。肥胖症分单纯性肥胖症和继发性肥胖症两大类。临床上无明显内分泌及代谢性病因所致的肥胖症,称单纯性肥胖症。若作为某些疾病的临床表现之一,称为继发性肥胖症,约占肥胖症的1%。据估计,在西方国家成年人中,约有半数人超重和肥胖。我国肥胖症的患病率也在迅速上升。肥胖症已成为重要的世界性健康问题之一。

一、病因与发病机制

病因未明,被认为是包括遗传和环境因素在内的多种因素相互作用的结果。总的来说,脂肪的积聚是由于摄入的能量超过消耗的能量。

(一)遗传因素

肥胖症有家族聚集倾向,但遗传基础未明,也不能排除共同饮食、活动习惯的影响。

(二)中枢神经系统

体重受神经系统和内分泌系统双重调节,最终影响能量摄取和消耗的效应器官而发挥作用。

(三)内分泌系统

肥胖症患者均存在血中胰岛素升高,高胰岛素血症可引起多食和肥胖。

(四)环境因素

通过饮食习惯和生活方式的改变,如坐位生活方式、体育运动少、体力活动不足使能量消耗减少、进食多、喜甜食或油腻食物,使摄入能量增多。

(五)其他因素

1.与棕色脂肪组织功能异常有关

可能由于棕色脂肪组织产热代谢功能低下,使能量消耗减少。

2.肥胖症与生长因素有关

幼年起病者多为增生型或增生肥大型,肥胖程度较重,且不易控制;成年起病者多为肥大型。

二、临床表现

肥胖症可见于任何年龄,女性较多见。多有进食过多和(或)运动不足,肥胖家族史。引起肥胖症的病因不同,其临床表现也不相同。

(一)体型变化

脂肪堆积是肥胖的基本表现。脂肪组织分布存在性别差异,通常男性型主要分布在腰部以上,以颈项部、躯干部为主,称为苹果型。女性型主要分布在腰部以下,以下腹部、臀部、大腿部为主,称为梨型。

(二)心血管疾病

肥胖患者血容量、心输出量均较非肥胖者增加而加重心脏负担,引起左心室肥厚、扩大;心肌脂肪沉积导致心肌劳损,易发生心力衰竭。由于静脉回流障碍,患者易发生下肢静脉曲张、栓塞性静脉炎和静脉血栓形成。

(三)内分泌与代谢紊乱

常有高胰岛素血症、动脉粥样硬化、冠心病等,且糖尿病发生率明显高于非肥胖者。

(四)消化系统疾病

胆石症、胆囊炎发病率高,慢性消化不良、脂肪肝、轻至中度肝功能异常较常见。

(五)呼吸系统疾病

胸壁肥厚,腹部脂肪堆积,使腹压增高、横膈升高而降低肺活量,引起呼吸困难。严重者可致缺氧、发绀、高碳酸血症,可发生肺动脉高压和心力衰竭。还可引起睡眠呼吸暂停综合征及睡眠窒息。

(六)其他

恶性肿瘤发生率升高,如女性子宫内膜癌、乳腺癌;男性结肠癌、直肠癌、前列腺癌发生率均升高。因长期负重易发生腰背及关节疼痛。皮肤皱褶处易发生皮炎、擦烂、并发化脓性或真菌感染。

三、辅助检查

肥胖症的评估包括测量身体肥胖程度、体脂总量和脂肪分布,其中后者对预测心血管疾病危险性更为准确。常用测量方法如下。

(一)体质指数(BMI)

测量身体肥胖程度,BMI=体重(kg)/身长$(m)^2$,是诊断肥胖症最重要的指标。我国成年人

BMI 值≥24为超重，≥28 为肥胖。

(二)腰围(WC)

目前认为测定腰围更为简单可靠，是诊断腹部脂肪积聚最重要的临床指标。世界卫生组织(WHO)建议男性 WC>94 cm、女性 WC>80 cm 为肥胖。中国肥胖问题工作组建议，我国成年男性 WC ≥85 cm、女性 WC≥80 cm 为腹部脂肪积聚的诊断界限。

(三)腰臀比

WHR 反映脂肪分布。腰围测量髂前上棘和第 12 肋下缘连线的中点水平，臀围测量环绕臀部的骨盆最突出点的周径。正常成人 WHR 男性<0.90，女性<0.85，超过此值为中央性(又称腹内型或内脏型)肥胖。

(四)CT 或 MRI

计算皮下脂肪厚度或内脏脂肪量。

(五)其他

身体密度测量法、生物电阻抗测定法、双能 X 线吸收法测定体脂总量等。

四、诊断要点

目前国内外尚未统一。根据病史、临床表现和判断指标即可诊断。在确定肥胖后，应鉴别单纯性或继发性肥胖症，并注意肥胖症并非单纯体重增加。

五、治疗

治疗要点：减少热量摄取、增加热量消耗。

(一)行为治疗

教育患者采取健康的生活方式，改变饮食和运动习惯，并自觉地长期坚持。

(二)营养治疗

控制总进食量，采用低热量、低脂肪饮食。对肥胖患者应制订能使之接受、长期坚持下去的个体化饮食方案，使体重逐渐减轻到适当水平，再继续维持。

(三)体力活动和体育运动

体力活动和体育运动与医学营养治疗相结合，并长期坚持，尽量创造多活动的机会，减少静坐时间，鼓励多步行。运动方式和运动量应适合患者的具体情况，注意循序渐进，有心血管并发症和肺功能不好的患者必须更为慎重。

(四)药物治疗

长期用药可能产生药物不良反应及耐药性，因而选择药物必须十分慎重，减重药物应根据患者个体情况在医师指导下应用。

(五)外科治疗

外科治疗仅用于重度肥胖、减重失败、有能通过体重减轻而改善的严重并发症者。对伴有糖尿病、高血压和心肺功能疾病的患者应给予相应监测和处理。可选择使用吸脂术、切脂术和各种减少食物吸收的手术，如空肠回肠分流术、胃气囊术、小胃手术或垂直结扎胃成形术等。

(六)继发性肥胖

应针对病因进行治疗。

六、护理诊断/问题

(一)营养失调

高于机体需要量与能量摄入和消耗失衡有关。

(二)身体形象紊乱

身体形象紊乱与肥胖对身体外形的影响有关。

(三)有感染的危险

有感染的危险与机体抵抗力下降有关。

七、护理措施

(一)安全与舒适管理

肥胖症患者的体育锻炼应长期坚持,并提倡进行有氧运动,包括散步、慢跑、游泳、跳舞、打太极拳、球类活动等,运动方式根据年龄、性别、体力、病情及有无并发症等情况确定。

1.评估患者的运动能力和喜好

帮助患者制订每天活动计划并鼓励实施,避免运动过度和过猛。

2.指导患者固定每天运动的时间

每次运动 30～60 分钟,包括前后 10 分钟的热身及整理运动,持续运动 20 分钟左右。如出现头昏、眩晕、胸闷或胸痛、呼吸困难、恶心、丧失肌肉控制能力等应停止活动。

(二)饮食护理

1.评估

评估患者肥胖症的发病原因,仔细询问患者单位时间内体重增加的情况,饮食习惯,了解患者每天进餐量及次数,进食后后感觉和消化吸收情况,排便习惯。有无气急、行动困难、腰痛、便秘、怕热、多汗、头晕、心悸等伴随症状及其程度。是否存在影响摄食行为的精神心理因素。

2.制订饮食计划和目标

与患者共同制订适宜的饮食计划和减轻体重的具体目标,饮食计划应为患者能接受并长期坚持的个体化方案,护士应监督和检查计划执行情况,使体重逐渐减轻(每周降低0.5～1 kg)直到理想水平并保持。

(1)热量的摄入:采用低热量、低脂肪饮食,控制每天总热量的摄入。

(2)采用平衡的混合饮食,合理分配营养比例,进食平衡饮食:饮食中蛋白质占总热量的15%～20%,碳水化合物占 50%～55%,脂肪占 30%以下。

(3)合理搭配饮食:饮食包含适量优质蛋白质、复合糖类(如谷类)、足量的新鲜蔬菜(400～500 g/d)和水果(100～200 g/d)、适量维生素及微量营养素。

(4)养成良好的饮食习惯:少食多餐、细嚼慢咽、蒸煮替代煎炸、粗细搭配、少脂肪多蔬菜、多饮水、停止夜食及饮酒、控制情绪化饮食。

(三)疾病监测

定期评估患者营养状况和体重的控制情况,观察生命体征、睡眠、皮肤状况,动态观察实验室有关检查的变化。注意热量摄入过低可引起衰弱、脱发、抑郁甚至心律失常,应严密观察并及时按医嘱处理。对于焦虑的患者,应观察焦虑感减轻的程度,有无焦虑的行为和语言表现;对于活动无耐力的患者，应观察活动耐力是否逐渐增加，能否耐受日常活动和一般性运动。

（四）用药护理

对使用药物辅助减肥者，应指导患者正确服用，并观察和处理药物的不良反应。①服用西布曲明患者可出现头痛、口干、畏食、失眠、便秘、心率加快，血压轻度升高等不良反应，故禁用于冠心病、充血性心力衰竭、心律失常和脑卒中的患者。②奥利司他的主要不良反应为胃肠胀气、大便次数增多和脂肪便。由于粪便中含有脂肪多而呈烂便、脂肪泻、恶臭，肛门常有脂滴溢出而容易污染内裤，应指导患者及时更换，并注意肛周皮肤护理。

（五）心理护理

鼓励患者表达自己的感受；与患者讨论疾病的治疗及预后，增加患者战胜疾病的信心；鼓励患者自身修饰；加强自身修养，提高自身的内在气质；及时发现患者情绪问题，及时疏导，严重者建议心理专科治疗。

八、健康指导

（一）预防疾病

加强患者的健康教育，特别是有肥胖家族史的儿童，妇女产后及绝经期，男性中年以上或病后恢复期尤应注意。说明肥胖对健康的危害，使其了解肥胖症与心血管疾病、高血压、糖尿病、血脂异常等密切相关。告知肥胖患者体重减轻 5%～10%，就能明显改善以上与肥胖相关的心血管病危险因素及并发症。

（二）管理疾病

向患者宣讲饮食、运动对减轻体重及健康的重要性，指导患者坚持运动，并养成良好的进食习惯。

（三）康复指导

运动要循序渐进并持之以恒，避免运动过度或过猛，避免单独运动；患者运动期间，不要过于严格控制饮食；运动时注意安全，运动时有家属陪伴。

（张新晶）

第七节　糖　尿　病

糖尿病是一组由多病因引起的以慢性高血糖为特征的代谢性疾病，是由胰岛素分泌和（或）作用缺陷所引起。糖尿病是常见病、多发病，是严重威胁人类健康的世界性公共卫生问题之一。

一、分型

（一）1 型糖尿病

胰岛 β 细胞破坏，常导致胰岛素绝对缺乏。

（二）2 型糖尿病

从以胰岛素抵抗为主伴胰岛素分泌不足到以胰岛素分泌不足为主伴胰岛素抵抗。

(三)其他特殊类型糖尿病

其他特殊类型糖尿病指病因相对比较明确，如胰腺炎、皮质醇增多症等引起的一些高血糖状态。

(四)妊娠期糖尿病

妊娠期糖尿病指妊娠期间发生的不同程度的糖代谢异常。

二、病因与发病机制

糖尿病的病因和发病机制至今未完全阐明。总的来说，遗传因素及环境因素共同参与其发病过程。胰岛素由胰岛β细胞合成和分泌，经血液循环到达体内各组织器官的靶细胞，与特异受体结合并引发细胞内物质代谢效应。该过程中任何一个环节发生异常，均可导致糖尿病。

(一)1型糖尿病

1.遗传因素

遗传因素在1型糖尿病发病中起重要作用。

2.环境因素

糖尿病可能与病毒感染、化学毒物和饮食因素有关。

3.自身免疫

有证据支持1型糖尿病为自身免疫性疾病。

4.1型糖尿病的自然史

1型糖尿病的发生发展经历以下阶段。

(1)个体具有遗传易感性，临床无任何异常。

(2)某些触发事件，如病毒感染引起少量β细胞破坏并启动自身免疫过程。

(3)出现免疫异常，可检测出各种胰岛细胞抗体。

(4)β细胞数目开始减少，仍能维持糖耐量正常。

(5)β细胞持续损伤达到一定程度时(通常只残存10%～20%的β细胞)，胰岛素分泌不足，出现糖耐量降低或临床糖尿病，需用外源胰岛素治疗。

(6)β细胞几乎完全消失，需依赖外源胰岛素维持生命。

(二)2型糖尿病

1.遗传因素与环境因素

有资料显示遗传因素主要影响β细胞功能。环境因素包括年龄增加、现代生活方式改变、营养过剩、体力活动不足、子宫内环境，以及应激、化学毒物等。

2.胰岛素抵抗和β细胞功能缺陷

胰岛素抵抗是指胰岛素作用的靶器官对胰岛素作用的敏感性降低。β细胞功能缺陷主要表现为胰岛素分泌异常。

3.糖耐量减低和空腹血糖调节受损

糖耐量减低是葡萄糖不耐受的一种类型。空腹血糖调节受损是指一类非糖尿病性空腹血糖异常，其血糖浓度高于正常，但低于糖尿病的诊断值。目前认为两者均为糖尿病的危险因素，是发生心血管病的危险标志。

4.临床糖尿病

达到糖尿病的诊断标准(表 6-1)。

表 6-1 糖尿病诊断标准

诊断标准	静脉血浆葡萄糖水平
(1)糖尿病症状+随机血糖	≥11.1 mmol/L
(2)空腹血浆血糖(FPG)	≥7.0 mmol/L
(3)葡萄糖负荷后两小时血糖(2 小时 PG)	≥11.1 mmol/L

注:空腹的定义是至少 8 小时没有热量的摄入;随机是指一天当中的任意时间而不管上次进餐的时间及食物摄入量。

三、临床表现

(一)代谢紊乱综合征

1.“三多一少”

多饮、多食、多尿和体重减轻。

2.皮肤瘙痒

患者常有皮肤瘙痒,女性患者可出现外阴瘙痒。

3.其他症状

四肢酸痛、麻木、腰痛、性欲减退、月经失调、便秘和视物模糊等。

(二)并发症

1.糖尿病急性并发症

(1)糖尿病酮症酸中毒(diabetic ketoacidosis,DKA):为最常见的糖尿病急症,以高血糖、酮症和酸中毒为主要表现。DKA 最常见的诱因是感染,其他诱因:胰岛素治疗中断或不适当减量、饮食不当、各种应激及酗酒等。临床表现为早期三多一少,症状加重;随后出现食欲缺乏、恶心、呕吐,多尿、口干、头痛、嗜睡、呼吸深快、呼气中有烂苹果味(丙酮);后期严重失水、尿量减少、眼球下陷、皮肤黏膜干燥,血压下降、心率加快、四肢厥冷;晚期出现不同程度意识障碍。

(2)高渗高血糖综合征:是糖尿病急性代谢紊乱的另一临床类型,以严重高血糖、高血浆渗透压、脱水为特点,无明显酮症酸中毒,患者常有不同程度的意识障碍或昏迷。本病起病缓慢,最初表现为多尿、多饮,但多食不明显或反而食欲缺乏;随病情进展出现严重脱水和神经精神症状,患者反应迟钝、烦躁或淡漠、嗜睡,逐渐陷入昏迷、出现抽搐,晚期尿少甚至尿闭,但无酸中毒样深大呼吸。与 DKA 相比,失水更为严重、神经精神症状更为突出。

(3)感染性疾病:糖尿病容易并发各种感染,血糖控制差者更易发生,病情也更严重。

(4)低血糖:一般将血糖≤2.8 mmol/L 作为低血糖的诊断标准,而糖尿病患者血糖值≤3.9 mmol/L就属于低血糖范畴。低血糖有两种临床类型,即空腹低血糖和餐后(反应性)低血糖。低血糖的临床表现呈发作性,具体分为两类:①自主(交感)神经过度兴奋表现为多有出汗、颤抖、心悸、紧张、焦虑、饥饿、流涎、软弱无力、面色苍白、心率加快、四肢冰凉和收缩压轻度升高等。②脑功能障碍表现为初期表现为精神不集中、思维和语言迟钝、头晕、嗜睡、视物不清、步态不稳,后可有幻觉、躁动、易怒、性格改变、认知障碍,严重时发生抽搐和昏迷。

2.糖尿病慢性并发症

(1)微血管病变:这是糖尿病的特异性并发症。微血管病变主要发生在视网膜、肾、神经和心肌组织，尤其以肾脏和视网膜病变最为显著。

(2)大血管病变：这是糖尿病最严重、突出的并发症，主要表现为动脉粥样硬化。动脉粥样硬化主要侵犯主动脉、冠状动脉、脑动脉、肾动脉和肢体外周动脉等。

(3)神经系统并发症：以周围神经病变最常见，通常为对称性，下肢较上肢严重，病情进展缓慢。患者常先出现肢端感觉异常，如呈袜子或手套状分布，伴麻木、烧灼、针刺感或如踏棉垫感，可伴痛觉过敏、疼痛；后期可有运动神经受累，出现肌力减弱甚至肌萎缩和瘫痪。

(4)糖尿病足：指与下肢远端神经异常和不同程度周围血管病变相关的足部溃疡、感染和(或)深层组织破坏，主要表现为足部溃疡、坏疽。糖尿病足是糖尿病最严重且需治疗费用最多的慢性并发症之一，是糖尿病非外伤性截肢的最主要原因。

(5)其他：糖尿病还可引起黄斑病、白内障、青光眼、屈光改变和虹膜睫状体病变等。牙周病是最常见的糖尿病口腔并发症。

在我国，糖尿病是导致成人失明、非创伤性截肢的主要原因；心血管疾病是使糖尿病患者致残、致死的主要原因。

四、辅助检查

(一)尿糖测定

尿糖受肾糖阈的影响。尿糖呈阳性只提示血糖值超过肾糖阈(大约 10 mmol/L)，尿糖呈阴性不能排除糖尿病的可能。

(二)血糖测定

血糖测定的方法有静脉血葡萄糖测定、毛细血管血葡萄糖测定和 24 小时动态血糖测定 3 种。前者用于诊断糖尿病，后两种仅用于糖尿病的监测。

(三)口服葡萄糖耐量试验

当血糖高于正常范围而又未达到诊断糖尿病标准时，须进行口服葡萄糖耐量试验(OGTT)。OGTT 应在无摄入任何热量 8 小时后，清晨空腹进行，75 g 无水葡萄糖，溶于 250～300 mL 水中，5～10 分钟内饮完，空腹及开始饮葡萄糖水后 2 小时测静脉血浆葡萄糖。儿童服糖量按 1.75 g/kg计算，总量不超过 75 g。

(四)糖化血红蛋白 A_1 测定

糖化血红蛋白 A_1测定：其测定值者取血前 8～12 周血糖的总水平，是糖尿病病情控制的监测指标之一，正常值是 3%～6%。

(五)血浆胰岛素和 C 肽测定

主要用于胰岛 β 细胞功能的评价。

(六)其他

根据病情需要选用血脂、肝功能、肾功能等常规检查，急性严重代谢紊乱时选用酮体、电解质、酸碱平衡检查，心、肝、肾、脑、眼科及神经系统的各项辅助检查等。

五、治疗要点

糖尿病管理须遵循早期和长期、积极而理性、综合治疗和全面达标、治疗措施个体化等原则。

(一)健康教育

健康教育是重要的基础管理措施,是决定糖尿病管理成败的关键。每位糖尿病患者均应接受全面的糖尿病教育,充分认识糖尿病并掌握自我管理技能。

(二)医学营养治疗

医学营养治疗是糖尿病的基础管理措施,是综合管理的重要组成部分。

(三)运动治疗

在糖尿病的管理中占重要地位,尤其对肥胖的 2 型糖尿病患者,运动可增加胰岛素敏感性,有助于控制血糖和体重。运动的原则是适量、经常性和个体化。

(四)药物治疗

1.口服药物治疗

(1)促胰岛素分泌剂。①磺脲类药物:其作用不依赖于血糖浓度。常用药物有格列苯脲、格列吡嗪、格列齐特、格列喹酮和格列苯脲等。②非磺脲类药物:降血糖作用快而短,主要用于控制餐后高血糖。常用药物有瑞格列奈和那格列奈。

(2)增加胰岛素敏感性药物。①双胍类:常用药物有二甲双胍。二甲双胍通常每天剂量 0.5～1.5 g,分 2～3 次口服,最大剂量不超过每天2 g。②噻唑烷二酮类。常用药物也称格列酮类,有罗格列酮和吡格列酮两种制剂。

(3)α-葡萄糖苷酶抑制剂:作为 2 型糖尿病第一线药物,尤其适用于空腹血糖正常(或偏高)而餐后血糖明显升高者。常用药物有阿卡波糖和伏格列波糖。

2.胰岛素治疗

胰岛素治疗是控制高血糖的重要和有效手段。

(1)适应证:①1 型糖尿病。②合并各种严重的糖尿病急性或慢性并发症。③处于应激状态,如手术、妊娠和分娩等。④2 型糖尿病血糖控制不满意,β 细胞功能明显减退者。⑤某些特殊类型糖尿病。

(2)制剂类型:按作用快慢和维持作用时间长短,可分为速效、短效、中效、长效和预混胰岛素 5 类。根据胰岛素的来源不同,可分为动物胰岛素、人胰岛素和胰岛素类似物。

(3)使用原则:①胰岛素治疗应在综合治疗基础上进行。②胰岛素治疗方案应力求模拟生理性胰岛素分泌模式。③从小剂量开始,根据血糖水平逐渐调整。

(五)人工胰

人工胰由血糖感受器、微型电子计算机和胰岛素泵组成。目前尚未广泛应用。

(六)胰腺和胰岛细胞移植

治疗对象主要为 1 型糖尿病患者,目前尚局限于伴终末期肾病的患者。

(七)手术治疗

部分国家已将减重手术(代谢手术)推荐为肥胖 2 型糖尿病患者的可选择的治疗方法之一,我国也已开展这方面的治疗。

(八)糖尿病急性并发症的治疗

1.糖尿病酮症酸中毒

对于早期酮症患者,仅需给予足量短效胰岛素和口服液体,严密观察病情,严密监测血糖、血酮变化,调节胰岛素剂量。对于出现昏迷的患者应立即抢救,具体方法如下。

(1)补液:是治疗的关键环节。基本原则是“先快后慢,先盐后糖”。在 1～2 小时输入0.9%

氯化钠溶液 1 000～2 000 mL，前 4 小时输入所计算失水量的 1/3。24 小时输液量应包括已失水量和部分继续失水量，一般为 4 000～6 000 mL，严重失水者可达 6 000～8 000 mL。

(2)小剂量胰岛素治疗：每小时 0.1 U/kg 的短效胰岛素加入生理盐水中持续静脉滴注或静脉泵入。根据血糖值调节胰岛素的泵入速度，血糖下降速度一般以每小时 3.9～6.1 mmol/L (70～110 mg/dL)为宜，每 1～2 小时复查血糖；病情稳定后过渡到胰岛素常规皮下注射。

(3)纠正电解质及酸碱平衡失调：①轻度酸中毒一般不必补碱。补碱指征为血 pH＜7.1，HCO_3^-＜5 mmol/L。应采用等渗碳酸氢钠(1.25%～1.40%)溶液。补碱不宜过多、过快，以避免诱发或加重脑水肿。②根据血钾和尿量补钾。

(4)防治诱因和处理并发症：如休克、严重感染、心力衰竭、心律失常、肾衰竭、脑水肿和急性胃扩张等。

2.高渗高血糖综合征

治疗原则同 DKA。严重失水时，24 小时补液量可达 6 000～10 000 mL。

3.低血糖

对轻至中度的低血糖，口服糖水或含糖饮料，进食面包、饼干、水果等即可缓解。重者和疑似低血糖昏迷的患者，应及时测定毛细血管血糖，甚至无须等待血糖结果，及时给予 50%葡萄糖 60～100 mL 静脉注射，继以 5%～10%葡萄糖液静脉滴注。另外，应积极寻找病因，对因治疗。

(九)糖尿病慢性并发症的治疗

1.糖尿病足

控制高血糖、血脂异常和高血压，改善全身营养状况和纠正水肿等；神经性足溃疡给予规范的伤口处理；给予扩血管和改善循环治疗；有感染出现时给予抗感染治疗；必要时行手术治疗。

2.糖尿病高血压

血脂紊乱和大血管病变，要控制糖尿病患者血压＜17.3/10.7 kPa(130/80 mmHg)；如尿蛋白排泄量达到 1 g/24 h，血压应控制低于 16.7/10.0 kPa(125/75 mmHg)。低密度脂蛋白胆固醇(LDL-C)的目标值为＜2.6 mmol/L。

3.糖尿病肾病

早期筛查微量蛋白尿及评估肾小球滤过率。早期应用血管紧张素转化酶抑制剂或血管紧张素Ⅱ受体拮抗剂，除可降低血压外，还可减轻微量清蛋白尿和使肾小球滤过率下降缓慢。

4.糖尿病视网膜病变

定期检查眼底，必要时尽早使用激光进行光凝治疗。

5.糖尿病周围神经病变

早期严格控制血糖并保持血糖稳定是糖尿病神经病变最重要和有效的防治方法。在综合治疗的基础上，采用多种维生素及对症治疗可改善症状。

六、护理措施

(一)一般护理

1.饮食护理

应帮助患者制订合理、个性化的饮食计划，并鼓励和督促患者坚持执行。

(1)制订总热量。①计算理想体重(简易公式法)：理想体重(kg)＝身高(cm)－105。②计算总热量:成年人休息状态下,每天每千克理想体重给予热量 105～126 kJ,轻体力劳动 126～147 kJ,中度体力劳动 147～167 kJ,重体力劳动>167 kJ。儿童、孕妇、乳母、营养不良和消瘦以及伴有消耗性疾病者应酌情增加,肥胖者酌减,使体重逐渐恢复至理想体重的±5%左右。

(2)食物的组成和分配。①食物组成:总的原则是高碳水化合物、低脂肪、适量蛋白质和高纤维的膳食。碳水化合物所提供的热量占饮食总热量的 50%～60%,蛋白质的摄入量占供能比的 10%～15%,脂肪所提供的热量不超过总热量的 30%,饱和脂肪酸不应超过总热量的 7%,每天胆固醇摄入量宜<300 mg。②确定每天饮食总热量和碳水化合物、脂肪、蛋白质的组成后,按每克碳水化合物、蛋白质产热 16.7 kJ,每克脂肪产热 37.7 kJ,将热量换算为食品后制订食谱,可按每天三餐分配为 1/5、2/5、2/5 或 1/3、1/3、1/3。

(3)注意事项。①超重者禁食油炸、油煎食物,炒菜宜用植物油,少食动物内脏、蟹黄、蛋黄、鱼子、虾子等含胆固醇高的食物。②每天食盐摄入量应<6 g,限制摄入含盐高的食物,如加工食品、调味酱等。③严格限制各种甜食:包括各种糖果、饼干、含糖饮料、水果等。为满足患者口味,可使用甜味剂。对于血糖控制较好者,可在两餐之间或睡前加水果,例如苹果、梨、橙子等。④限制饮酒量,尽量不饮白酒,不宜空腹饮酒。每天饮酒量≤1 份标准量(1 份标准量为啤酒 350 mL、红酒 150 mL 或低度白酒 45 mL,各约含乙醇 15 g)。

2.运动护理

(1)糖尿病患者运动锻炼的原则:有氧运动、持之以恒和量力而行。

(2)运动方式的选择:有氧运动为主,如散步、慢跑、快走、骑自行车、做广播体操、打太极拳和球类活动等。

(3)运动量的选择:合适的运动强度为活动时患者的心率达到个体 60%的最大氧耗量,简易计算方法为:心率=170－年龄。

(4)运动时间的选择:最佳运动时间是餐后 1 小时(以进食开始计时)。每天安排一定量的运动,至少每周 3 次。每次运动时间 30～40 分钟,包括运动前做准备活动和运动结束时的整理运动时间。

(5)运动的注意事项:①不宜空腹时进行,运动过程应补充水分,携带糖果,出现低血糖症状时,立即食用。②运动过程中出现胸闷、胸痛、视物模糊等应立即停止运动,并及时处理。③血糖>14 mmol/L,应减少活动,增加休息。④随身携带糖尿病卡以备急需。⑤运动时,穿宽松的衣服,棉质的袜子和舒适的鞋子,可以有效排汗和保护双脚。

(二)用药护理

1.口服用药的护理

指导患者正确服用口服降糖药,了解各类降糖药的作用、剂量、用法、不良反应和注意事项。

(1)口服磺脲类药物的护理:①协助患者于早餐前 30 分钟服用,每天多次服用的磺脲类药物应在餐前 30 分钟服用。②严密观察药物的不良反应。最主要的不良反应是低血糖,护士应教会患者正确识别低血糖的症状及如何及时应对和寻求医疗支持。③注意药物之间的协同与拮抗。水杨酸类、磺胺类、保泰松、利血平、β 受体阻滞剂等药物与磺脲类药物合用时会产生协同作用,增强后者的降糖作用;噻嗪类利尿剂、呋塞米、依他尼酸、糖皮质激素等药物与磺脲类药物合用时会产生拮抗作用,降低后者的降糖作用。

(2)口服双胍类药物的护理:①指导患者餐中或餐后服药。②如出现轻微胃肠道反应,给予患者讲解和指导，以减轻患者的紧张或恐惧心理。③用药期间限制饮酒。

(3)口服 α-葡萄糖苷酶抑制剂类药物的护理：①应与第一口饭同时服用。②本药的不良反应有腹部胀气、排气增多或腹泻等症状，在继续使用或减量后消失。③服用该药时，如果饮食中淀粉类比例太低，而单糖或啤酒过多则疗效不佳。④出现低血糖时，应直接给予葡萄糖口服或静脉注射，进食淀粉类食物无效。

(4)口服噻唑烷二酮类药物的护理：①每天服用 1 次，可在餐前、餐中、餐后任何时间服用，但服药时间应尽可能固定。②密切观察有无水肿、体重增加等不良反应，缺血性心血管疾病的风险增加，一旦出现应立即停药。③如果发现食欲缺乏等情况，警惕肝功能损害。

2.使用胰岛素的护理

(1)胰岛素的保存：①未开封的胰岛素放于冰箱 4～8 ℃冷藏保存，勿放在冰箱门上，以免震荡受损。②正在使用的胰岛素在常温下(≤28 ℃)可使用 28 天，无须放入冰箱。③运输过程尽量保持低温，避免过热、光照和剧烈晃动等，否则可因蛋白质凝固变性而失效。

(2)胰岛素的注射途径：包括静脉注射和皮下注射。注射工具有胰岛素专用注射器、胰岛素笔和胰岛素泵。

(3)胰岛素的注射部位：皮下注射胰岛素时，宜选择皮肤疏松部位，如上臂三角肌、臀大肌、大腿前侧、腹部等。进行运动锻炼时，不要选择大腿、臂部等要活动的部位注射。注射部位要经常更换，如在同一区域注射，必须与上次注射部位相距 1 cm 以上，选择无硬结的部位。

(4)胰岛素不良反应的观察与处理：①低血糖反应。②变态反应表现为注射部位瘙痒，继而出现荨麻疹样皮疹，全身性荨麻疹少见。处理措施包括更换高纯胰岛素，使用抗组胺药及脱敏疗法，严重反应者中断胰岛素治疗。③注射部位皮下脂肪萎缩或增生时，采用多点、多部位皮下注射和及时更换针头可预防其发生。若发生则停止注射该部位后可缓慢自然恢复。④胰岛素治疗初期可发生轻度水肿，以颜面和四肢多见，可自行缓解。⑤部分患者出现视物模糊，多为晶状体屈光改变，常于数周内自然恢复。⑥体重增加以老年 2 型糖尿病患者多见，多引起腹部肥胖。护士应指导患者配合饮食、运动治疗控制体重。

(5)使用胰岛素的注意事项：①准确执行医嘱，按时注射。对 40 U/mL 和 100 U/mL 两种规格的胰岛素，使用时应注意注射器与胰岛素浓度的匹配。②长、短效或中、短效胰岛素混合使用时，应先抽吸短效胰岛素，再抽吸长效胰岛素，然后混匀，禁忌反向操作。③注射胰岛素时应严格无菌操作，防止发生感染。④胰岛素治疗的患者，应每天监测血糖 2～4 次，出现血糖波动过大或过高，及时通知医师。⑤使用胰岛素笔时要注意笔与笔芯是否匹配，每次注射前确认笔内是否有足够的剂量，药液是否变质。每次注射前安置新针头，使用后丢弃。⑥用药期间定期检查血糖、尿常规、肝功能、肾功能、视力、眼底视网膜血管、血压及心电图等，了解病情及糖尿病并发症的情况。⑦指导患者配合糖尿病饮食和运动治疗。

(三)并发症的护理

1.低血糖的护理

(1)加强预防：①指导患者应用胰岛素和胰岛素促分泌剂，从小剂量开始，逐渐增加剂量，谨慎调整剂量。②指导患者定时定量进餐，如果进餐量较少，应相应减少药物剂量。③指导患者运动量增加时，运动前应增加额外的碳水化合物的摄入。④乙醇能直接导致低血糖，应指导患者避免酗酒和空腹饮酒。⑤容易在后半夜及清晨发生低血糖的患者，晚餐适当增加主食或含蛋白质较高的食物。

(2)症状观察和血糖监测：观察患者有无低血糖的临床表现，尤其是服用胰岛素促分泌剂和注射胰岛素的患者。对老年患者的血糖不宜控制过严，一般空腹血糖≤7.8 mmol/L，餐后血糖≤11.1 mmol/L即可。

(3)急救护理：一旦确定患者发生低血糖，应尽快给予糖分补充，解除脑细胞缺糖状态，并帮助患者寻找诱因，给予健康指导，避免再次发生。

2.高渗高血糖综合征的护理

(1)预防措施：定期监测血糖，应激状况时每天监测血糖。合理用药，不要随意减量或停药。保证充足的水分摄入。

(2)病情监测：严密观察患者的生命体征、意识和瞳孔的变化，记录24小时出入液量等。遵医嘱定时监测血糖、血钠和渗透压的变化。

(3)急救配合与护理：①立即开放两条静脉通路，准确执行医嘱，输入胰岛素，按照正确的顺序和速度输入液体。②绝对卧床休息，注意保暖，给予患者持续低流量吸氧。③加强生活护理，尤其是口腔护理、皮肤护理。④昏迷者按昏迷常规护理。

3.糖尿病足的预防与护理

(1)足部观察与检查：①每天检查双足1次，视力不佳者，亲友可代为检查。②了解足部有无感觉减退、麻木、刺痛感；观察足部的皮肤温度、颜色及足背动脉搏动情况。③注意检查趾甲、趾间、足底皮肤有无红肿、破溃、坏死等损伤。④定期做足部保护性感觉的测试，常用尼龙单丝进行测试。

(2)日常保护措施：保持足部清洁，避免感染，每天清洗足部1次，10分钟左右；水温适宜，不能烫脚；洗完后用柔软的浅色毛巾擦干，尤其是脚趾间；皮肤干燥者可涂护肤软膏，但不要太油，不能常用。

(3)预防外伤：①指导患者不能赤足走路，外出时不能穿拖鞋和凉鞋，不能光脚穿鞋，禁忌穿高跟鞋和尖头鞋，防止脚受伤。②应帮助视力不好的患者修剪趾甲，趾甲修剪与脚趾平齐，并锉圆边缘尖锐部分。③冬天不要使用热水袋、电热毯或烤灯保暖，防止烫伤，同时应注意预防冻伤。夏天注意避免蚊虫叮咬。④避免足部针灸、修脚等，防止意外感染。

(4)选择合适的鞋袜：①指导患者选择厚底、圆头、宽松、系鞋带的鞋子；鞋子的面料以软皮、帆布或布面等透气性好的面料为佳；购鞋时间最好是下午，需穿袜子试穿，新鞋第1次穿20～30分钟，之后再延长穿鞋时间。②袜子选择以浅色、弹性好、吸汗、透气及散热好的棉质袜子为佳，大小适中、无破洞且不粗糙。

(5)促进肢体血液循环：①指导患者步行和进行腿部运动(如提脚尖，即脚尖提起、放下，重复20次。试着以单脚承受全身重量来做)。②避免盘腿坐或跷二郎腿。

(6)积极控制血糖，说服患者戒烟：足溃疡的预防应从早期指导患者控制和监测血糖开始。同时告知患者戒烟，因吸烟会导致局部血管收缩而促进足溃疡的发生。

(7)及时就诊：如果伤口出现感染或久治不愈，应及时就医，进行专业处理。

(四)心理护理

糖尿病患者常见的心理特征有否定、怀疑、恐惧紧张、焦虑烦躁、悲观抑郁、轻视麻痹、愤怒拒绝和内疚混乱等。针对以上特征，护理人员应对患者进行有针对性的心理护理。糖尿病患者的心理护理因人而异，但对每一个患者，护士都要做到以和蔼可亲的态度进行耐心细致、科学专业的讲解。

(1)当患者拒绝承认患病事实时，护士应耐心主动地向患者讲解糖尿病相关的知识，使患者消除否定、怀疑、拒绝的心理，并积极主动地配合治疗。

（2）有轻视、麻痹心理的患者，应耐心地向患者讲解不重视治疗的后果及各种并发症的严重危害，使患者积极地配合治疗。

（3）指导患者学习糖尿病自我管理的知识，帮助患者树立战胜疾病的信心，使患者逐渐消除上述心理。

（4）寻求社会支持，动员糖尿病患者的亲友学习糖尿病相关知识，理解糖尿病患者的困境，全面支持患者。

（周　甜）

第七章 骨科护理

第一节 全髋关节置换手术

股骨颈骨折、髋关节脱位、髋臼骨折、股骨头骺滑脱等髋关节骨折的病例中，最常见的并发症为创伤导致的血供中断，导致股骨头缺血性坏死。股骨头缺血性坏死进一步发展，会出现软骨下骨折、股骨头塌陷，最终导致严重的骨性关节炎。患者丧失生活和劳动能力。全髋关节置换手术用于治疗股骨头缺血性坏死晚期继发的严重髋关节性关节炎，临床取得积极的效果，目前已成为治疗晚期股骨头坏死的标准方法。

一、主要手术步骤及护理配合

(一)手术前准备

手术患者取 90°侧卧位(图 7-1)，行全身麻醉或椎管内麻醉。切口周围皮肤消毒范围为上至剑突、下过膝关节，两侧过身体中线。按照髋关节手术铺巾法建立无菌区域。

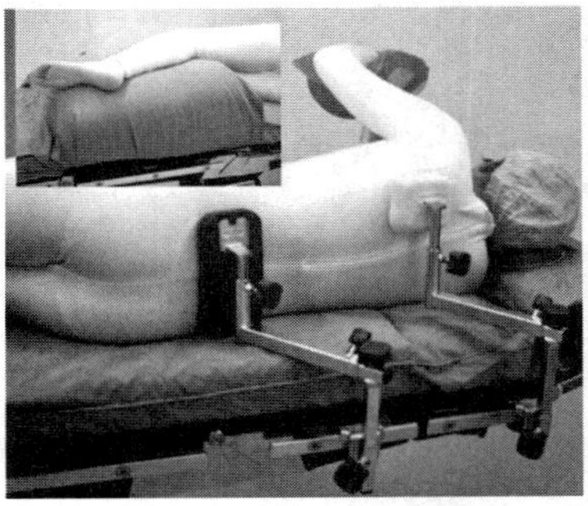

图 7-1 体位摆放

(二)手术主要步骤

1.显露关节囊

髋关节外侧切口(图 7-2)，传递 22 号大圆刀切开皮肤，电刀止血，切开臀中肌，臀外侧肌(图 7-3)，显露关节囊外侧(图 7-4)。

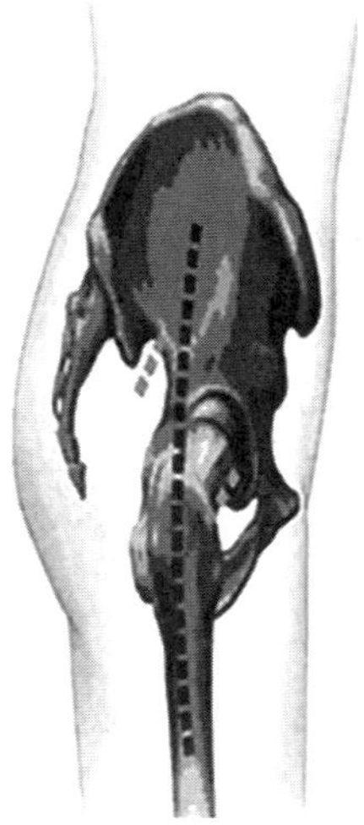

图 7-2 **髋关节外侧切口**

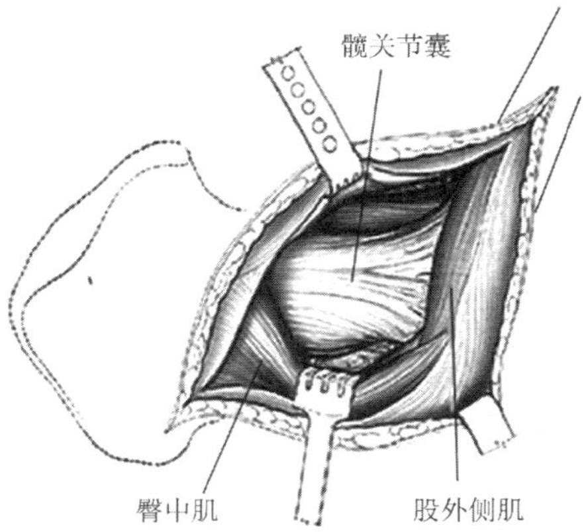

图 7-3 **臀外侧肌**

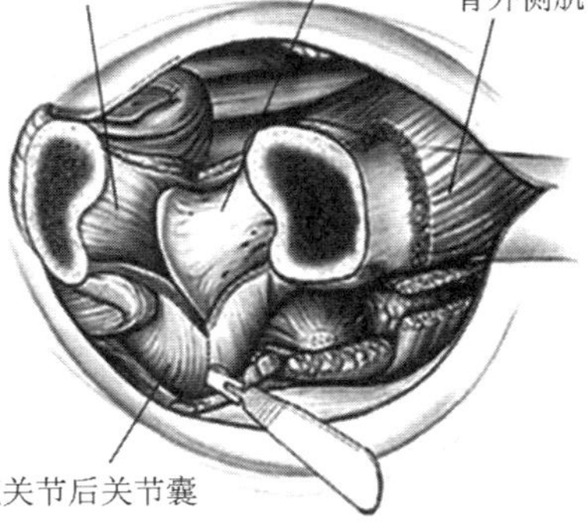

图 7-4 **关节囊外侧**

2.打开关节囊(图 7-5)

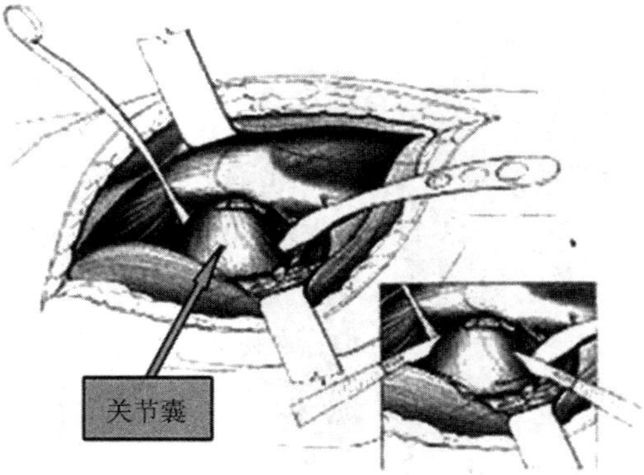

图 7-5 关节囊示意图

电刀切开,传递有齿血管钳钳夹,切除关节囊。传递 S 形拉钩和 Hohmann 拉钩牵开,充分暴露髋关节并暴露髋臼。

3.取出股骨头

股骨颈与大转子移行部用电锯离断股骨颈,用取头器取出股骨头,取下的股骨头用生理盐水纱布包裹保存,以备植骨。

4.髋臼置换

(1)削磨髋臼:将合适的髋臼锉与动力钻连接好递与术者,髋臼锉使用顺序为由小到大;削磨髋臼至髋臼壁周围露出健康骨松质为止,冲洗打磨的骨屑并吸干净,使用蘑菇形吸引可有效防止骨屑堵塞吸引管路。

(2)安装髋臼杯假体:选择与最后一次髋臼锉型号相同的髋臼杯,将髋臼杯安装底盘与螺纹内接杆连接,完成整体相连;将髋臼杯置于已锉好的髋臼中心,用 45°调整角度,将髋臼杯旋入至髋臼杯顶部使其完全接触;关闭髋臼杯底部三个窗口,用打入器将与髋臼杯型号一致的聚乙烯臼衬轻扣入内,并检查臼衬以确保其牢固性。

5.股骨假体柄置换

(1)扩髓:内收外旋患肢,用 Hohmann 拉钩暴露股骨近端,用开髓器贴近股骨后方骨皮质开髓;将髓腔锉与滑动锤连接,用滑动锤打入髓腔锉,直至髓腔锉与骨皮质完全接触。在整个扩髓过程中,使用髓腔锉的原则为由小到大,逐渐递增地进行使用。

(2)安装假体柄:用轴向打入器将假体试柄打入股骨干髓腔内;安装合适的试头;复位器复位;确定假体柄、假体头的型号后逐一取出假体试头、假体试柄;冲洗髓腔并擦干。

(3)安装假体:将与试柄型号相同的假体打入髓腔(方法同安装试柄、试头),假体进入后进行患肢复位,检查关节紧张度和活动范围。注意在置换陶瓷头的假体时必须使用有塑料垫的打入器,以免打入时损坏陶瓷头。

(4)缝合伤口:缝合伤口前可根据实际情况在关节腔内和深筋膜浅层放置引流管;然后对关节囊、肌肉层、皮下组织、皮肤等进行逐层缝合。

(三)术后处置

为患者擦净伤口周围血迹并包扎伤口;检查皮肤受压情况,固定引流管,护送患者入复苏室进行交接。处理术后器械及物品。

二、围术期特殊情况及处理

(一)对全髋置换手术的患者进行风险评估

股骨头缺血性坏死的疾病有一个渐进的演变过程,患者大多为高龄老人,又有功能障碍或卧床史,术中可能出现各种并发症,甚至心跳呼吸骤停。所以要对患者进行风险评估,评估重点内容如下:①有无皮肤完整性受损的风险。②有无下肢静脉血栓形成的风险。③有无坠床的风险。④有无假体脱位的风险。

(二)防止髋关节手术部位错误

髋关节为人体左右侧对称部位,易发生手术部位错误的事故。故在全髋关节置换手术前必须严格实施手术部位确认,具体措施如下。

1.手术图谱

术前主刀医师根据影像诊断与患者及其家属共同确认手术部位,并在图谱的相应部位做好标识,让患者及家属再次确认后,在图谱的下方签名。

2.标识部位

术前谈话时,在手术图谱确认后,主刀医师用记号笔在患者对应侧的手术部位画上标识。

3.术前核对

巡回护士与主刀医师、麻醉师共同将手术图谱与患者肢体上手术部位标记进行核对,同时,让可以配合的手术患者口述手术部位。任何环节核对时如有不符,先暂停手术,必须核对无误后再行手术。

(三)对外来器械进行管理

用于髋关节置换的特殊工具和器械由医疗器械生产厂家提供,不归属于医院,属于外来器械。如果对于外来器械疏于管理,必将造成手术患者术后感染等一系列严重的并发症,这对于手术患者和术者都无疑是“一场灾难”。因此,外来器械送入手术室后,必须严格按照外来器械使用流程进行管理,包括外来器械的准入、接收、清洗、包装、灭菌和取回。每一环节都应严格按照相关流程执行。

(四)预防髋关节假体脱位

手术团队人员掌握正确的搬运方法是杜绝意外发生的关键。按常规搬运方法搬运全髋关节置换术后的手术患者,会因为搬运不当造成手术患者的假体脱位。

1.团队分工

麻醉师负责头部,保证气管插管的通畅;手术医师负责下肢;巡回护士负责维持引流管路,防止滑脱;工勤人员负责平移手术患者至推床。

2.要求

手术患者身体呈水平位移动,双腿分开同肩宽,双脚外展呈“外八字”。避免搬运时手术患者脚尖相对,造成假体脱位。

(丁永强)

第二节　下肢骨折内固定手术

骨折的患者往往有外伤史，详细了解患者受伤的时间、地点、受伤的力点、受伤的方式(如高空坠落、机器碾压、车祸撞击、运动损伤、跌倒等)、直接还是间接致伤、闭合性还是开放性伤口及伤口污染程度等可以协助诊断，对采取合适的治疗方法起着决定性作用。患者无论发生在骨、骨骺板或关节等处的骨折，都包含骨皮质、骨小梁的中断，同时伴有不同程度的骨膜、韧带、肌腱、肌肉、血管、神经、关节囊的损伤。骨折的诊断主要依据病史、损伤的临床表现、特有体征、X线检查。在诊断骨折的同时要及时发现多发伤、合并伤等，避免漏诊。

一、主要手术步骤及护理配合

(一)手术前准备

1.体位与铺单

患者采取全身麻醉，仰卧位，消毒范围为伤侧肢体，一般上下各超过一个关节，按下肢常规铺巾后实施手术。

2.创面冲洗

为防止感染，必须对创面进行重新冲洗。常规采用以下消毒液体。

(1)0.9%生理盐水。20 000～50 000 mL，冲洗的液体量视创面的洁净度而定，不可使用低渗或高渗的液体冲洗，以免引起创面组织细胞的水肿或脱水。

(2)过氧化氢(H_2O_2)。软组织、肌肉层用 H_2O_2 冲洗，使 H_2O_2 与肌层及软组织充分接触，以杀灭厌氧菌。

(3)灭菌皂液：去除创面上的油污。

3.使用电动空气止血仪

正确放置气囊袖带，并操作电动空气止血仪，压迫并暂时性阻断肢体血流，达到最大限度地制止创面出血并提供清晰无血流的手术视野，同时防止电动空气止血仪使用不当造成手术患者的损伤。

(二)主要手术步骤

1.暴露胫骨干

传递 22 号大圆刀切开皮肤，电刀切开皮下组织、深筋膜，暴露胫骨干。

2.骨折端复位

清理骨折端血凝块，暴露外侧骨折端；点式复位钳 2 把提起骨折处两端，对齐进行骨折端复位。

3.骨折内固定

(1)选择器械：备齐钢板固定需要的所有特殊器械。

(2)选择钢板：选择合适钢板，折弯成合适的角度。

(3)固定钢板：斜面骨折处上采用拉力螺钉起固定作用，依次采用钻孔、测深、螺丝钉转孔、上螺丝固定几个步骤。

(4)固定钢板:依相同方法上螺钉固定钢板。

(5)缝合伤口:冲洗伤口,放置引流,然后对肌肉层、皮下组织、皮肤等进行逐层缝合。

(三)术后处置

为手术患者擦净伤口周围血迹并包扎伤口;检查皮肤受压情况,固定引流管,送回病房并进行交接。处理术后器械及物品。

二、围术期特殊情况及处理

(一)用空气止血仪减少伤口出血

空气止血仪具有良好的止血效能,如伤口依旧出血不止,则应按照上述规定,检查仪器的使用方法是否正确、运转是否正常等。

1.袖带是否漏气

因为一旦漏气,空气止血仪的压力就会下降,止血仪将只压迫肢体浅表的静脉,但深层的动脉未被压迫,这样导致患者手术部位的出血要比不上止血带时更多。此时,应该更换空气止血仪的袖带,重新调节压力、计算时间。

2.开放性创伤时袖带是否正确使用

开放性创伤的肢体在使用空气止血带前一般不用橡胶弹力驱血带,因此手术开始划皮后切口会有少量出血,这是正常的。为了减少出血,可先抬高肢体,使肢体静脉血回流后再使用空气止血带。

(二)术中电钻发生故障的原因

电钻发生故障的原因较多,手术室护士可采取以下方法进行排除,必要时更换电池或电钻,以便手术顺利进行。

1.电池故障

(1)电池未及时充电或充电不完全。

(2)电池使用期限已到,未及时更换以至于无法再充电。

(3)电池灭菌方法错误造成电池损坏。

2.电钻故障

(1)钻头内的血迹未及时清理,灭菌后形成血凝块,增加电钻做功的阻力,降低钻速。

(2)操作不当,误碰到保险锁扣,电钻停止转动。

(3)电钻与电池的接触不好。

(三)有效防止螺旋钻头意外折断

手术医师在使用电钻为固定钢板的螺钉钻孔时,可能会出现螺旋钻头断于患者体内的情况,这不仅会损伤手术患者,也浪费手术器材。为防止此类事件,洗手护士应该做到以下几点。

1.术前完成钻头的检查

(1)钻头的锋利程度。

(2)钻头本身是否有裂缝或损坏。

(3)钻头是否发生弯曲变形。

2.使用套筒

使用钻头钻孔时必须带套筒,防止钻头与手术患者的骨皮质成角而发生断裂。

3.防止电钻摩擦生热

使用电钻钻孔时，洗手护士应及时注水，以降低钻头与骨摩擦产生的热量，这样既可有效防止钻头断裂，又可降低钻孔处骨的热原性损伤。

（丁永强）

第三节　脊柱与脊髓损伤手术

一、脊柱融合术

（一）麻醉方式

可采用局部浸润麻醉、蛛网膜下腔阻滞麻醉或硬脊膜外腔阻滞麻醉。

（二）手术切口

以病变部位棘突为中心，做后正中切口，其长度一般以能显露病变部位上、下各 2 个椎板为宜。

（三）手术体位

俯卧位。仰卧于弓形脊柱俯卧架上，双上肢抱头或放于头两侧，双膝下垫一软枕，双脚背下搭一软枕。约束手脚。静脉通路建立在上肢。

（四）手术用物

1.器械

椎间盘摘除手术器械包，全椎板切除特殊器械包，骨刀骨凿包，骨剪，手摇钻包或电钻。

2.布类

肢体布类包，鼻部布类包。

3.其他

电刀电凝，骨蜡，吸收性明胶海绵，手术巾，一次性吸引管，细橡胶吸引流管（4×6 mm），1#、10# 丝线，PDS 线（0# 或 1#），弓形脊柱俯卧架。

（五）手术步骤及配合

1.常规消毒、铺单

递沾有皮肤消毒剂的纱布消毒皮肤，会阴部用黏膜消毒剂消毒阴部；递治疗巾、手术中单，贴手术巾，铺大孔单。

2.显露椎板和关节突

（1）切开皮肤、皮下组织。置 2 块干小盐水垫于切口两侧；递刀切开皮肤；递电刀、有齿镊切开皮下组织，电凝止血。

（2）切开棘上韧带，剥离，递电刀切开；递 Cobb 剥离脊柱两侧骶棘肌。干小盐水垫填塞止血。

（3）显露椎板和关节突并递单齿椎板拉钩牵开切口，显露术野；递双关节咬骨钳咬除相应椎体的棘突及软组织。

3.准备植骨床

递枪状咬骨钳:(130°大、小交替传递)、骨凿、骨锤制备植骨床。

4.取骨、植骨

(1)取髂骨:按常规配合取髂骨。

(2)修剪骨块:递骨剪修剪骨块呈火柴杆状。

(3)植骨:递生理盐水冲洗伤口;递弯血管钳进行植骨。

5.缝合伤口

(1)检查伤口:递弯血管钳、干小盐水垫检查伤口,同时清点敷料、缝针等。

(2)放置引流管:递弯血管钳、细橡胶引流管置管。

(3)缝合腰背筋膜:递 PDS 线、有齿镊连续缝合。

(4)缝合皮下组织:递 10×28 圆针、1# 丝线、有齿镊间断缝合,递乙醇棉球消毒切口周围皮肤。

(5)缝合皮肤、覆盖伤口:递 10×28 三角针、1# 丝线、有齿镊间断缝合。递乙醇棉球再次消毒切口;递敷料覆盖伤口。

二、椎管减压术

(一)麻醉方式

可采用局部浸润麻醉、蛛网膜下腔阻滞麻醉或硬脊膜外腔阻滞麻醉。

(二)手术体位

俯卧位。仰卧于弓形脊柱俯卧架上,双上肢抱头或放于头两侧,双膝下垫一软枕,双脚背下搭一软枕。约束手脚。静脉通路建立在上肢。

(三)手术切口

切口长度应包括损伤节段上、下两个椎节的棘突。还可根据损伤位置的高低,使切口上下延伸,以达到良好的显露。一般自发际上 1 cm 至第 7 颈椎棘突。

(四)手术用物

1.器械

椎间盘摘除手术器械包,全椎板切除特殊器械包。

2.布类

肢体布类包。

3.其他

电刀电凝,骨蜡,吸收性明胶海绵,一次性吸引管,手术巾,细橡胶引流管(4×6 mm),1#、4# 丝线,PDS 线(0# 或 1#),50 mL 注射器,12# 导尿管。

(五)手术步骤及配合

1.常规消毒、铺单

递皮肤消毒剂消毒皮肤;递黏膜消毒剂消毒会阴部;递治疗巾及手术单协助铺单,贴手术巾,铺大孔被。

2.显露椎板和椎间隙

(1)切开皮肤、皮下组织。置 2 块干纱布垫于切口两侧;递手术刀切开皮肤;递电刀、有齿镊切开皮下,电凝止血;递甲状腺拉钩拉开切口。

(2)切开腰背筋膜。递手术刀切开。

(3)剥离两侧骶棘肌,显露椎板及椎间隙。递 Cobb 剥离器剥离,同时递骨膜剥离器、干小盐水垫填塞止血;递单齿椎板牵开器牵开切口。

(4)清除两侧椎板上软组织。递 5 mm 双关节咬骨钳、3 mm 咬骨钳交替清除软组织。

3.切除黄韧带

递咬骨钳、尖刀片断黄韧带;递神经分离器分离硬膜囊粘连,切除黄韧带。如遇出血,递吸收性明胶海绵压迫止血。

4.切除椎板

递脊突剪剪除棘突;递 130°枪状咬骨钳大、小交替逐渐咬除椎板,同时递神经分离器松解硬膜与椎板之间粘连组织。同法逐一配合处理其余椎板。

5.检查减压范围及减压情况

递弯血管钳将导尿管插入椎管;递 50 mL 注射器、生理盐水注入导尿管,以明确减压效果。

6.缝合伤口

(1)冲洗伤口:递生理盐水冲洗伤口,递弯血管钳、干小盐水垫检查伤口,同时清点敷料、缝针等物。

(2)放置引流管:递弯血管钳、细橡胶引流管置管。

(3)缝合腰背筋膜:递 PDS 线、有齿镊连续缝合。

(4)缝合皮下组织:递 10×28 圆针、1# 丝线、有齿镊间断缝合;递乙醇棉球消毒切口周围皮肤。

(5)缝合皮肤、覆盖切口:递 10×28 三角针、1# 丝线、有齿镊间断缝合;递乙醇棉球消毒切口;递敷料覆盖伤口。

(丁永强)

第八章　妇产科护理

第一节　经前期综合征

经前期综合征是指妇女在月经来潮前出现的一系列异常现象，如头痛、乳房胀痛、失眠、情绪不稳定、抑郁、焦虑、全身水肿等。严重时影响正常的生活和社会活动。

一、护理评估

（一）病史

经前期综合征常发生于30～40岁的妇女，年轻女性很少出现。症状在排卵后即开始，月经来潮前几天达高峰，经血出现后消失。

（二）身心状况

主要表现为紧张、烦躁易怒、抑郁、焦虑、失眠、注意力不集中、疲乏无力、头痛等。有些妇女出现手足及面部水肿、乳房胀痛，少数妇女因肠黏膜水肿而出现腹泻现象。

（三）检查

盆腔检查及实验室检查均正常。

二、护理诊断

（一）焦虑

其与一系列精神症状及不被人理解有关。

（二）体液过多

其与水钠潴留有关。

三、护理目标

让患者正确认识经前期综合征，以减轻症状。

四、护理措施

（1）进行关于经前期综合征的有关知识的教育和指导，避免经前过度紧张，注意休息和充足的睡眠。

(2)帮助患者适当控制食盐和水的摄入。

(3)给患者服用适当的镇静药,也可服用谷维素来控制神经和精神症状,还可服用适当的利尿药减轻水肿,以缓解头痛等不适。

(4)遵医嘱用孕激素或雄激素药物,拮抗雌激素与醛固酮的过度作用。

五、评价

(1)患者能够了解经前期综合征的相关知识。

(2)患者症状减轻,自我控制能力增强。

(张新晶)

第二节 盆腔炎性疾病

盆腔炎性疾病是指女性上生殖道的一组炎性疾病,主要包括子宫内膜炎、输卵管炎、输卵管卵巢脓肿、盆腔腹膜炎。最常见的是输卵管炎及输卵管卵巢脓肿。

女性生殖系统具有比较完善的自然防御功能,当自然防御功能遭到破坏,或机体免疫力降低、内分泌发生变化,或外源性病原体入侵而导致子宫内膜、输卵管、卵巢、盆腔腹膜、盆腔结缔组织发生炎症。感染严重时,可累及周围器官和组织,当病原体毒性强、数量多、患者抵抗力弱时,常发生败血症及脓毒血症,若未得到及时治疗,可能发生盆腔炎性疾病后遗症。

一、护理评估

(一)健康史

(1)了解既往疾病史、用药史、月经史及药物过敏史。

(2)了解流产、分娩的时间、经过及处理方法。

(3)了解本次患病的起病时间、症状、疼痛性质、部位、有无全身症状。

(二)生理状况

1.症状

(1)轻者无症状或症状轻微不易被发现,常表现为持续性下腹痛,活动或性交后加重;发热、阴道分泌物增多等。

(2)重者可表现为寒战、高热、头痛、食欲减退;月经期发病者可表现为经量增多、经期延长;腹膜炎者出现消化道症状,如恶心、呕吐、腹胀等;若脓肿形成,可有下腹包块及局部刺激症状。

2.体征

(1)急性面容、体温升高、心率加快。

(2)下腹部压痛、反跳痛及肌紧张。

(3)检查见阴道充血;大量脓性臭味分泌物从宫颈口外流;穹隆有明显触痛;宫颈充血、水肿、举痛明显;子宫体增大、有压痛且活动受限;一侧或双侧附件增厚,有包块,压痛。

3.辅助检查

(1)实验室检查:宫颈黏液脓性分泌物,或阴道分泌物0.9%氯化钠溶液湿片中见到大量白细胞；红细胞沉降率升高；血C反应蛋白升高；宫颈分泌物培养或革兰氏染色涂片淋病奈瑟菌阳性或沙眼衣原体阳性。

(2)阴道超声检查：显示输卵管增粗、输卵管积液，伴或不伴有盆腔积液、输卵管卵巢肿块。

(3)腹腔镜检查：输卵管表面明显充血；输卵管壁水肿；输卵管伞端或浆膜面有脓性渗出物。

(4)子宫内膜活检证实子宫内膜炎。

(三)高危因素

1.年龄

盆腔炎性疾病高发年龄为15～25岁。

2.性活动及性卫生

初次性交年龄小、有多个性伴侣、性交过频及性伴侣有性传播疾病；使用不洁的月经垫、经期性交等。

3.下生殖道感染

性传播疾病，如淋病奈瑟菌性宫颈炎、衣原体性宫颈炎及细菌性阴道病。

4.子宫腔内手术操作后感染

刮宫术、输卵管通液术、子宫输卵管造影术、宫腔镜检查、人工流产、放置宫内节育器等手术时，消毒不严格或术前适应证选择不当，导致感染。

5.邻近器官炎症直接蔓延

如阑尾炎、腹膜炎等蔓延至盆腔。

6.复发

盆腔炎性疾病再次发作。

(四)心理-社会因素

1.对健康问题的感受

是否存在因无明显症状或症状轻，而不重视致延误治疗。

2.对疾病的反应

是否由于慢性疾病过程长，患者思想压力大而产生焦虑、烦躁情绪；若病情严重，则担心预后，患者往往有恐惧、无助感。

3.家庭、社会及经济状况

是否存在因炎症反复发作，严重影响妇女生殖健康甚至导致不孕，且增加家庭与社会经济负担。

二、护理诊断

(一)疼痛

其与感染症状有关。

(二)体温过高

其与盆腔急性炎症有关。

(三)睡眠形态紊乱

其与疼痛或心理障碍有关。

(四)焦虑

其与病程长、治疗效果不明显或不孕有关。

(五)知识缺乏

其与缺乏经期卫生知识有关。

三、护理措施

(一)症状护理

1.密切观察

分泌物增多,观察阴道分泌物的颜色、性状、气味及量,选择合适的药液进行阴道冲洗。在不清楚阴道炎的种类时,不可滥用冲洗液,指导患者勤换会阴垫及内裤,保持外阴清洁干燥。

2.支持疗法

卧床休息,取半卧位,有利于脓液积聚于直肠子宫陷凹处,使炎症局限;给高热量、高蛋白、高维生素饮食或半流质饮食,以及时补充丢失的液体;对出现高热的患者,采取物理降温,出汗时及时更衣,保持身体清洁舒服;若患者腹胀严重,应行胃肠减压。

3.症状观察

密切监测生命体征,测体温、脉搏、呼吸、血压,每 4 小时 1 次;物理降温后 30 分钟测体温,以观察降温效果。若患者突然出现腹痛加剧及出现寒战、高热、恶心、呕吐、腹胀,应立即报告医师,同时做好剖腹探查的准备。

(二)用药护理

1.门诊治疗

指导患者遵医嘱用药,了解用药方案并告知注意事项。常用方案:头孢西丁钠 2 g,单次肌内注射,同时口服丙磺舒 1 g,然后改为多西环素 100 mg,每天 2 次,连服 14 天,可同时加服甲硝唑 400 mg,每天 2～3 次,连服 14 天;或选用其他第三代头孢菌素与多西环素、甲硝唑合用。

2.住院治疗

严格遵医嘱用药,了解用药方案并密切观察用药反应。

(1)头孢霉素类或头孢菌素类药物:头孢西丁钠 2 g,静脉滴注,每 6 小时 1 次。头孢替坦二钠 2 g,静脉滴注,每 12 小时 1 次。加多西环素 100 mg,每 12 小时 1 次,静脉输注或口服。对不能耐受多西环素者,可用阿奇霉素替代,每次 500 mg,每天 1 次,连用 3 天。对输卵管卵巢脓肿患者,可加用克林霉素或甲硝唑。

(2)克林霉素与氨基糖苷类药物联合方案:克林霉素 900 mg,每 8 小时 1 次,静脉滴注;庆大霉素先给予负荷量(2 mg/kg),然后给予维持量(1.5 mg/kg),每 8 小时 1 次,静脉滴注;临床症状、体征改善后继续静脉应用 24～48 小时,克林霉素改口服,每次 450 mg,1 天4 次,连用 14 天;或多西环素 100 mg,每 12 小时1 次,连续用药 14 天。

3.观察药物疗效

若用药后 48～72 小时体温持续不降,患者症状加重,应及时报告医师处理。

4.中药治疗

主要为活血化瘀、清热解毒药物。可遵医嘱指导服中药或用中药外敷腹部,若需进行中药保留灌肠,按保留灌肠操作规程完成。

(三)手术护理

1.药物治疗无效

经药物治疗 48～72 小时体温持续不降,患者中毒症状加重或包块增大者。

2.脓肿持续存在

经药物治疗病情好转，继续控制炎症数天(2～3 周)，包块仍未消失但已局限化。

3.脓肿破裂

突然腹痛加剧及出现寒战、高热、恶心、呕吐、腹胀，检查腹部拒按或有中毒性休克表现。

(四)心理护理

(1)关心患者，倾听患者诉说，鼓励患者表达内心感受，通过与患者进行交流，建立良好的护患关系，尽可能满足患者的合理需求。

(2)加强疾病知识宣传，解除患者思想顾虑，增强其对治疗的信心。

(3)与家属沟通，指导家属关心患者，与患者及家属共同探讨适合个人的治疗方案，取得家人的理解和帮助，减轻患者心理压力。

四、健康指导

(一)讲解疾病知识

向患者讲解盆腔炎性疾病的疾病知识，告知及时就诊和规范治疗的重要性。

(二)个人卫生指导

保持会阴清洁，做好经期、孕期及产褥期的卫生宣传。

(三)性生活指导及性伴侣治疗

注意性生活卫生，月经期禁止性交。

(四)饮食生活指导

给予高热量、高蛋白、高维生素饮食，增加营养，积极锻炼身体，注意劳逸结合，不断提高机体抵抗力。

(五)随访指导

对于抗生素治疗的患者，应在 72 小时内随诊，明确有无体温下降、反跳痛减轻等临床症状改善。若无改善，需做进一步检查。对沙眼衣原体及淋病奈瑟菌感染者，可在治疗后 4～6 周复查病原体。

五、注意事项

(一)倾听患者主诉

应仔细倾听患者主诉，全面了解患者疾病史，认真阅读治疗方案，制订相应的护理计划，配合完成相应治疗和处理。

(二)预防宣传

(1)注意性生活卫生，减少性传播疾病。

(2)及时治疗下生殖道感染。

(3)进行公共卫生教育，提高公民对生殖道感染的认识，明白预防感染的重要性。

(4)严格掌握妇科手术指征，做好术前准备，严格无菌操作，预防感染。

(5)及时治疗盆腔炎性疾病，防止后遗症发生。

(位 鹏)

第三节 过期妊娠

平时月经周期规则，妊娠达到或超过 42 周（>294 天）尚未分娩者，称为过期妊娠。其发生率占妊娠总数的 3%～15%。过期妊娠使胎儿窘迫、胎粪吸入综合征、过熟综合征、新生儿窒息、围产儿死亡、巨大儿及难产等不良结局发生率增高，并随妊娠期延长而增加。

一、病因

过期妊娠可能与下列因素有关。

（一）雌、孕激素比例失调

内源性前列腺素和雌二醇分泌不足而黄体酮水平增高，导致孕激素优势，抑制前列腺素和缩宫素的作用，延迟分娩发动，导致过期妊娠。

（二）头盆不称

部分过期妊娠胎儿较大，导致头盆不称和胎位异常，使胎先露部不能紧贴子宫下段及宫颈内口，反射性子宫收缩减少，容易发生过期妊娠。

（三）胎儿畸形

如无脑儿，由于无下丘脑，垂体肾上腺轴发育不良或缺如，促肾上腺皮质激素产生不足，胎儿肾上腺皮质萎缩，使雌激素的前身物质 16α-羟基硫酸脱氢表雄酮不足，从而雌激素分泌减少；小而不规则的胎儿不能紧贴子宫下段及宫颈内口诱发宫缩，导致过期妊娠。

（四）遗传因素

某家族、某个体反复发生过期妊娠，提示过期妊娠可能与遗传因素有关。胎盘硫酸酯酶缺乏症是一种罕见的伴性隐性遗传病，可导致过期妊娠。其发生机制是因胎盘缺乏硫酸酯酶，胎儿肾上腺与肝脏产生的 16α-羟基硫酸脱氢表雄酮不能脱去硫酸根转变为雌二醇及雌三醇，从而使血雌二醇及雌三醇明显减少，降低子宫对缩宫素的敏感性，使分娩难以启动。

二、临床表现

（一）胎盘

过期妊娠的胎盘病理有两种类型：一种是胎盘功能正常，除重量略有增加外，胎盘外观和镜检均与妊娠足月胎盘相似；另一种是胎盘功能减退，肉眼观察胎盘母体面可见片状或多灶性梗死及钙化，胎儿面及胎膜常被胎粪污染，呈黄绿色。

（二）羊水

正常妊娠 38 周后，羊水量随妊娠推移逐渐减少，妊娠 42 周后羊水减少迅速，30%减至 300 mL以下；羊水粪染率明显增高，是足月妊娠的 2～3 倍，若同时伴有羊水过少，羊水粪染率达 71%。

（三）胎儿

过期妊娠胎儿生长模式与胎盘功能有关，可分以下 3 种。

1.正常生长及巨大儿

胎盘功能正常者，能维持胎儿继续生长，约 25% 成为巨大儿，其中 1.4% 胎儿出生体重＞4 500 g。

2.胎儿成熟障碍

10%～20%过期妊娠并发胎儿成熟障碍。胎盘功能减退与胎盘血流灌注不足、胎儿缺氧及营养缺乏等有关。由于胎盘合成、代谢、运输及交换等功能障碍，胎儿不易再继续生长发育。临床分为3 期：①第Ⅰ期为过度成熟期，表现为胎脂消失、皮下脂肪减少、皮肤干燥松弛多皱褶，头发浓密，指(趾)甲长，身体瘦长，容貌似“小老人”。②第Ⅱ期为胎儿缺氧期，肛门括约肌松弛，有胎粪排出，羊水及胎儿皮肤黄染，羊膜和脐带绿染，同胎儿患病率及围产儿死亡率最高。③第Ⅲ期为胎儿全身因粪染历时较长广泛黄染，指(趾)甲和皮肤呈黄色，脐带和胎膜呈黄绿色，此期胎儿已经历和度过第Ⅱ期危险阶段，其预后反而较第Ⅱ期好。

3.胎儿生长受限

小样儿可与过期妊娠共存，后者更增加胎儿的危险性，约 1/3 过期妊娠死产儿为生长受限小样儿。

三、处理原则

应根据胎盘功能、胎儿大小、宫颈成熟度综合分析，以确诊过期妊娠，并选择恰当的分娩方式终止妊娠，在产程中密切观察羊水情况、胎心监护，出现胎儿窘迫征象，行剖宫产尽快结束分娩。

四、护理

(一)护理评估

1.病史

准确核实孕周，确定胎盘功能是否正常是关键。诊断过期妊娠之前必须准确核实孕周。

2.身心诊断

平时月经周期规则，妊娠达到或超过 42 周(＞294 天)未分娩者，可诊断为过期妊娠。由于孕妇结果的不可预知，恐惧、焦虑、猜测是过期妊娠孕妇常见的情绪反应。

3.诊断检查

实验室检查：①根据 B 超检查确定孕周，妊娠 20 周内，B 超检查对确定孕周有重要意义。妊娠 5～12 周以胎儿顶臀径推算孕周较准确，妊娠 12～20 周以胎儿双顶径、股骨长度推算预产期较好。②根据妊娠初期血、尿人绒毛膜促性腺激素增高的时间推算孕周。

(二)可能的护理诊断

1.新生儿有受伤的危险

与过期胎儿生长受限有关。

2.焦虑

与担心分娩方式、过期胎儿预后有关。

(三)预期目标

(1)新生儿不存在因护理不当而引发的并发症。

(2)患者能平静地面对事实，接受治疗和护理。

（四）护理措施

1.预防过期妊娠

（1）加强孕期宣教，使孕妇及家属认识到过期妊娠的危害性。

（2）定期进行产前检查，适时结束妊娠。

2.加强监测，判断胎儿在宫内的情况

（1）教会孕妇进行胎动计数：妊娠超过40周的孕妇，通过计数胎动进行自我监测尤为重要。胎动计数＞30次/12小时为正常，＜10次/12小时或逐天下降，超过50%，应视为胎盘功能减退，提示胎儿宫内缺氧。

（2）胎儿电子监护仪检测：无应激试验每周2次，胎动减少时应增加检测次数；住院后需每天1次监测胎心变化。应激试验无反应型需进一步做缩宫素激惹试验，若反复相互现胎心晚期减速，提示胎盘功能减退、胎儿明显缺氧。因应激试验存在较高的假阳性率，需结合B超检查，估计胎儿安危。

3.终止妊娠应根据胎盘功能、胎儿大小、宫颈成熟度综合分析，选择恰当的分娩方式

（1）终止妊娠的指征：已确诊过期妊娠，严格掌握终止妊娠的指征如下。①宫颈条件成熟；②胎儿体重＞4 000 g或胎儿生长受限；③12小时内胎动＜10次或应激试验为无反应型，缩宫素激惹试验可疑；④尿E/C比值持续低值；⑤羊水过少（羊水暗区＜3 cm）和（或）羊水粪染；⑥并发重度子痫前期或子痫。终止妊娠的方法应酌情而定。

（2）引产：宫颈条件成熟、Bishop评分＞7分者，应予以引产；胎头已衔接者，通常采用人工破膜，破膜时羊水多而清者，可静脉滴注缩宫素。在严密监视下经阴道分娩。对羊水Ⅱ度污染者，若阴道分娩，要求在胎肩娩出前用负压吸管或吸痰管吸净胎儿鼻咽部黏液。

（3）剖宫产：出现胎盘功能减退或胎儿窘迫征象，不论宫颈条件成熟与否，均应行剖宫产尽快结束分娩。过期妊娠时，胎儿虽有足够储备力，但临产后宫缩应激力的显著增加超过其储备力，出现隐性胎儿窘迫，对此应有足够认识。最好应用胎儿监护仪，以及时发现问题，采取应急措施，适时选择剖宫产挽救胎儿。进入产程后。应鼓励产妇左侧卧位、吸氧。产程中最好连续监测胎心，注意羊水性状，必要时取胎儿头皮血测pH，以及早发现胎儿窘迫，并及时处理。过期妊娠时，常伴有胎儿窘迫、羊水粪染，分娩时应作相应准备。胎儿娩出后立即在直接喉镜指引下行气管插管吸出气管内容物，以减少胎粪吸入综合征的发生。过期儿患病率和死亡率均增高，应及时发现和处理新生儿窒息、脱水、低血容量及代谢性酸中毒等并发症。

（五）护理评价

（1）患者能积极配合医护措施。

（2）新生儿未发生窒息。

（位　鹏）

第九章　老年科护理

第一节　老年人日常生活的护理

老年人在衣、食、住、行或劳动、休息、娱乐等方面都有自己的特点。特别是离退休后生活规律被打破，清闲的生活、单调的环境、寂寞和孤独，容易形成不良的生活节律和生活方式，从而影响身心健康。有规律的生活有助于老年人健康长寿。因此，护理的目的是帮助老年人制订规律的日常生活计划，保持老年人良好的生活节律与提供良好的生活环境，从老年人生存的时间和空间上给予合理的安排，在满足老年人安全、舒适需要的前提下，最大限度地保持和促进老年人的日常生活功能。

一、维持正常的生活节律

(一)生活节律安排有序

老年人的生活节律受各自社会活动、生活经历和生活习惯、生理和心理老化的程度、健康状况、家庭情况、居住环境及交友情况的影响。协助老年人培养良好的生活节律应从离退休开始，每天的安排既要有内容，又要使老年人有舒适感。由于老年人的实际睡眠比中青年人相对减少，而坐、卧休息，听音乐，放松精神，抬高肢体，闭目养神相对多一些，所以，老年人要劳逸结合，休息是为了更好地活动，活动又可以促进睡眠。老年人的活动有户外活动与户内活动，宜交替进行。老年人的户外活动有慢跑、散步、做体操、打太极拳、跳舞、旅游等；户内活动有看书、练书法、绘画、下棋、家务劳动等。老年人的饮食安排应少量多餐，在每天三次正餐的基础上，添加进餐次数补充所需营养。对有生活自理缺陷的老年人要有家人或他人的照顾，以增强老年人的安全感。同时，护理人员在护理过程中应注意以下事项。

(1)尊重老年人的生活习惯。

(2)帮助老年人建立和维持适合健康状况的生活节律。

(3)在尊重老年人行动自立的基础上提供协助。

(4)帮助老年人，建立丰富多彩的生活。

(5)力求使老年人在精神上感到安心和安全。

(二)合理用脑，延缓大脑老化

大脑如果不锻炼也会像人体其他器官一样发生“失用性萎缩”，如反应迟钝、记忆力减退、精神不振等，加速老化。但是，大脑的可塑性大，只要合理用脑，多思考，自然就会延缓细胞萎缩，减慢老化的进程。研究表明，勤于用脑的人到60岁时的思维能力仍像年轻人那样敏捷；而不愿动脑筋的人40岁就可能加速脑的衰退。从古至今因勤于用脑而长寿的老年人不胜枚举，如96岁的英国学者弗莱明，98岁的英国医学科学家谢灵顿；我国95岁的哲学家冯友兰，101岁的著名经济学家马寅初等。俗话说："活到老，学到老"，尽管到了老年，脑细胞有老化趋势，但科学家认为每个人使用的脑细胞很少，有很大一部分潜力未被开发，勤于用脑可促进神经细胞的发育，这种补偿可以增强脑功能，延缓大脑衰老的速度。因此，人要从青年时就勤学习，多用脑，到了老年仍要坚持不懈积极地科学用脑，同时注意脑的保健，如供给大脑充足的营养、保证足够的睡眠、学习与运动相结合等，可使老年人的智力得到充分发挥，为社会多做贡献。

(三)培养良好的生活习惯

护理者应帮助和指导具有日常生活活动功能的老年人，养成良好的卫生习惯，克服不良行为方式，主动采取健康的生活方式。

1.根据季节调节起居活动

春季是万物生发、推陈出新的季节，要注意防寒保暖，早睡早起，吐故纳新。夏季天气炎热，要防暑取凉，晚睡早起；为了弥补夏季夜晚睡眠的不足，可以午睡1小时。秋季早晚温差大，要适当增加衣服，要早睡早起。冬季，气候寒冷干燥，要防寒保暖，早睡晚起。起床后应在花草树木多的地方活动，以舒筋散骨。

2.养成定时大便的习惯

老年人往往会出现功能性的便秘，因此，预防便秘比服药通便更为有效。

3.进行适量的运动

早上运动半小时，如打太极拳、步行等。

4.饮食应有规律

提倡在每天三次正餐的基础上适当增加进餐次数，定时定量，少食多餐，不暴饮暴食，注意补充营养。

5.注意清洁卫生

保持个人的清洁卫生，衣食住行都能自理。

二、提供良好的居室环境

老年人的居室最好朝南，冬暖夏凉。室内空间宽敞，陈设简洁明净，去除障碍物，切忌堆放杂物，便于活动。

(一)居室声音

门窗、墙壁隔音要好，以免受到外部噪声的影响。世界卫生组织提出，白天较理想的声音为35～40分贝，噪声强度过大将使人感觉喧闹、烦躁，引起不同程度的头晕、头痛、耳鸣、失眠等症状的发生。

(二)居室颜色

不要以脏了不显眼为理由而选择深暗的颜色，而应采用明快的暖色调为主，如淡黄、浅橘色、浅果绿或白色等，同时家具、窗帘、墙面、地面的颜色也起很大作用，避免采用带有刺激性的对比色调。

(三)居室的照明

照明设置要合理,老年人的视力减弱,暗适应时间延长,所以要选择采光好的房间,窗玻璃避免颜色过深,白天尽量采用自然光,保证足够的阳光射进室内,可让老年人感觉温暖、舒适,但阳光不要直射老年人的眼睛,以免引起眩晕。午睡要用窗帘遮挡光线。使用人工光源时,电灯开关高低合适,亮度的调节应适应老年人的不同需要。老年人活动时光线不能太暗,以免对老年人的视力、精神产生影响,会使老年人感到疲惫不堪。走廊、卫生间、楼梯、居室的拐角处应保持一定的亮度,避免因老年人的视力障碍而跌倒。夜晚睡眠时,可根据老年人的生活习惯开亮地灯或关灯,以利于睡眠。

(四)居室的温度和湿度

适宜的室内温度一般为(22±4)℃;也可根据个人习惯和具体情况,适当调节,但不宜过高或过低。

(1)夏天室温较高,老年人因散热不良可引起体温升高、血管扩张、脉搏增加,容易出现头晕等,严重者可导致中暑。因此,要经常通风散热,必要时可用风扇和空调以降低室温。

(2)冬天室温较低,有条件时可采用取暖器加热。在使用取暖器的过程中,往往会造成室内湿度过低,引起老年人口干舌燥、咽喉不适等,可在室内放一盆水,以保持室内湿度。

室内相对湿度以50%~60%为宜,湿度过低时,空气干燥,易引起呼吸道黏膜干燥、咽喉痛、口渴等;而湿度过高,空气潮湿,易闷热难受。因此,必须根据气候适当地调节湿度。当湿度过高时,可打开门窗,使空气流通,以降低室内湿度(如室外湿度大于室内湿度,则不宜打开门窗)。湿度过低时,可在地面上洒水,冬天可在火炉上加放水壶,使水蒸发,以提高室内湿度。

(五)保持室内空气新鲜

经常开窗通风,一般每天开窗换气2~3次,每次半小时左右。通风不良的应安装排风扇。窗户避免安装成推拉式,应该全扇可以推开,以利于通风。夏天可多开几扇窗,时间也可长一些,但中午最好关闭门窗,以免室外热空气进入。冬天开窗换气时间可短些,选择中午进行为佳。通风不仅可调节室内的温湿度,还可清除室内异味,降低室内空气中微生物的含量,以减少呼吸道疾病的传播机会。

(六)居室的安全设置

老年人存在的一个最大的安全问题是易跌倒,故居室不应安装门槛,以免绊倒老年人。墙壁上安装扶手,老年人经常使用的辅助器放在易取到的地方。地面和楼梯要防滑,可以在台阶、转角等处贴上防滑胶带;妥善处置电线和擦脚垫,防止绊倒和滑倒老年人。

(七)厕所和浴室

厕所和浴室是老年人使用频率高而又容易发生危险、意外的地方,所以设计要保证老年人不会发生跌倒的意外伤害。如地面应铺上防滑垫,便器为坐便式,旁边装有扶手、呼叫器。浴室温度要适宜老年人更衣等。

(八)舒适的床

老年人一般喜欢床靠窗边,但床不要安置在阳光直射的地方,防止光线刺激老年人的眼睛;不宜安置在有穿堂风的通道上,防止受风。床的高度合适,以老年人坐在床边,脚正好落地,站起时脚能用上力为宜。为防止老年人坠床,床边应有床档。对长期卧床生活尚能自理的老年人可选用带轮子的床旁桌。床铺应每天整理,每周定期更换被套和床单。

三、保持身体清洁卫生

清洁是维持和获得健康的重要保证，身体不洁净可以引起皮肤细菌繁殖，容易产生皮肤瘙痒、湿疹，使压疮恶化。清洁可清除身体表面污垢，防止病原微生物繁殖，促进血液循环，有利于身体健康。在日常生活中，由于老年人自理能力降低及疾病的原因，无法满足自身清洁的需要，这对老年人生理和心理都会产生不良影响。因此，护理人员必须掌握清洁护理技术，协助和指导老年人注意口腔卫生和皮肤清洁，满足老年人清洁舒适的需要，以预防感染及并发症的发生。

（一）衣着卫生

老年人因各种功能下降，肌肉收缩能力下降，动作迟缓，机体热量减少，因此服装应选择轻、软、松紧适宜、保暖性好的衣料。由于各种织物的通气性、透温性、吸水性、保暖性等性能不一样，因此，在选择衣服时，不仅要注意卫生问题，还要外观庄重大方。如内衣以棉织品为好，外套可选用毛料或保暖性好的羽绒衣裤等。衣着的尺码要宽大些，穿着起来行动方便舒适。血压偏高或偏低的老年人，尤其不宜穿紧口衣服。老年人血液循环不好，应该注意下肢保暖。春秋季节气温一天数变，衣着要随之增减。

综合上述，老年人衣着的选择要注意以下几点。

(1)在尊重老年人习惯的基础上，注意衣服的款式要适合老年人参与社会活动。

(2)注意选择质地优良的布料做老年人衣服，一般选择柔软、有吸水性、不刺激皮肤、耐洗的布料，以棉制品为首选。

(3)老年人宜选用柔软、吸汗、合适的布鞋。不宜穿塑料底鞋，以免发生意外。袜子宜选用既透气又吸汗的棉线袜子。

(4)衣着色彩要注意选择柔和、不变色、容易观察到是否弄脏的色调。

(5)注意衣着的安全性与舒适性，如衣着大小要适中，过小影响血液循环，过大过长有容易绊倒、做饭时有引起着火的危险。

(6)老年人由于肌腱松弛，动作幅度小，行动迟缓，衣服不适就会感到穿脱不便。因此，款式宜设计成老年人自己能穿脱、不妨碍活动、宽松、便于变换体位的样式。

（二）头发清洁

洗发可去除头皮屑、头垢等，可保持头发清洁，也可促进血液循环。除每天清晨梳头以外，要定期洗头，一般每周应洗发1～2次。洗发剂、护发素应根据个人发质的特点（干性、油性）选购和使用。皮脂分泌较多者可用温水、中性洗头液洗头；头皮和头发干燥者则清洁次数不宜过多，可用多脂皂清洗，用吹风机吹干头发后可涂以少许松发油。

（三）口腔卫生

建立良好的口腔卫生习惯，每天早、中、晚刷牙，在饭后的3分钟之内刷牙，每次刷3分钟。饭后漱口，清除就餐时积存的食物，减少口臭。有假牙者，用软毛刷加牙膏刷假牙的各个部位，用海绵加肥皂水洗更好，不会磨损假牙。睡眠时脱去假牙，用清水浸泡，同时要保持牙刷清洁，经常更换（每月换一把新牙刷为好），因牙刷使用时间较长可有多种细菌繁殖，对人体健康存在威胁。指导老年人使用牙线，不宜用牙签，因牙签易损伤牙龈。为了加强咀嚼活动，可经常嚼口香糖，这种简单的动作能加强面部活动，加速局部血液循环，促进新陈代谢，同时又能促进唾液的分泌，减少疾病。

(四)皮肤清洁

老年人的皮肤特点是皮肤逐渐老化，尤其是暴露部位的头面部及四肢，皮肤出现皱纹、松弛和变薄，下眼皮出现“眼袋”，皮肤干燥，多屑和粗糙。因此要勤梳洗、勤更衣，保持皮肤的清洁卫生。

(五)沐浴

老年人皮肤较干燥，沐浴不宜过于频繁。夏天出汗多时，可每天淋浴或擦浴1次，冬天应减少沐浴次数(每7～10天1次即可)。淋浴应用温水(不宜在饱餐后和饥饿时沐浴)；要避免碱性肥皂的刺激，可选择沐浴露或香皂；特别注意皱褶部位，如腋下、肛门、外阴和乳房下的洗涤。在浴后可用一些润肤油保护皮肤，特别在冬春气候干燥时更要使用护肤品，以防水分蒸发、皮肤干裂。凡能自行洗澡者可用盆浴或淋浴，但应协助老年人做好准备，嘱咐老年人注意安全，勿反锁浴室门，以便家属可随时进入浴室观察情况。注意勿空腹沐浴。体质较弱的老年人，沐浴时必须有人协助。对长期卧床的老年人，家属要帮助进行床上擦浴。

(孙大翠)

第二节　老年人饮食与睡眠的护理

老年人随着年龄的增长，对食物的消化和营养成分的吸收能力逐渐减退，因此合理的营养是减少疾病发生和延缓老化、保持生理功能和心理功能的健康、延长寿命的一个重要条件。老年人饮食的目的是：①预防性饮食，即针对个体健康状况的营养补充性饮食，其目的是延缓衰老，增长寿命，应于青壮年时期就开始实施；②适合基本健康老年人代谢特征的饮食，其目的是较长期地保持身体的健康；③针对老年期疾病的饮食，作为辅助药物治疗，例如，对肥胖或消瘦、高血压病或高脂血症、糖尿病或痛风、肾功能损害及心力衰竭的患者，均应给予相应的饮食疗法。老年人必须全面、适量、均衡地摄入营养，保证体内有足够的蛋白质、脂肪、糖类、纤维素、无机盐、维生素和多种微量元素。

一、老年人所需营养成分

(一)热量

人体对热量的需要，包括基础需要量及活动需要量的总和。老年人因体力活动减少，基础代谢逐渐降低，因此热量也应随之降低，故需要控制总热量，以免因脂肪组织增加，造成体重超过正常标准，使心脏和胃肠道的负荷加重。多数学者认为，热量的需要量随年龄的上升而递减，且男性需要量比女性高。世界卫生组织的热量建议量见表9-1。

表9-1　不同性别老年人每天热量(单位：kcal)

年龄组	男性	女性
60～64岁	2 380	1 900
65～74岁	2 330	1 900
75岁以上	2 100	1 810

注：1 kcal＝4.18 kJ。

按我国的生活习惯，一般以三餐较为合理，每天三餐热量的分配，以午餐为主，早餐和晚餐为次。比较合理的分配：每天总热量，早餐占25%～30%，午餐占40%～50%，晚餐占20%～25%。供热的主要营养素为糖类、蛋白质、脂肪。

（二）蛋白质

蛋白质是维持老年人健康所必需的成分，老年人蛋白质以分解代谢为主，血清中白蛋白减少，球蛋白增多，各种氨基酸减少，体内表现为负氮平衡。蛋白质的需要量以占总热量的20%～30%为宜。由于老年人对蛋白质的消化和利用降低，应选择优质且生理价值高的蛋白质。如大豆、乳类、虾、鱼类、瘦猪肉、羊肉、牛肉，作为蛋白质的主要来源，而动物内脏，如心、肝、肾等因含较多的胆固醇，不适宜食用，其对肥胖和患心血管疾病的老年人不利。老年人每天每千克体重需蛋白质1.0～1.2 g。如老年人以素食为主时，每千克体重的蛋白质需要量应提高到1.3～1.5 g。

（三）脂肪

老年人因胰脂酶的产生减少或因肠黏膜对胆固醇吸收的降低，而对脂肪的消化能力差，吸收也比较慢，并且吸收后也易在体内形成脂肪堆积。老年人膳食中的脂肪含量以占总热量的20%左右为宜。老年人应限制脂肪摄入，减少饱和脂肪酸及胆固醇的摄入，应选择一些含不饱和脂肪酸多的油脂，如菜籽油、豆油、花生油等植物性油脂，其中以菜籽油最好。老年人脂肪摄入量以每天50 g为宜。

（四）糖类

糖类即碳水化合物是体内热量的主要来源，是生命活动的必需物质。但随着年龄的增长，老年人活动量少，体力消耗少，胰腺功能减退或细胞间葡萄糖代谢改变，对糖类代谢率降低。因此，对于肥胖和患有心血管疾病的老年人，应限制糖类的摄入量，每天供给量中以糖类占总热量的50%～55%为宜。

（五）无机盐（矿物质）

无机盐是构成人体组织的重要材料，但老年人对矿物质的吸收能力减弱，常会引起不足。钙、磷、镁是骨骼和牙齿的重要成分，如摄入不足，可引起老年期的骨质疏松症。应进食奶类及奶制品、蔬菜、豆类、坚果类（如核桃、花生）等高钙食物。一般每天钙的平均摄取量为17 mg/kg（体重）。以50 kg体重的老年人为例，则每天摄入量应为850 mg。茶叶里含大量的氟，老年人多喝茶可增加氟的摄入，减少骨质疏松症的发生，有利于健康。磷、硫是组成蛋白质的成分。老年人铁储备降低，铁缺乏易导致缺铁性贫血。老年人要多吃一些含铁丰富的食物，如动物肝脏、禽蛋、豆类和某些蔬菜等。老年人锌缺乏时主要表现为味觉减退、食欲缺乏等，因此应当适当补充含锌的食物，如肉类、动物肝、鱼类、土豆、南瓜、茄子、萝卜、豆类、小麦等。硒、锌、铜、锰是对免疫有重要影响的微量元素，有刺激免疫球蛋白及抗体产生的作用和防癌、防止动脉硬化及防衰老的作用，如肉类、海藻类、面粉、黄豆、蘑菇、胡萝卜、香蕉、橙子等。微量元素铬和脂肪代谢有关，研究证明，铬可以延长动物的寿命，黑胡椒、动物肝、牛肉、面包、蕈类和啤酒等是铬的主要来源。

（六）维生素

维生素是人体维持正常生理功能必须从食物中获得的极微量的天然有机物。脂溶性维生素包括维生素A、维生素D、维生素E、维生素K；水溶性维生素包括维生素C及B族维生素。它们多是某些辅酶的组成部分，若缺乏就会发生各种症状。

1.维生素 A

维生素 A 缺乏时可使夜视功能降低，发生夜盲症；维生素 A 有维持黏膜和上皮细胞功能的作用，缺乏时则腺体分泌减少、皮肤干燥甚至角化；它能促进生长发育，增强免疫功能；有防止某些类型上皮肿瘤的发生和发展和对抗多种化学致癌物质的作用。维生素 A 主要存在于动物性食物中如牛奶、肉、动物肝(尤其是羊肝)、鸡蛋等。植物性食物中绿叶蔬菜及胡萝卜含有胡萝卜素，食入后在人体小肠及肝脏中能转化成维生素 A。

2.维生素 D

维生素 D 可促进钙和磷的吸收，缺乏时可造成骨质脱钙，引起骨软化症或骨质疏松症。维生素 D 存在于海鱼、动物肝脏和蛋黄、奶油中，人的皮肤中的 7-脱氧胆固醇经日光紫外线照射后可转化成维生素 D。

3.维生素 E

维生素 E 具有抗衰老和维持人类生殖功能的作用，对促进毛细血管增生、改善微循环、降低过氧化脂质、抑制血栓形成、防治动脉硬化和心血管疾病有一定作用。它广泛存在于动物性和植物性食物中，特别是豆类和植物油中含量较多。但长期大量补充可出现头痛、胃肠不适，视力模糊及极度疲乏等中毒症状。

4.维生素 K

维生素 K 可促进凝血，也可促进肠的蠕动和分泌功能。菠菜、白菜、西红柿及动物肝脏中含量较丰富，正常人肠道内的细菌也可产生维生素 K。

5.B 族维生素

B 族维生素包括维生素 B_1、维生素 B_2、维生素 B_6、维生素 B_{12}、烟酸、泛酸、叶酸和胆碱等。B 族维生素能保持神经和肌肉系统的功能正常，是体内重要辅酶的组成成分。维生素 B_{12} 具有促进红细胞成熟的作用。烟酸、叶酸等促进细胞代谢，是维持皮肤和神经健康所必需的。它们存在于肉、蛋、奶、豆类、绿叶蔬菜及谷物中。缺乏维生素 B_1 时可引起脚气病，表现为以多发性末梢神经炎为主的干性脚气病，或以下肢水肿、右心扩大为主的湿性脚气病。膳食中长期缺乏维生素 B_2，可引起口角炎、唇炎、舌炎、皮脂溢出性皮炎等症状。

6.维生素 C

参与细胞间质胶原蛋白的合成，可降低毛细血管的脆性，防止老年血管硬化，并可扩张冠状动脉，降低血浆胆固醇；具有解毒作用，能治疗贫血，防治感冒，提高机体抵抗力及增强机体免疫功能；具有一定的抗癌作用。维生素 C 存在于新鲜蔬菜和水果中，如油菜、菠菜、柑橘、鲜枣、猕猴桃等。

(七)水、电解质和纤维

水是人体组成的重要成分，占体重的 50%～60%。随着年龄的增长，人体含水量逐渐减少。老年人每天饮水量应保持在 2 000 mL 左右(包括食物中水分)，但老年人不宜过度饮水，以防心、肾负荷过重。

膳食纤维的作用有充盈肠道、刺激肠蠕动、防止便秘；改善血糖代谢，治疗糖尿病，同时增加人体饱胀感，有利于控制肥胖；缩短食物在肠道内的停留时间，清洁肠道，起到防癌的作用；有利于预防胆石症和动脉粥样硬化症。蔬菜中的胡萝卜、蘑菇、芋头、红薯、南瓜及青菜等含纤维素较多，谷类的米糠、麦麸中含量最为丰富，普通面粉较精白面粉含量高 2 倍，水果中的菠萝、草莓含量也高。

二、老年人的饮食原则

（一）食物营养比例适当

保持营养的平衡，做到种类齐全、数量充足、比例适宜，注意主、副食合理搭配，粗细粮兼顾，并适当限制热量的摄入，摄入足够的优质蛋白、低脂肪、低糖、低盐、高维生素、足量的膳食纤维和适量的含钙、铁食物。一般适当的比例为谷类食物占20%～40%，鱼、肉、蛋占8%～16%，油脂食品占12%～18%，乳制品占16%～18%，糖和甜食占10%，蔬菜和水果占12%～20%。

（二）饮食应易于消化吸收

考虑老年人身体状况及消化功能、咀嚼能力减退的特点，食物的加工以细、软、松为主，既给牙齿咀嚼的机会，又便于消化；烹调宜采取烩、蒸、煮、炖、煨等方式，清淡可口，避免油腻、过咸、过甜、辛辣的食物。同时应注意，食物宜温偏热，色、香、味俱全，促进老年人食欲。

（三）养成良好的饮食习惯

老年人应做到饮食有规律，少吃多餐，定时定量，细嚼慢咽，不偏食，切忌暴饮暴食或过饥过饱。食量要合理分配，应遵循早晨吃好，中午吃饱，晚上吃少的原则。必要时在两餐之间适当增加点心。避免餐后立即吃水果或饮水，以防腹胀或冲淡胃液。戒烟酒，适饮茶。摄取含丰富食物纤维丰富的蔬菜和水果，保证维生素、无机盐和微量元素的供给，并预防便秘。适量多饮水，因细胞内水储备量的下降可增加血液黏稠度而易诱发心脑血管疾病。

（四）注意饮食卫生

把住病从口入关，做到饭前、饭后洗手；蔬菜水果应洗净；不饮生水；餐具要清洁干净，定时消毒；加工食物时煮熟、煮透，防止外熟内生；冷藏食物做到生、熟分开，冷藏的熟食应加热后食用，以免引起肠道疾病。不吃烟熏、烧焦腌制、发霉或过烫的食物，以防疾病和癌症的发生。

（五）进补抗衰老食品

除每天摄入一定量的优质蛋白质外，如鱼、肉、蛋、奶等动物食品，可适当进食花生、葵花子、薏苡仁、银耳、蜂蜜、核桃、松子等。

（六）注意老年人生理性饮食变化

1.味觉改变时的饮食

人的味觉一般分为甜、咸、酸、苦4种，味觉主要由舌组织的味蕾产生。人的味蕾在出生后11个月即形成，70岁以后味蕾数量急速减少，4种味觉也随之发生变化，其中以甜味和咸味下降最明显。老年人对甜、咸味感觉阈的升高势必增加糖、盐的摄入量，这将成为高脂血症、动脉硬化症中血压升高的诱因。

2.消化、吸收功能改变时的饮食

老年人的消化、吸收功能比年轻人低下，其主要与胃酸分泌量减少、营养素吸收障碍有关。因此，老年期消化、吸收功能低下时的饮食要注意：对于肉、鱼类应选择其柔嫩的部位，切碎、搓泥、炖烂或清蒸，补充含钙、铁的食物；不应进食过多的含糖食物，多食水果、蔬菜，可给予一些香、辛调味品，以刺激胃液分泌、增进食欲。

三、老年人的睡眠护理

老年人的休息方式多种多样，如进行一些文体活动或散步，与朋友或家人聊天，闭目静坐或静卧片刻。睡眠是休息的深度状态，也是休息和消除疲劳的重要方式。

(一)睡眠的生理

睡眠是人类和其他高等动物生来就有的生理过程,它与觉醒交替出现,呈周期性。人的一生中有 1/3 的时间用在睡眠上。睡眠能保护大脑皮质细胞,又能使精神和体力得到恢复。睡眠时,感觉、意识逐渐减退,骨骼肌的反射运动和肌紧张减弱,除循环和呼吸等系统维持生命必需的活动外,体内各组织器官均处于相对静息状态,机体的代谢活动降到最低点,全身能量消耗减少,体内合成代谢超过分解代谢,各种组织消耗的能量得到补充。

睡眠具有两种生理形态:①非动眼期睡眠又称慢波睡眠,此期睡眠身体中所有的生理功能都降低,呼吸深慢而平和,脉搏、血压稳定,进入脑内的血流量降低。②动眼期睡眠又称快波睡眠,此期睡眠脉搏、呼吸、血压都增高,全身骨骼肌的反射和肌肉的紧张度极度降低,脑血管舒张,脑血流量增多,脑细胞代谢旺盛。成人睡眠开始首先进入慢波睡眠,持续 80 分钟后转入快波睡眠,持续 20 分钟后又转入慢波睡眠,这种反复转换 4～5 次。越接近睡眠的后期,快波睡眠的时间越长。

(二)老年人的睡眠时间

人体每天需要睡眠的时间,随年龄、性格、个体的健康状况、劳动强度、营养条件、工作环境的不同而有所差异,并随着年龄的增长而逐渐减少。新生儿睡眠时间每天约 20 小时,出生 1 周后为 16～20 小时,儿童为 12～14 小时,成年人为 7～9 小时,老年人因为新陈代谢减慢及体力活动减少,所需睡眠时间较少。但有些老年人每天睡眠时间并不比成年人少,只是他们持续睡眠的时间较短而已。一般认为,60～70 岁的老年人平均每天睡 7 小时,70 岁以上的老年人每天睡 7.6 小时,90 岁以上的高龄老年人,每天睡 10～12 小时。睡眠的好坏并不全在于"量",还在于"质",即睡眠的深度和快慢波睡眠占整个睡眠的比例。评估正常睡眠应以精神和体力的恢复为标准,如果睡后疲劳消失、头脑清晰、精力充沛,则无论时间的长短都属于正常睡眠。

(三)影响老年人睡眠的因素

1.生理性改变

老年人睡眠周期的改变使老年人入睡困难,而且容易醒来,影响睡眠的质量。

2.疾病的影响

疾病可影响人的睡眠。某些引起疼痛的疾病,例如关节炎、溃疡病、冠心病等使患者难以入睡;另外,某些疾病给患者造成不舒适的体位,从而影响患者的睡眠,如骨折、截瘫患者。

3.环境因素

环境温度、噪声、光线、居室的气味等均可影响患者的睡眠。

4.药物的影响

有些老年人因失眠问题而长期服用安眠药,因此容易在心理上产生对安眠药的依赖性,这些患者会有入睡困难和提早醒来的问题。

(四)促进睡眠的护理措施

1.养成良好的生活习惯

有规律地按作息时间就寝,养成每天清晨固定时间起床的习惯,合理地控制白天的睡眠量。老年人的睡眠时间每天为 6～8 小时。老年人适当进行体力活动或于睡前散步 20～30 分钟可改善睡眠。

2.适宜的睡眠环境

睡眠环境应安静、空气新鲜,温度及湿度适宜,光线暗淡,可减少外界环境对老年人感觉器官的不良刺激。

3.保持睡前情绪稳定

睡前避免喝浓茶、可乐、咖啡等兴奋性饮料，避免看刺激性的电影、电视、书或报纸等。情绪稳定有利于睡眠。睡前可用温水洗脚或洗个热水澡、看一些轻松小文章或是静思片刻，都能够帮助入睡。

4.合理的饮食时间

人体每天摄取食物的时间应合理，晚餐时间最少在睡前2小时，晚餐应清淡、不宜过饱，以避免消化器官负担过重，既影响消化，又影响睡眠。睡觉前避免摄入太多水分，以免睡眠期间起来上厕所，破坏睡眠规律。

5.形成正确的睡眠姿势

良好的睡眠姿势应取右侧卧位。以自然、舒适、放松、不影响睡眠为原则。睡后非自主性更换体位，可避免身体某些部位的过度受压，有利于血液循环。

6.选择舒适的睡眠用品

(1)选择软硬适中的床，如在木板床上铺以柔软并有适当厚度的褥子或床垫等，睡床应基本上能保持脊柱的生理正常状态。

(2)枕头的高度一般以8～15 cm为宜，稍低于从肩膀到同侧颈部的距离。枕头过低，头部会向下垂，使颈部肌肉紧张；枕头过高，也会使颈部与躯干产生一定角度，既影响睡眠，又易使颈部肌肉劳损。枕头软硬度适中，过硬易引起头皮麻木，过软难以保证枕头与身体的平衡，影响睡眠。枕芯为木棉、棉花、荞麦皮或谷壳等。

(3)选用清洁的床单，被褥轻柔，尽量减少和避免对皮肤的刺激。

(孙大翠)

第三节　老年人用药的护理

一、老年人的药物代谢特点

(一)药物吸收

口服给药是老年人最常用的给药途径，故药物的吸收与胃液的酸碱度、胃的排空速度、肠蠕动等情况有关。

(1)老年人随增龄胃肠黏膜和肌肉萎缩，分泌细胞数量减少，胃肠蠕动和排空减慢，使药物进入小肠的时间延迟，影响了药物吸收的速度与程度，主动转运吸收的钙、铁、乳糖等明显下降。

(2)老年人分泌细胞数量减少，胃酸分泌减少，特别在患有萎缩性胃炎时，胃酸减低或缺乏，胃液的pH增高，可改变某些药物的溶解性和电离作用，从而影响药物的吸收。

(3)老年人胃肠道体液减少，不易溶解药物，同时胃排空减慢，延长了小肠的吸收时间，故达峰时间延长，而曲线下面积不变。

(4)老年人常联合用药，也会影响某些药物的吸收。

(二)药物分布

药物在人体的分布取决于血流量的多少、血浆蛋白结合率、机体的组成成分及药物的理化性质(分子大小、亲脂性及酸碱性质)。

(1)老年人的心输出量较中青年少,一般在 30 岁以后每年递减 1%,而血流量减少会影响药物到达组织器官的浓度。心输出量减少导致各组织器官的血液灌注也相应减少。同时,老年人血管内弹性纤维减少,血管基膜普遍增厚,使器官和组织的有效灌注减少,也会影响药物的分布。

(2)机体的非脂肪成分体重随增龄而降低,男性 50 岁以后每年递减 0.45 kg,女性在 30 岁以后每年递减 0.2 kg,但脂肪成分体重 30 岁以后每年递增,女性脂肪成分体重的增加比男性明显,故一些脂溶性高的药物,如巴比妥类镇静催眠药,其表观分布容积(Vd)随增龄而增大,呈正相关,而吗啡等水溶性药物的 Vd 与年龄则呈负相关。但还有一些药物并不受增龄的影响。同时由于细胞功能减退,细胞内液减少,体内水分占总体重的比例则由年轻时的 61%下降为 53%,使得亲水性高的药物,如地高辛,在体内的分布容积变小。

(3)血浆蛋白结合率是改变 Vd 和血浆清除率(CL)的重要因素之一。老年人蛋白质摄入量及体内合成减少,而蛋白质分解代谢增加,因而老年人血浆蛋白浓度随增龄有所降低,可使游离药物浓度增加,容易引起不良反应,如磺胺嘧啶、苯妥英钠、哌替啶、苯基丁氮酮等应减少用药剂量。另外,同时使用两种蛋白结合率高的药物时,由于它们可能与蛋白同一部位发生结合,彼此间就会产生竞争性抑制结合的现象,如水杨酸盐与清蛋白的结合易被其他药物所置换而减少,使游离药物增多而引起不良反应。

(三)药物的代谢

(1)肝脏是药物代谢的主要场所,随增龄肝脏微粒体的药物氧化酶 P_{450} 活性降低,对药物的代谢能力降低,且对诱导或抑制药酶作用的反应随增龄而减弱。如安替匹林的药物半衰期($t_{1/2}$),老年人比年轻人延长近 1/3,代谢清除明显减少。因而增加了这些药物的不良反应。有些非微粒体酶(如血浆碱酯酶)的活性也会随增龄而改变。

(2)肝细胞、肝脏血流量均随增龄而减少,老年人的肝血流量仅是青年人的 40%～50%,90 岁以上的老人仅为 30%,肝脏重量可减少约 20%。肝血流量和功能细胞减少、肝脏药酶活性降低,对主要经过肝脏代谢灭活或经肝脏生物活化而显效的药物产生影响。肝脏代谢、解毒功能降低使药物的代谢减慢、作用时间延长、不良反应增加,对肝脏的损伤增加。因此,为老年患者应用主要经过肝脏代谢的药物时,应减少剂量,还要注意给药间隔。

(四)药物排泄

大多数药物经过肾脏排泄。老年人肾血流量减少,65 岁时肾血流量仅为年轻人的 50%,有效肾单位数量和体积也显著减少,使肾小球滤过率、肾小管排泌和重吸收功能均明显降低。故通过肾脏原型排泄的药物的肾清除率将发生改变,多表现为半衰期延长,药物的血浆浓度上升。肾功能减退,经肾脏排泄药物的能力减小,易引起蓄积中毒。

(五)药物的耐受性

老年人对药物的耐受性有所降低,单用 1 种或 2～3 种药物联合应用时尚可耐受,而更多的药物合用如不减少剂量,常不能耐受,易发生胃肠道的不良反应。此外,老年人个体差异较大,尤其是多种药物合用时常可发生药物的相互作用,使协同作用或拮抗作用增强,故药物的相互作用在老年人常可引起严重的不良反应。因此,要根据个体差异调整药物的用量。

综上所述,老年人药物代谢的变化是一个复杂的问题,不同研究的结论可能会有差异,在临床工作中要注意监测血药浓度的动态变化，大多数药物的药效强度与血药浓度是一致的，血药浓度的变化可反映药物吸收、分布、代谢、排泄等过程的变化规律，同时要结合临床指征，随时调整老年人的用药。

二、老年人用药的原则

世界卫生组织将合理用药定义为："合理用药要求患者接受的药物适合其临床的需要，药物剂量应符合患者的个体化要求，疗程适当，药物对患者及其社区最为低廉。"这一概念提出合理用药的3个基本要素：安全、有效和经济。老年人用药原则包括以下几个方面。

（一）受益原则

受益原则包含两层含义：一是要求老年人用药需有明确的适应证。二是用药的受益要大于风险。选择药物时要考虑到既往疾病及各器官的功能情况，对有些病证可以不用药物治疗则不要急于用药，如失眠老人的处理，可以通过生活方式指导、饮食调整来改善。必须用药时，要尽可能选用毒副作用小而疗效确切的药物。老年人发生心律失常，如果无器质性心脏病，也没有血流动力学障碍，就应尽可能不用或少用抗心律失常药物，否则，长期用抗心律失常药物会增加死亡率。

（二）五种药物原则

五种药物原则的含义是要求老年人的用药品种要少，最好5种以下，治疗时根据病情的轻重缓急选择使用。老年人常常同时患有多种疾病，有资料显示，老年人人均患有6种疾病，人均用药种类9.1种。同时使用多种药物，既增加老人的负担，降低用药依从性，还会增加药物间的相互作用，增加潜在的不良反应的危险性。联合用药品种越多，药物不良反应发生的可能性越高。可以通过以下措施落实五种药物原则。

(1)充分了解各种药物的局限性，合理搭配，避免过多用药。

(2)针对最危害老年人健康的疾病，少而精地用药，切忌滥用药。凡是疗效不明显、耐受差、未按医嘱服用的药物应考虑终止，病情不稳定可适当放宽，一旦病情稳定后要遵守5种药物原则。

(3)尽量选用具有兼顾疗效的药物，如高血压合并心绞痛者，可选用β受体阻滞剂及钙通道阻滞剂；高血压合并前列腺肥大者，可用α受体阻滞剂。

(4)重视非药物治疗的作用，配合饮食疗法、物理疗法等方法，也可帮助老人缓解症状。

(5)减少服用保健药品，根据老人的身体状况决定是否需要药物或保健品，尽可能采用非药物方法，以减轻肝、肾等主要脏器的负担。

（三）小剂量原则

中国药典规定老年人的用药量为一般成人药量的3/4；开始剂量为成人用量的1/4，根据临床反应调整剂量，直到出现满意疗效而没有药物不良反应为止。药物剂量要准确，老年人用药要遵循从小剂量开始逐渐达到适宜个体的剂量。老年人用药剂量的确定，要根据老年人年龄、健康状况、体重、肝肾功能、临床情况、治疗反应等进行综合考虑。也有学者建议，从五十岁开始，每增加一岁，剂量应比成人药量减少1%，60～80岁的老人用药剂量为成人药量的3/4，80岁以上老人的用药剂量为成人剂量的2/3，只有把药量控制在最低有效剂量，才是老年人的最佳用药剂量。

(四)择时原则

择时原则的含义是选择最佳给药时间。选择最合适的给药时间进行治疗,可以提高疗效和减少毒副作用。因为许多疾病的发作、加重和缓解都有节律变化,所以,进行择时治疗时,主要根据疾病的发作、药代动力学和药效学的昼夜节律变化来确定最佳用药时间。例如夜间容易发生变异型心绞痛,主张睡前用长效钙通道阻滞剂。而治疗劳力型心绞痛应清晨用长效硝酸盐、β受体阻滞剂及钙通道阻滞剂。

(五)暂停用药原则

暂停用药原则的含义是老年人在用药期间出现了新的症状和体征,要暂时停止使用所有药物,仔细观察症状和体征的变化,以决定是增加药物还是停止用药。老年人在用药期间,应当密切观察老人的反应,一旦出现新的症状和体征,应考虑药物的不良反应或者是病情发生了变化,而不能再次追加药物。暂停用药是现代老年病学中最简单、最有效的干预措施之一。

三、用药老人的护理

老年人由于记忆力减退,对药物治疗的目的、服药的时间、方法等理解力下降,往往会影响老年人安全及时用药。故做好用药老人的护理是护理人员的重要任务之一。

(一)护理评估

1.服药能力和作息时间

服药能力和作息时间包括老年人的智力状态,如理解力、阅读处理能力、记忆力等,视力、听力、备药能力、准时准量服取能力、及时发现不良反应的能力、吞咽能力等。通过对老年人服药能力和作息时间的评估,可以帮助老人制订合理的服药计划,便于及时辅助老人用药和观察反应。

2.老年人的用药史

详细评估老年人的用药史,建立完整的用药记录,特别是曾引起过敏和不良反应的药物,及老人对药物了解的情况。

3.老年人各系统的老化程度

详细评估老年人各脏器的功能情况,特别是肝、肾功能等,以判断药物使用的合理性。

4.心理-社会状况

了解老年人的文化程度、家庭经济状况、饮食习惯、对治疗和护理方案的认识程度,家庭支持的有效性,对药物有无依赖等。

(二)护理措施

1.用药方式的选择

应考虑老年人的作息时间,给药方式尽量简单,结合老年患者的生活自理能力及生活习惯,如果口服给药与注射给药效果相差不多,尽量采用口服方式,方便患者自行服药。

2.安全、正确服药

护理人员应以老人及其家属能够接受的方式,务必使其完全了解医嘱上的药物种类、名称、每种药物的服用时间、间隔时间、药物的作用、不良反应、用药方式、期限及用药禁忌证等。必要时,可用书面的方式,醒目的颜色将用药时应注意的事项标于药袋上,以保证老年人能够安全、正确、有效地用药。

3.密切观察和预防药物的不良反应

老年人表现出的药物不良反应常不典型,但神经、精神症状较突出,用药中如出现类似老化现象，如健忘、意识模糊、焦虑、抑郁、食欲缺乏等，应首先考虑与药物的关系。对既往有过不良反应的药物，应记录清楚，便于治疗时参考。对过去未用过的药物要严密观察，出现不良反应，须及时停药。对并发症多的老年人，应在治疗中注意避免药物的互相作用，影响病情变化。

4.做好用药健康教育

护理人员必须重视老年人及其家人的用药指导，鼓励老人首选非药物性措施，将药物的危害降到最低。训练老年人自我服药的能力，可采取卡片和小容器等帮助老年人增强服药的记忆。指导老人及其家人不随意购买和服用药物，即便是一些滋补类药物，也要在医师指导下适当使用。

(三)提高老年人的用药依从性

老年人患有慢性病居多，需要长期用药。记忆力减退、经济收入减少、担心药物的毒副作用、家庭社会支持不足等原因，会导致老人的用药依从性差。护理人员要采取措施，帮助老人提高用药的依从性。

1.加强用药护理

对住院的老人，护理人员应严格执行给药操作规程，做好“三查七对”，帮助老人正确用药。对出院带药的老人，护理人员要根据老人的认知水平，采取恰当的措施帮助老人了解药物名称、作用、剂量、用药时间、不良反应等。做好醒目标签，将不同给药途径的药物分开放置，便于老人使用。社区护理人员还要定期到老人家中评估老人的用药状况，清点剩余药量。对社区居住的空巢和独居老人，护理人员要帮助老人准备一些可以提醒用药的用具，如每天服药专用药盒、小闹钟等，促使老人养成按时按量服药的习惯。对精神异常或不配合治疗的老人，护理人员应与家属积极合作，做好督促检查工作，确定老人的服药情况。对吞咽困难的老人，可以通过鼻饲管给药。护理人员还要帮助老人保管药品，定期整理家中保存的药品，及时丢弃过期药，以保证用药安全。

2.建立合作性护患关系

护理人员要吸纳老年人参与用药护理计划的制订和修改，鼓励老人说出对病情和用药的看法和感受，倾听老人的治疗意愿，了解老人用药中的困难。护理人员要与老人建立合作性护患关系，使老人树立良好的治疗信心，促进服药依从性的提升。

3.开展形式多样的健康教育

护理人员可以借助宣传媒介，通过专题讲座、小组讨论、咨询服务、相关知识展览、个别指导等措施，强化老人的用药相关知识，让老人了解每种药物的作用，提高老人自我管理用药的能力。

4.评价老人的用药行为

要求有能力的老人写用药日记、自我观察记录等，护理人员要定期检查老人的用药记录。对用药依从性好的老人给予及时肯定，对依从性不好的老人要给予更多的评估，帮助其解决困难，以提高用药的依从性。

(四)常用药物的注意事项

1.镇静催眠药

要小剂量服用且几种药物交替服用。对呼吸衰竭而又无人工气道辅助呼吸的老人尤应慎用。

2.抗生素类

应选择对肝、肾功能损害较小的药物，且剂量和疗程适当，避免因广谱、量大、疗程长而致肠道菌群失调或真菌感染。

3.强心苷类

地高辛是老年人常用的强心药，由于老年人肾功能减退，药物排泄速度减慢，半衰期延长，故应定期监测血药浓度，以免发生中毒。对慢性心力衰竭胃肠道淤血较重者，会因吸收不良而影响药效，可用去毛花苷C静脉注射，但注入要缓慢，同时注意监测心率及心律。

4.利尿剂

老年人在心力衰竭时食欲较差，会影响正常的水、电解质的摄入，加上肝、肾功能减退，调节能力差，易发生水、电解质紊乱及酸碱失衡，所以在使用排钾利尿剂时，应注意监测血气及血电解质情况，以便早期发现失衡现象，及时补充调整。

5.降压药物

要注意监测24小时动态血压，找出最佳用药剂量及间隔时间，并特别注意用药个体化。另外，老年人降压要适度，以免因血压下降过快、过低，而引起心、脑、肾的缺血。

6.抗心律失常药物

老年人心律失常的治疗应首选不良反应小的药物，并主要由临床效果决定剂量，而不能只看血药浓度，否则可能会因用药剂量大而发生其他类型的心律失常。在静脉应用抗心律失常药物时，要格外谨慎，必须有心电、血压的监测。

7.钙通道阻滞剂

应用钙通道阻滞剂的种类、剂量均应考虑老人的个体差异，并注意观察心率变化。

8.β受体阻滞药

老年人由于肝血流量减少，β受体阻滞剂的半衰期延长，故应用此类药物时，剂量要小。对患糖尿病应用胰岛素的老人，服用此药应谨慎。

9.解热镇痛类药

老年人对解热镇痛类药物的作用较敏感，老年人用药的半衰期延长，故老年人服用此类药物剂量要小，为一般成人剂量的1/2。有些高龄老人用一般成人剂量的1/4仍可出现大汗和低血压。老年人如长期服用小剂量阿司匹林，也会诱发溃疡出血，因此要注意观察。

（孙大翠）

第四节 老年人疼痛的护理

疼痛是由感觉刺激而产生的一种生理、心理反应和情感上的不愉悦经历。老年人疼痛主要有来自骨关节系统的疼痛、头痛及其他慢性病引起的疼痛。肿瘤引起的疼痛也是老年人最为常见的症状之一。老年人的痛觉敏感度降低，可延误慢性疼痛病症的诊治。疼痛常使老年人服用过多的药物而增加药物的不良反应和毒副作用。

一、护理评估

（一）健康史

询问老年人疼痛的部位、性质、开始时间、持续时间和强度，加重或缓解疼痛的因素。了解是否患有骨关节病、神经系统疾病、肿瘤等疾病，明确目前存在疾病与疼痛症状间的关系。询问目前正在使用哪些药物治疗，疼痛对食欲、睡眠和日常生活的影响。

（二）身体评估

1.疼痛类型

（1）根据起病的急缓和持续的时间分为急性和慢性疼痛。①急性疼痛的特征：起病急，持续时间多在1个月内；有明确的原因，如骨折、手术等；疼痛常伴有自主神经系统症状，如心跳加快、出汗，甚至血压轻度升高。②慢性疼痛的特点：起病较慢，一般超过3个月；多与慢性疾病有关，如糖尿病性周围神经病变、骨质疏松症等；无自主神经症状，但易发生抑郁等心理障碍。

（2）根据发病机制分为躯体疼痛、内脏性疼痛和神经性疼痛。①躯体疼痛：来自皮肤、骨筋膜或深部组织，疼痛容易定位，表现为钝痛或剧痛，如骨关节退行性变、手术后疼痛或转移性骨肿瘤的疼痛。②内脏性疼痛：源自脏器的浸润、压迫或牵拉，位置较深而难以定位，表现为压榨样疼痛，可牵涉到皮肤痛，内脏性疼痛以腹腔脏器的炎症性疾病较为多见。③神经性疼痛：其疼痛性质为放射样烧灼痛，常伴有局部感觉异常，常见疾病有疱疹后神经痛、糖尿病性周围神经病变、脑卒中后疼痛等。

2.老年人疼痛表现特点

其特点有：①持续性疼痛的发生率高于普通人群；②骨骼肌疼痛的发生率增高；③功能障碍与生活行为受限等症状明显增加；④疼痛常伴有疲劳、焦虑、抑郁、睡眠障碍、行走困难和康复缓慢。

3.躯体检查

（1）运动系统检查：对触痛敏感区域、肿胀和炎症部位的触诊，相应关节的旋转和直腿抬高试验，可使疼痛再现以帮助明确原因。

（2）神经系统检查：寻找运动、感觉、自主神经功能障碍和神经损伤的体征。

（三）辅助检查

可通过各种疼痛量表较为准确地了解老年人的疼痛情况，对个体老年人的疼痛评估应始终使用同一个量表来评判。

1.视觉模拟疼痛量表（visual analogue scale，VAS）

VAS是一条长约10 cm的游动标尺，一面标有10个刻度，从“0”分端和“10”分端，“0”分表示无痛，“10”分代表难以忍受的最剧烈的疼痛。使用时让患者在直尺上标出能代表自己疼痛程度的相应位置，根据患者标出的位置为其评分。临床评定以“0～2”分为“优”，“3～5”分为“良”，“6～8”分为“可”，“＞8”分为“差”。VAS亦可用于评估疼痛的缓解情况，在尺的一端标上“疼痛无缓解”，而另一端标上“疼痛完全缓解”，初次疼痛评分减去治疗后的疼痛评分就是疼痛的缓解程度，此方法称为疼痛缓解的视觉模拟评分法。

2.Wong-Banker面部表情量表（face rating scale，FRS）

FRS用6种面部表情从微笑至悲伤哭泣来表达疼痛的程度。此法适合任何年龄，没有特定的文化背景要求，易于掌握。急性疼痛、老年人、小儿、表达能力丧失者特别适用。

3.疼痛日记评分法（pain diary scale，PDS）

PDS是临床上常用的测定疼痛的方法。由护士、家属或患者记录每天各时间段（每0.5小时，或1小时，或2小时，或4小时）与疼痛有关的活动。在疼痛日记表内注明某时间段内某种活动方式（坐位、行走、卧位）、使用的药物名称和剂量。疼痛强度用0～10的数字量级来表示，睡眠过程按无疼痛记分(0分)。此方法简单、真实、易比较，便于发现患者的行为与疼痛、疼痛与药物用量之间的关系。

(四)心理-社会状况

持续疼痛会影响老年人的睡眠、饮食和活动，并引起焦虑、抑郁、沮丧等情绪改变，导致生活质量的下降，社会交往能力减退。

二、常见护理诊断与医护合作性问题

(一)疼痛

(1)骨关节病相关组织损伤、反射性肌肉痉挛。

(2)血管痉挛、梗死、静脉炎与血管疾病有关。

(3)周围神经病变与糖尿病有关。

(4)带状疱疹与病毒感染有关。

(二)焦虑和抑郁

焦虑和抑郁与长期慢性疼痛及对疼痛治疗信心降低有关。

(三)睡眠形态紊乱

睡眠形态紊乱与疼痛有关。

三、护理计划与实施

治疗和护理目标：①老年人能说出并被证实疼痛的存在；②老年人能初步应用一般止痛方法处理疼痛；③疼痛缓解或得到改善。

(一)一般护理

正确评估老年人疼痛的程度，创造良好的环境，加强生活护理，使老年人保持舒适的体位，运用按摩、冷热敷、放松术、音乐疗法等辅助手段，尽量减轻疼痛对老年人日常生活的影响。

(二)用药护理

用于缓解疼痛的药物包括非甾体抗炎药(nonsteroidal antiinflammatory drugs，NSAID)，麻醉性镇痛药，抗抑郁、抗焦虑与镇静催眠药等。老年人的疼痛以慢性多见，治疗最好使用长效缓释剂。

1.NSAID

NSAID是适用于短期治疗炎性关节疾病(如痛风)和急性风湿性疾病(如风湿性关节炎)的主要药物，也是肿瘤的早期和辅助止痛药物。其中对乙酰氨基酚是缓解轻、中度肌肉骨骼疼痛的首选药物。其他常用药物有布洛芬、阿司匹林、双氯芬酸等，应注意其不良反应，如胃肠道不良反应、肾脏损害、钠潴留、血小板功能障碍所致的出血倾向等。

2.阿片类药物

阿片类镇痛药适用于急性疼痛和恶性肿瘤引起的剧烈持续疼痛。常用药物有曲马多、吗啡、芬太尼和哌替啶等。

3.抗抑郁药物

抗抑郁药除有抗抑郁效应外还有镇痛作用，可用于治疗各种慢性疼痛综合征。此类药包括三环类抗抑郁药，如阿米替林和单胺氧化酶制剂。三环、四环类抗抑郁药不能用于青光眼、严重心脏病和前列腺肥大患者。

4.外用药

对骨关节疼痛的老年人，可选用双氯芬酸乳胶剂（扶他林）、红花油、正骨水、吲哚美辛栓塞肛等外用药。芬太尼透皮贴剂适用于不能口服的患者和应用其他阿片类药物效果不佳的患者。

（三）心理护理

重视老年人对疼痛的主诉和表现，及时给予关心和安慰，按时给予止痛药物，施行有效的非药物止痛疗法，均有助于减轻患者的疼痛、焦虑和抑郁。

（四）健康教育

使用常用的疼痛评价方法和工具，指导家属或患者正确使用止痛药物，了解止痛药物的不良反应。提醒老年人止痛药与其他药物合用时，应注意药物的相互作用可能带来的影响，应遵医嘱用药。鼓励老年人适当活动以缓解慢性疼痛，运动锻炼在改善全身状况的同时，可调节情绪，振奋精神，缓解抑郁症状。

四、护理评价

患者及家属能恰当使用各种有效的止痛方法。老年人的生活未受到明显的影响，表现为睡眠良好，饮食、活动能正常进行，情绪稳定。

（孙大翠）

第五节　老年人安全的护理

老年人由于生理功能的老化，机体维持内外环境稳态的能力减弱，应对各种应激的能力降低，老年人面对各种危机或失衡状态容易表现出束手无策，给老年人身心健康甚至生命安全带来严重威胁。因此，安全也是值得老年护理关注的重要内容之一。

一、危机

危机是指当个体不能用常规的应对策略处理当前突发的、重大的应激性事件时所出现强烈的情绪反应。危机也是由不可预测的或突如其来的、重大的应激事件引发，导致个体出现严重的应激反应的一种状态，并且以往防卫或应对机制对这种突发的重大应激事件作用无效。个体遭遇危机时，可表现出行为失调，难以决断，解决问题能力下降。危机具有多样性、突发性及持续时间短暂的特点。危机可通过采取应急方案或危机干预解决危机或重建平衡。

（一）老年人中常见的危机

对于老年人而言，最大的危机莫过于丧子、丧偶和失去兄弟姐妹。以往早年重大创伤经历也可成为老年人潜在的危机。通常与老年人有关的危机包括：老年人机体内、外环境的突变和疾病；过于关注其儿孙及配偶；丧失亲朋好友；急性躯体疾病、疼痛；脑卒中失语；功能残障或丧失活动能力；严重创伤、跌倒；遭遇重大的交通事故、盗窃、火灾、地震、水灾等自然灾害；乔迁；经济陷入困境；单位倒闭，等等。

（二）危机评估

危机评估首先要考虑近期内发生的各种事件（无论是有效还是无效应对的事件）。危机根据其严重程度分为0～7期。

(1)0期:无危机,无任何危机的迹象。

(2)1期:轻度危机,患者可以自己处理和应对。

(3)2期:突发危机,患者意识到且渴望得到针对性的应对帮助。

(4)3期:紧急危机,患者意识到需要应对帮助,但不明白需要帮助什么、哪里或怎样能得到帮助。这时需要咨询和提示。一旦出现危机,患者很愿意得到应对帮助。

(5)4期:中度危机,患者有代偿性表现,试图自我解决危机。往往通过帮助可控制或推迟危机的发生。

(6)5期:中度严重危机,患者表现出紧张不安、迷惑,甚至抑郁。

(7)6期:重度危机,患者陷入生命受到威胁的状态。患者恳求、祈求帮助以逃避危机。

(8)7期:非常严重危机,患者生命时刻受到威胁,无法控制现状。

需要给予老年人及其家庭指导,加强其对危机的了解,尽早采取针对性措施。

(三)危机干预

危机干预是一套治疗性技术,用来帮助个体及时处理特殊的、紧急的心理应激。危机对于老年人来说,是一种失衡状态,其延续时间不能超过6周,否则对老年人健康危害极大。当危机出现时,应及时制订危机干预计划,实施干预,帮助老年人度过危机阶段,降低应激强度。危机干预的措施较多,大致包括下面几种。

(1)保持与发生危机的老年人的密切接触,了解危机的原因,同时防止老年人发生意外。

(2)给予老年人适当的心理支持、行为训练、生物反馈治疗等。

(3)帮助老年人寻求可利用的社会支持资源。

(4)帮助老年人正确认识所发生的重大应激事件,或采用认知疗法。

(5)鼓励老年人积极采取有效措施应对。

(6)鼓励老年人充分利用手头资源,结合实际解决问题。

(7)反复评价干预效果,针对个体选择最佳危机干预方法。

二、安全

安全是指老年人不存在任何因素对其健康构成威胁或危害的状态。随着年龄的增长,生理心理功能老化,平衡失调、感觉减退或机体抵抗力减弱等均可影响老年人安全。护理人员应意识到老年人安全的重要性,在日常护理中加强老年人的安全保障措施,保证老年人安全。

(一)影响老年人安全的因素

1.生理功能老化

人步入中年后,机体钙代谢逐渐出现不平衡。老年后由于牙齿缺损,影响食物咀嚼及营养吸收;味觉改变,可出现营养不良、食欲减退和消化吸收功能的下降,导致维生素D、钙吸收不良而造成骨质疏松,容易发生病理性的骨折。心、肺、肾脏器功能减退,引起各脏器系统疾病及易致药物的不良反应。老年人视觉、听觉敏感度下降,影响老年人活动、社交,易导致跌倒、摔伤等意外事件发生。诸如此类的生理、病理改变都会给老年人的日常生活及活动带来不安全的隐患。

2.慢性疾病

老年人由于机体抵抗力下降,常患有慢性疾病。慢性疾病多需服药物治疗,而由于老年人记忆力下降等原因易致遗漏服药,影响治疗的依从性。此外,由于老年人生理的改变对药物代谢有影响，并因此产生的药物不良反应也在明显增多，从而对老年人的健康造成威胁。

3.心理、社会、环境等因素

老年人多有不服老和不想麻烦别人的心态，遇到事情多会自己处理，这样往往使老年人陷入无能为力的不安全境况。

老年人的视力下降，影响对客观环境的适应。如居室光线过暗、路面不平、过道狭窄等均可能造成老年人摔倒。居室布局复杂，居家用热水瓶、电插座板、刀、剪、玻璃器皿等也可能影响老年人的安全，导致老年人行走及用物取用不便，而引起老年人跌倒、烫伤、锐器伤、电击伤等。

(二)促进老年人安全的有效措施

1.定期健康检查，维护和促进健康

定期健康检查是预防疾病和保障健康的重要手段。健康检查可通过自我检查和医院健康体检方式进行。

(1)自我检查：可由老年人自己或家人对老年人健康状况持续地监护和维护，使老年人掌握自身健康的基本情况，了解其动态变化，提高对自身健康关注的责任感和对健康问题的敏感性。因此，有必要加大社区老年人保健的投入，加强对老年人自我保健知识和技能的培训力度，指导老年人和家庭开展自我健康检查。健康检查的内容和方法如下。①生命体征自我监测：主要是自我测量体温、脉搏、呼吸，以了解老年人生命体征的基础状况。②女性乳房及男性生殖器自查：老年女性定期自我触摸乳房，注意有无结节、疼痛等，观察形态有无改变等；注意有无阴道脓性或血性分泌物、异常气味等。男性应观察生殖器有无肿块、溃疡等异常。③排泄功能自我监测：注意观察自己的分泌物、排泄物的变化。排尿的次数、尿量、尿的颜色变化，有无尿频、尿急、尿痛，有无排尿不畅、血尿等；大便次数、大便量、形状(如变细)、排便有无困难或坠胀感，大便表面是否有脓血或混有黏液等；注意痰的量、颜色、气味，特别是痰中是否混有血丝等。④生理需要的自我观察：注意自己的饮食如食欲、饭量、口味、饮水等，以及睡眠、性生活等有无变化。⑤体重监测：注意定期测量体重，尤其是短期内有无因明显原因引起的体重减轻、体重增加(超过理想体重30%)等，应注意查找原因，及时处理。

(2)医院健康体检：一般老年人宜进行全面健康体检，至少一年一次。老年人在自我监测中，对于无法判断的症状或异常表现要及时去医院做进一步的检查，以便对疾病早发现、早诊断、早治疗。同时各级单位要安排好老年人的年检。①一般检查：包括呼吸、脉搏、血压、身高、体重等。②化验检查：包括血、尿、便及生化检查等。③心电图：可及时发现冠心病、心律失常等。④查眼底：通过眼底检查可早期发现老年性白内障、原发性青光眼等疾病。⑤胸部X线照射：可早期发现肺部疾病，尤其是嗜烟者更应定期检查。⑥甲胎蛋白测定：可早期发现肝癌，对患有慢性肝病的老年人尤应注意检查。⑦大便潜血试验：可早期发现消化道疾病。⑧肛门指检：有助于发现直肠癌、前列腺癌、前列腺肥大等病证。

老年人的定期体检应每年至少做一次，并注意做好体检记录，保管好化验单。常规性检查项目(如体重、血压、验小便、心电图、查眼底等)有条件的最好每季度查一次，这样既能及早发现疾病，又能对自己已患疾病的治疗、预后有所了解。

(3)辅助医疗及就诊：①老年人尤其是高龄老年人，需要家人或陪护人员仔细观察有无神志、面色、四肢活动、饮食和大小便等改变，以便给医师诊治疾病提供信息。②协助老年人就医，老年人赴医院或医疗保健机构就诊时，应注意就诊前协助备好疾病诊疗本、以往的检查报告单或病历、医疗证或保健卡或医院的挂号证；到医院后先安排休息候诊，帮助挂号；就诊时协助老年人诉说病情,向医师提供老年人近期饮食、睡眠、用药等情况,并注意听取医师下达医嘱要求;帮助办理老年人医疗处置手续,如检查、取药、住院、转诊等,避免高龄、病重、认知及活动障碍等老年人发生意外。

2.改善环境,保障活动安全

良好的环境是维护老年人身心健康的必要条件。清新、自然、舒适、安静、整洁的居住环境是每个人需要的,老年人尤其如此。

(1)一般环境:室内温度以 18～22 ℃为宜,室温过高或过低均会给老年人带来诸多的不适。室内的湿度应保持相对恒定,理想的相对湿度是 50%～60%。房间宜朝南或朝阳,定时开窗换气,避免感冒。

(2)保障安全:除了一般所需的居住环境之外,还要充分考虑到老年人使用的安全性。地面要保持清洁、不滑,厕所宜安装坐式马桶、扶手等;门槛不宜过高;座椅结实,有靠背和扶手,高低适宜,接触地面要稳固;床具宜硬板床,褥垫厚实,高度不宜高过膝盖;室内照明充足,家具陈设简单、固定,避免老年人发生跌倒等意外。

3.合理膳食,增进生活安全

人类的健康长寿与先天的遗传和后天的社会因素、疾病因素、体力活动、居住条件、身心疾病及营养情况均有密切的关系。充足的营养是健康的物质基础,合理的营养能促进机体的正常生理活动,改善机体的健康状况,增强机体的抗病能力,同时对老年人保持充沛的精力、预防早衰及延年益寿具有极其重要的作用。

(1)营养全面:膳食中所提供的营养成分是维持人体生命活动和健康的重要条件。要合理分配主副食,粗细兼顾;不偏食,不挑食。

(2)科学添加副食:①除了保证一日三餐正常进食外,为了弥补老年人肝糖原储备减少及消化吸收能力降低等特点,可适当在晨起、餐前或睡前安排一些副食(如点心、牛奶等食物)作为补充,但每次数量不宜太多,以保证每天的总热量不超标。忌暴饮暴食。②老年人进食水果应该采取少量多餐的方法。饭前不宜吃水果,以免影响正常进食及消化。胃酸过多者不宜吃李子、柠檬等含有机酸较多的水果;患糖尿病者,不宜过多进食含糖高的水果。

(3)控制盐摄入量:老年人味觉功能下降,应该根据个人情况,自我控制食盐量。患有高血压、心、肾、肝病者,应将每天的摄盐量控制在 5 g 以内,或在医师指导下采用少盐饮食或低钠膳食。

(4)适当补钙:人到中年以后,体内容易发生钙质代谢障碍,这种代谢平衡的紊乱,可导致骨质疏松,因此,补钙对老年人来说更加重要。老年人补充钙,除能增强体质和防治骨质疏松外,还有利于高血压、动脉硬化和其他疾病的防治。

(5)适量喝咖啡和浓茶:咖啡、浓茶均有兴奋提神作用,对于心率快、心律失常、睡眠紊乱等老年人不宜饮或多饮咖啡。经常饮咖啡者注意补钙。饮茶应注意:①忌饭后立即饮茶。因茶中的鞣酸可使食物中的蛋白质凝固成颗粒,老年人难以吸收。宜在饭后 1 小时后饮茶。②忌空腹和睡前饮茶。③忌饮隔夜茶和冷茶。茶水搁置过久,茶水中的有机成分改变,易致消化不良等。凉茶有寒凉和聚痰的作用。④忌用茶水服药。⑤忌用茶解酒。乙醇对心血管的刺激较大,浓茶同样具有兴奋心脏的作用,所以不宜浓茶解酒。

(6)其他:老年人牙齿功能下降,食物宜碎、软,易于咀嚼、消化和吸收。同时,由于老年人的咽喉反射不敏感,进食应缓慢,避免噎食和食物误入气管。

4.劳逸结合,不容忽视运动安全

老年人适当参加一些文体和社会活动,有益于身心健康,但是如不注意活动安全,发生跌倒、骨折等,则适得其反。

(孙大翠)

第六节　老年人急性心肌梗死

急性心肌梗死是冠心病4种类型中最严重的一种,也是危害老年人最严重的疾病之一,由于冠状动脉分支完全梗死,引起心肌坏死。本病多发生于安静状态或夜间睡眠时,但是尽管其发作突然,但它在发作之前大多有些征兆,如原来没有心绞痛者,突然发作心绞痛,或者原来有心绞痛发作者,发作越加频繁,时间延长,服硝酸甘油效果不佳甚至无效,或者原来有高血压,心绞痛发作时血压反而下降,并出现晕厥等情况,此时均应警惕急性心肌梗死的发生。

一、临床表现

(一)先兆

据统计,15%～65%的患者有各种先兆症状,表现为发作性肌无力,以四肢最为明显,或诉乏力、体力下降、消化不良、呕吐等,或有稳定型心绞痛突然演变为恶性心绞痛,或临床表现为梗死前心绞痛的患者均提示心肌梗死随时可能发生。

(二)疼痛

最常见的是原有的稳定型心绞痛变为不稳定型,或继往无心绞痛,突然出现长时间心绞痛。疼痛典型的心肌梗死症状包括突然发作剧烈持久的胸骨后压榨性疼痛、休息和含硝酸甘油不能缓解,常伴烦躁不安、出汗、恐惧或濒死感;少数患者无疼痛,一开始即表现为休克或急性心力衰竭。

(三)胃肠症状

部分患者疼痛位于上腹部,被误认为胃穿孔、急性胰腺炎等急腹症,脑卒中样发作可见于年龄大的。

(四)全身症状

发热、白细胞增高,红细胞沉降率增快;胃肠道症状多见于下壁梗死患者;心律失常见于75%～95%患者,发生在起病的1～2周,而以24小时内多见,前壁心肌梗死易发生室性心律失常,下壁心肌梗死易发生房室传导阻滞;心力衰竭主要是急性左心衰竭,在起病的最初几小时内发生,发生率为32%～48%,表现为呼吸困难、咳嗽、发绀、烦躁等症状。

(五)体征

心界可轻到中度增大,心率增快或减慢,心音减弱,可出现第四心音或第三心音,10%～20%患者在发病2～3天出现心尖部收缩期杂音提示乳头肌功能不全,但要除外室间隔穿孔,此时常伴有心包摩擦音,若合并心力衰竭与休克会出现相应体征。

二、治疗要点

及早发现,及早住院,并加强入院前就地处理。治疗原则为挽救濒死的心肌,缩小梗死面积,保护心脏功能，及时处理各种并发症。

（一）监护和一般治疗

急性期绝对卧床1～3天；吸氧；持续心电监护观察心率、心律变化及血压和呼吸，监护3～5天，必要时监测肺毛细血管楔压和静脉压；低盐、低脂、少量多餐、保持大便通畅，1周下床活动，2周在走廊内活动，3周出院，严重者适当延长卧床与住院时间。

（二）镇静止痛

用吗啡或哌替啶肌内注射，4～6小时可重复1次。烦躁不安者用哌替啶和异丙嗪肌内注射或静脉注射。

（三）调整血容量

入院后尽快建立静脉通道，前3天缓慢补液，注意出入平衡。

（四）缩小梗死面积的措施

溶栓治疗：可使血运重建，心肌再灌注。发病6小时内，有持续胸痛，ST段抬高，且无溶栓禁忌证者，可选用尿激酶或链激酶加入0.9%氯化钠溶液中30分钟内滴入，继用肝素抗凝治疗3～5天。

（五）抗心律失常

利多卡因预防性用于易产生心室颤动、发病6小时内的初发年轻。

（六）急性心肌梗死后合并心源性休克和泵衰竭的治疗

肺水肿时首选硝普钠静脉滴注，同时用吗啡、呋塞米、毛花苷C，并须监测血容量、血压、心输出量及肺毛楔入压，心源性休克可用多巴胺、多巴酚丁胺或间羟胺，如能维持血压，可加用硝普钠。有条件者用主动脉内气囊反搏术，可提高存活率。

（七）急性心肌梗死二期预防

出院前利用24小时动态心电监测、超声心动图、放射性同位素运动试验，发现有症状或无症状性心肌缺血和严重心律失常，了解心功能，从而估计预后，决定并实行冠状动脉造影，经皮腔内冠状动脉成形术或冠状动脉搭桥术，以预防再梗死或猝死。

（八）生活与工作安排

出院后2～3个月，酌情恢复部分或轻工作，以后部分患者可恢复全天工作，但要避免过劳或过度紧张。

三、护理措施

（一）病情观察

1.急性心肌梗死的早期发现

（1）突然严重的心绞痛发作或原有心绞痛程度加重，发作频繁，时间延长或含服硝酸甘油无效并伴有胃肠道症状者，应立即通知医师，并加以严密观察。

（2）心电图检查S-T段一过性上升或明显下降，T波倒置或增高。

2.三大合并症观察

（1）心律失常：①室性期前收缩，即期前收缩出现在前一心搏的T波上；②频发室性期前收缩，每分钟超过5次；③多源性室性期前收缩或室性期前收缩呈二联律。以上情况有可能发展为室性心动过速或心室颤动。必须及时给予处理。

（2）心源性休克：早期可以出现烦躁不安，呼吸加快，脉搏细速，皮肤湿冷，继之血压下降、脉压变小。

(3)心力衰竭:心力衰竭早期突然出现呼吸困难、咳嗽,心率加快、舒张早期奔马律,严重时可出现急性肺水肿,易发展为心源性休克。

(二)护理要点

(1)疼痛:绝对卧床休息,注意保暖,并遵医嘱给予解除疼痛的药物,如硝酸异山梨酯,严重者可选用吗啡等。

(2)心源性休克:应将头部及下肢分别抬高 30°～40°,高流量吸氧,密切观察生命体征、神志、尿量,必要时留置导尿管观察每小时尿量,保证静脉输液通畅,有条件者可通过中心静脉或肺微血管楔压进行监测。应做好皮肤护理、口腔护理、按时翻身预防肺炎等并发症,做好 24 小时监测记录。

(3)密切观察生命体征的变化,预防并发症,如乳头肌功能失调或断裂、心脏破裂、室壁瘤、栓塞等。

四、保健

(1)积极治疗高血压、高脂血症、糖尿病等疾病。

(2)合理调整饮食,适当控制进食量,禁忌刺激性食物及烟、酒,少吃动物脂肪及胆固醇较高的食物。

(3)避免各种诱发因素,如紧张、劳累、情绪激动、便秘、感染等。

(4)注意劳逸结合,当病程进入康复期后可适当进行康复锻炼,锻炼过程中应注意观察有否胸痛、呼吸困难、脉搏增快,甚至心律、血压及心电图的改变,一旦出现应停止活动,并及时就诊。

(5)按医嘱服药,随身常备硝酸甘油等扩张冠状动脉的药物,并定期门诊、随访。

(6)当病情突然变化时应采取简易应急措施。

(孙大翠)

第七节　老年人心力衰竭

一、概述

任何原因引起的初始心肌损伤,导致心脏结构或功能的变化,伴有心室充盈或射血能力受损的一组临床综合征称为心力衰竭。慢性心力衰竭是一个逐渐发生发展的过程,包括存在诱发心脏损伤的危险因素、心脏重构、有症状心力衰竭和顽固性心力衰竭 4 个阶段。

二、流行病学

随着人口老龄化进程的加快和高血压、冠心病等常见心血管病发病率的上升,心力衰竭的发病率正逐渐升高。国外有研究显示,老年人心力衰竭是主要的中老年疾病,在 45～94 岁年龄段,年龄每增加 10 岁,心力衰竭的发病率就升高两倍,50 岁年龄段患病率为 1%,而 65 岁以上人群可为 6%～10%,到 80 岁增加了 10 倍。

三、临床表现与并发症

(一)心肌收缩力减弱

心肌收缩力减弱主要表现为压力容积曲线右移,动脉压正常,射血分数下降。

(二)心力衰竭

1.呼吸困难

呼吸困难是左心衰竭最突出的症状。根据肺充血程度,可表现为劳力性呼吸困难、夜间阵发性呼吸困难、端坐呼吸及急性肺水肿。

2.夜间阵发性呼吸困难

夜间阵发性呼吸困难是左心衰竭的早期表现,可间断或连续数夜发作,多在夜间熟睡 2 小时后,因胸闷、气急而突然惊醒,被迫坐起,可伴阵咳、喘鸣样呼吸或咳泡沫样痰。轻者端坐十几分钟至一小时后呼吸困难自行消失,又可平卧入睡,白天可无不适。

3.急性肺水肿

急性肺水肿是左心衰竭的主要表现,可突然发作,重度气急,端坐呼吸,面色灰白,口唇发绀,大汗淋漓,脉速而强,阵咳,咳出大量粉红色泡沫痰,严重时泡沫痰自口鼻涌出。

(三)右心衰竭

主要临床表现有颈静脉充盈,肝大、压痛,肝颈静脉回流征阳性,周围水肿,以下垂部位明显。

(四)老年心力衰竭

老年人心力衰竭症状多不典型。常伴有多种疾病并存,互相影响,掩盖或加重心脏病的症状及体征,导致诊断困难,易出现漏诊或误诊。老年人出现如下症状时,应考虑是否为心力衰竭的表现。

(1)白天尿量减少,夜间尿量增加,体重有明显增加。

(2)血压较平时高。

(3)站立或坐位时不咳,平卧或夜间卧床后出现干咳。

(4)走路稍快或轻微劳动后即感心慌、胸闷、气促、脉搏快且不规则。休息时脉搏增加 20 次/分以上,或呼吸增加 5 次/分以上。

(5)睡觉时需垫高枕头,否则即感胸闷、气促,或睡眠 2 小时后会胸闷,气促而惊醒,坐起或起立片刻后可逐渐好转。

(6)咳嗽痰多呈白色泡沫状,劳累或轻微劳动后尤为明显。

(7)老年人的心肌梗死常疼痛不明显,多数因左心衰竭出现胸闷、气促、咳嗽而就诊。

(五)并发症

心力衰竭可并发上呼吸道感染,严重者可发生昏迷,右心衰竭可致心源性肝硬化等。

四、治疗原则

(一)一般治疗

1.消除诱因

应防止和积极处理可诱发心力衰竭或引起心力衰竭恶化的各种因素,如感染、心律失常、电解质紊乱、用药不当等。其中感染最为常见,故在季节交替时要引起患者注意。

2.注意病变

积极治疗和控制基础心血管病变。

3.精神和心理治疗

减少各种精神刺激包括对病情恶化与死亡的恐惧,加强心理疏导,培养乐观向上的态度,不仅可改善生活质量,还对长期预后有积极影响。

4.调整生活方式

应限制钠盐的摄入;限制液体摄入;宜采用低脂饮食,必须戒烟,肥胖者应减重。失代偿期须卧床休息,做一些被动运动,以防深静脉血栓形成,临床状况稳定后可做一些适当的体力活动,以不引起症状为度。

(二)药物治疗

1.血管紧张素转换酶抑制剂

血管紧张素转换酶抑制剂(ACEI)是一种能降低心力衰竭死亡率、改善预后的药物,也是心力衰竭治疗的基石。

2.β受体阻滞剂

长期应用可延缓或逆转心肌重构。β受体阻滞剂是ACEI以外,另一个可降低心力衰竭病死率并改善预后的药物。

3.利尿剂

这类药物可抑制肾小管重吸收钠和氯,从而控制心力衰竭时的水钠潴留,减少静脉回流,降低心脏的前负荷,达到减轻和消除全身水肿和肺淤血的目的。

4.血管紧张素Ⅱ受体阻滞剂

血管紧张素Ⅱ受体阻滞剂(ARB)和ACEI一样,也是一种阻断RAAS作用的药物。

5.醛固酮受体阻滞剂

醛固酮加剧了心力衰竭的发生和发展。心力衰竭时醛固酮分泌增加,在体内蓄积。ACEI和ARB的应用均不可能遏制醛固酮的生成发挥作用,这是醛固酮受体阻滞剂应用的依据。

6.地高辛

洋地黄制剂不仅能发挥正性肌力作用,更重要的是可发挥生物学效应,可使位于心脏、主动脉弓和颈动脉窦压力感受器敏感性提高,也可使肾小管重吸收钠和肾脏分泌肾素减少。

(三)心力衰竭的非药物治疗

1.心脏再同步化治疗

心脏再同步化治疗(CRT)不仅使心脏整体活动实现再同步化,且可拮抗神经内分泌系统的作用,逆转心肌重塑,还具有抗心律失常的效果,适用于心脏不同步,左室射血分数降低、标准药物治疗后仍有症状(NYHAⅢ、Ⅳ级)的患者。

2.心脏自动除颤复律器

心脏自动除颤复律器(ICD)适应证为心力衰竭伴左室射血分数低下,曾有过心脏停搏、心室颤动或伴血流动力学状态不稳定的室性心动过速的患者,此类患者植入ICD是作为二级预防以延长生存。

3.心脏移植

心脏移植主要适合于无其他可选择治疗方法的重度心力衰竭患者。

五、护理干预

(一)活动与休息

让患者取半卧位或端坐位，限制活动量，尽量减少活动中的疲劳。

(二)吸氧

遵医嘱给患者给氧。

(三)保持良好环境

保持环境安静，舒适，空气流通，限制探视；安慰鼓励患者，帮助树立战胜疾病的信心，家属给予积极的支持，以利于患者情绪的稳定。

(四)水肿的评估

注意观察水肿的消长情况，每天测量体重，准确记录24小时出入量，并将其重要性告诉患者和家属，取得配合。

(五)饮食护理

饮食上给予易咀嚼、易消化、富含维生素的食物，少量多餐，避免过饱；多食蔬菜、水果，补充维生素，保持大便通畅，防止干燥。如果缺钾可食用含钾高的海带、紫菜、瘦肉、橘子等。适当控制总热量，蛋白质也要适当控制。限制钠盐的摄入，每天食盐摄入量少于5 g，服利尿剂者可适当放宽。限制含钠量高的食品，如发酵面食、腌制品、海产品、罐头、味精、啤酒、碳酸饮料等，可用糖、醋、蒜调味，以增进食欲。

(六)控制大便

告知患者勿用力排便，必要时使用缓泻剂。

(七)输液的护理

控制输液量和速度，并告诉患者及家属此做法的重要性，以防其随意调快滴速，诱发急性肺水肿。

(八)皮肤护理

协助患者经常更换体位；嘱其穿质地柔软、宽松的衣服；保持床褥柔软、平整、洁净，严重水肿者可使用气垫床；保持皮肤清洁，经常按摩骨隆突处，预防压疮的发生。

(九)体力休息原则

Ⅰ级：不限制一般的体力活动，积极参加体育锻炼，但必须避免剧烈运动和重体力劳动。

Ⅱ级：适当限制体力活动，增加午睡时间，强调下午多休息，可不影响轻体力工作和家务劳动。

Ⅲ级：严格限制一般的体力活动，每天有充分的休息时间，但日常生活可以自理或在他人协助下自理。

Ⅳ级：绝对卧床休息，取舒适体位，生活由他人照顾，待病情好转后活动量逐渐增加。

(十)用药护理

1.洋地黄类药物

应用洋地黄制剂应警惕其毒性反应的发生，主要包括：①胃肠道反应最早出现，有食欲缺乏、恶心、呕吐。②神经系统头痛、忧郁、无力、视力模糊、黄绿视。③心脏毒性表现为各种类型的心律失常，以室性心律失常尤其是室性期前收缩最为常见。当出现上述症状应立即停用洋地黄；补充钾盐和停用排钾利尿剂；纠正心律失常。

2.利尿剂的应用与护理

给药时间尽量选在白天,避免影响患者夜间睡眠。用药后观察24小时出入量、有无低血钾、有无高尿酸、体重是否减轻。

3.血管扩张剂的应用与护理

观察血压和脉搏,严格掌握滴速。硝普钠应现用现配,避光输液,避免长期大剂量使用。

4.ACEI的应用与护理

观察血压、血钾、干咳、肾功能。

六、延续护理

对于老年心力衰竭患者,护理人员应根据患者病情制订相应的指导方案,为患者及家属提供正确且实用的指导。

(一)成立延续护理管理小组

老年心力衰竭患者延续性护理小组包括患者的主治医师、责任护士、药剂师等,保证小组成员对延续护理的积极性,并进行规范化培训。

(二)确定延续护理的方式

患者出院前由专人收集并准确记录延续护理患者的相关信息,建立随访资料档案。老年心力衰竭患者延续性护理小组应为患者提供全面的家庭护理指导,包括老年心力衰竭患者的容量管理、体重监测、皮肤护理、饮食指导、用药指导、病情变化的自我监测等。由小组成员在出院后1个月之内时采用电话回访及家庭访视的实施,全面了解患者的护理情况,适时调整护理计划。

(三)延续护理的主要内容

1.教会患者如何自测脉搏

将中指及示指放在桡动脉上,数一分钟,让患者演示步骤。

2.指导患者识别重要的症状、体征

头晕、视物模糊、呼吸短促、持续干咳、心悸、疲劳感增加、夜间阵发性呼吸困难、脚踝肿胀、尿量减少。

3.药物依从性

药物治疗是慢性心力衰竭患者首选的治疗方式,但是需要做好患者在用药期间的指导及监督工作,告知患者用药治疗的目的,药物的适应证及其不良反应等,让患者有一个充分的心理准备,避免在用药过程中出现不适而放弃治疗,或是出现滥用药物的情况。如需服用强心类药物,指导患者每天在同一特定时间服用,在服用前检查脉搏,如小于60次/分或心脏节律不规则时,通知医师。

4.运动干预

在早期治疗时,在患者的身体状况允许前提下,可以鼓励患者进行适当锻炼,最好以慢走为主,告知患者运动期间需要家属在旁陪同,准备好急救的药物,避免过度运动。

5.心理护理

部分患者情绪波动较大,有可能会诱发心力衰竭,所以在治疗期间需要告知患者及其家属不良的情绪对疾病的危害性,使其能够尽可能保持良好及平和的情绪,避免情绪出现大起大落,其家属需要为患者创造一个温馨的家庭氛围,使其保持乐观的心态。

6.其他注意事项

(1)慢性心力衰竭患者容易出现水钠潴留的现象，所以在生活中需要严格限制患者对水、盐的摄入量，减少心脏负荷，同时需要告知患者及其家属在饮食方面需要把握低钠、低脂肪、低热量的原则，多食富含纤维素的蔬果食物，保持大便通畅，对于每天的液体出入量进行记录，若发现水钠潴留则需要及时纠正。

(2)建议患者每周至少测 3 次体重，若一周体重增加超过 1.4 kg 就需要及时就诊。

(3)指导应用利尿剂的患者适量增加钾的摄入，多吃含钾量高的食物，如香蕉、橘子汁等。

七、居家护理

心力衰竭患者的居家护理是一个长期的过程，在患者住院期间强化其回家后自我康复意识及家属辅助康复技巧。出院后每月 1 次由负责护士以定期家访或电话访问的形式了解家属及患者的心理状态、饮食习惯、运动康复等进展情况，根据情况提出需要改进的方面，必要时进行门诊康复护理指导。

(一)家庭用药指导

老年心力衰竭患者大多在家休养，应确保其回家后严格按照医嘱服药，切忌自作主张更改或停用，以免发生严重后果，并应熟悉常用药物的不良反应，这样有利于不良反应的早发现、早就医、早处理。自我保健可以减少入院次数，减轻家庭负担，住院的概率会减少一半左右。

(二)避免诱发因素

感染是诱发心力衰竭的常见原因。告知心力衰竭老年患者的家属注意老年人感染特点：症状不典型、体温不是很高、仅表现为食欲缺乏、倦怠等。家属应密切监测病情变化，预防感染。尤其是季节交替时预防感冒，避免过度劳累、情绪激动、用力排便等。

(三)饮食指导

饮食在心功能不全的康复中占重要地位，其原则为低钠、低热量、清淡易消化，足量维生素、无机盐，戒烟限酒，同时限制脂肪的摄入。还应少食多餐，因饱餐可诱发或加重心力衰竭。

(四)改变生活方式

制订活动或锻炼计划，参加适当的体育活动，避免长期卧床。保证充足的睡眠。急性期及重症心力衰竭时应卧床休息，待心功能好转后应逐渐下床，适量活动，当出现脉搏>110 次/分，或比休息时加快 20 次/分时，伴有气急、心悸、心绞痛发作或异搏感时应停止活动并休息，减少机体耗氧。

(五)皮肤护理

慢性心力衰竭患者常被迫采取右侧卧位，所以应加强右侧骨隆突处皮肤的护理，预防压疮。可为患者定时翻身、按摩，动作需轻柔，防止皮肤擦伤。对于水肿严重患者，更应该加强全身皮肤护理。

(六)家庭监测指导

指导患者家属学会监测意识、呼吸、心率、血压，观察咳嗽、排痰量与性质，准确记录 24 小时出入量，夜间睡眠、起夜、下肢有无水肿及程度。

(七)原发病治疗

积极治疗控制高血压、冠心病、心肌梗死、瓣膜性心脏病、心肌炎、心包炎等。

(八)常用药物指导

1.血管扩张药

使用血管扩张药的过程中需监测血压,防止血压过低,引起重要器官血液灌注不足,发生晕厥、跌倒等。开始剂量宜小,并逐渐加至治疗量。

2.利尿剂

老年人用利尿剂容易发生直立性低血压、低血钾、排痰困难等。应用利尿剂的患者应定期复查电解质,避免电解质紊乱致心律失常。应监测血压,同时关注老年患者痰液情况。

3.洋地黄制剂

应告知患者及家属,洋地黄制剂的治疗浓度和中毒浓度很接近,应严格按照医嘱服药,并定时监测洋地黄血药浓度。同时在服药前,指导患者或家属自测脉搏,当心率<60 次/分时应停药,就医。患者及家属应能简单识别洋地黄制剂中毒的表现,其常见的毒性反应是胃肠道症状和室性心律失常,也易出现神经系统症状,表现为黄绿视。

4.ACEI

老年心力衰竭患者可选用小剂量 ACEI,但应注意要严密监测血压,避免血压过低影响重要组织器官血液灌注。同时应用中需要监测肾功能。对于同时应用 ACEI 类药物及保钾利尿剂的患者应监测血电解质变化,避免发生高钾血症。

5.β 受体阻滞剂

老年人应用此药应从小剂量开始,不能突然停药。用药过程中需自测心率,心率低于 50 次/分时应慎用。

6.镇静药

老年人精神紧张、恐惧、忧虑、失眠等,可用小剂量安定类制剂,但夜间应注意观察呼吸情况,防止发生呼吸衰竭。

(九)居家运动时注意事项

(1)运动前、后测脉搏、血压,整个运动过程有专人陪护,确保安全。患者出现心绞痛、气喘加重、呼吸困难、体重增加或下肢水肿等异常情况时,立即停止运动。

(2)服用血管扩张剂时,应与运动时间错开。运动时避免出汗过多,否则易引起血压下降。

(3)运动前应避免饮酒,因为酒精可降低心肌的收缩性。

(4)制订 1 个锻炼计划,每周 3 次,每次 20～60 分钟。决定患者可以开始增加运动或开始运动计划的指标:可以不间断地说话,静息时心率低于 120 次/分,或日常活动时没有中等程度以上的疲劳感出现。

(5)每天监测体重:康复运动是一个长期过程,对很多患者而言,在家庭中的锻炼是更为实际的治疗选择,长期、规律的体育锻炼可以使患者获益。

(十)定期复查与就诊指导

(1)定期复查血,心电图及评价心功能。

(2)每天定时自测体重,若 1～3 天体重增加了 2 kg,或出现水肿加重应引起警惕,立即就诊。

(3)当静息时出现咳嗽、咳痰增多,不能平卧,稍活动感觉身体疲乏无力、呼吸困难、胸闷不适、眼前发黑、头晕等,近期血压忽高忽低,体重增加较多,踝部水肿加重、腹胀、食欲减退等情况,应及时到医院就诊。

(孙大翠)

第八节　老年人冠心病

一、概述

冠状动脉粥样硬化性心脏病指冠状动脉粥样硬化使管腔狭窄或阻塞，导致心肌缺血、缺氧而引起的心脏病，为动脉粥样硬化导致器官病变的最常见类型。它和冠状动脉功能性改变，即冠状动脉痉挛一起，统称冠状动脉性心脏病(CHD)，简称冠心病，也称缺血性心脏病。本病以心绞痛及心肌梗死型较常见。

二、流行病学

冠心病在老年人中普遍存在并随着年龄的增长进行性加重。有研究发现，50 岁以上的个体半数以上至少存在一支冠状动脉的明显狭窄，狭窄的严重程度和数量随着年龄增加。性别与心血管的关系在 65 岁以后逆转，65 岁以前，男性心血管病发病率高于女性，65 岁以后女性超过男性，半数以上的急性心肌梗死发生在 65 岁以上和女性患者。

三、临床表现与并发症

(一)心绞痛型的临床表现

1.症状

心绞痛以发作性胸痛为主要临床表现，疼痛的特点主要有以下几点。

(1)部位：主要在胸骨体上段或中段之后，可波及心前区，常放射至左肩，或至颈、咽或下颌部。

(2)性质：胸痛常为压迫、发闷或紧缩性，也可有烧灼感，但不尖锐，不像针刺或刀扎样痛，偶伴濒死的恐惧感。发作时，患者往往不自觉地停止原来的活动，直至症状缓解。

(3)诱因：发作常由体力劳动或情绪激动所激发，饱食、寒冷、吸烟、心动过速、休克等亦可诱发。

(4)持续时间：疼痛出现后常逐步加重，然后在 3～5 分钟逐渐消失，一般在停止原来诱发症状的活动后缓解。舌下含用硝酸甘油也能在几分钟内使之缓解。

2.体征

心绞痛发作时常见心率增快、血压升高，表情焦虑、皮肤冷或出汗，有时出现第四或第三心音奔马律。缺血发作时可有暂时性心尖部收缩期杂音。可有第二心音逆分裂或出现交替脉。部分患者可出现肺部啰音。

(二)心肌梗死型的临床表现

1.症状和体征

典型的症状为剧烈的、胸骨后压榨性或紧缩性疼痛，可放射至左臂，常伴有濒死感。这种不适类似于心绞痛，但其程度更高，持续时间更长(常大于 20 分钟)，且休息和硝酸甘油不能缓解。疼痛可放射至颈、颌、背、肩、右臂和上腹部。

2.伴随症状

伴随症状可包括出汗、呼吸困难、乏力、头昏、心悸、精神错乱、消化不良、恶心或呕吐。

(三)心绞痛并发症

心律失常、心肌梗死、心力衰竭。

(四)心肌梗死的并发症

乳头肌功能失调或断裂、心脏破裂、室壁瘤、栓塞、心肌梗死后综合征。

四、治疗原则

(一)心绞痛的治疗

治疗有两个主要目的,一是预防心肌梗死和猝死,改善预后;二是减轻症状和缺血发作,提高生活质量。

1.一般治疗

发作时立刻休息,一般患者在停止活动后症状即可消除。平时应尽量避免各种确知的诱发因素,如过度的体力活动、情绪激动、饱餐等,冬天注意保暖。调节饮食,特别是一次进食不宜过饱,避免油腻饮食,禁忌烟酒。调整日常生活与工作量;减轻精神负担;保持适当的体力活动,以不致发生疼痛症状为度;治疗高血压、糖尿病、贫血、甲状腺功能亢进症等相关疾病。

2.药物治疗

药物治疗首先考虑预防心肌梗死和死亡,其次是缓解症状、减轻缺血及改善生活质量。

(1)抗心绞痛和抗缺血治疗。①硝酸酯类药物:这类药物能降低心肌需氧,同时增加心肌供氧,从而缓解心绞痛。②β受体阻滞剂:机制是阻断拟交感胺类对心率和心收缩力的刺激作用,减慢心率、降低血压,减低心肌收缩力和耗氧量,从而缓解心绞痛的发作。③钙通道阻滞剂:本类药物可抑制心肌收缩,减少心肌氧耗;扩张冠状动脉,解除冠状动脉痉挛,改善心内膜下心肌的供血;扩张周围血管,降低动脉压,减轻心脏负荷;还可降低血黏度,抗血小板聚集,改善心肌的微循环。

(2)预防心肌梗死和死亡的药物治疗。①抗血小板治疗:抗血小板治疗可抑制血小板在动脉粥样硬化斑块上的聚集,防止血栓形成。②降脂药物:降脂药物在治疗冠状动脉粥样硬化中起重要作用。他汀类药物可以使动脉粥样硬化斑块消退,显著延缓病变进展,减少不良心血管事件。③血管紧张素转换酶抑制剂:ACEI能逆转左室肥厚、血管增厚,延缓动脉粥样硬化进展,能减少斑块破裂和血栓形成,另外有利于心肌供氧/氧耗平衡和心脏血流动力学,并降低交感神经活性。

(3)经皮冠状动脉介入治疗。

(4)冠状动脉旁路手术。

(5)运动锻炼。

(二)心肌梗死的治疗

1.阿司匹林和口服抗血小板治疗

除非患者有明确的阿司匹林过敏史,所有急性心肌梗死患者都应立即给予阿司匹林治疗。

2.吸氧治疗

对所有怀疑急性心肌梗死的患者均给予鼻导管吸氧。对有严重肺水肿或心源性休克的患者应给予面罩吸氧或气管插管给氧。

3.硝酸甘油治疗

在考虑给予再灌注治疗前,应让患者舌下含服硝酸甘油(0.4 mg)以判断ST段的抬高是否为冠状动脉痉挛所致。

4.再灌注治疗

急性心肌梗死的首要治疗目标是尽快给予再灌注治疗。所有症状发生 12 小时内就诊、有 ST 段抬高或新发左束支传导阻滞的心肌梗死患者均应考虑给予再灌注治疗。

五、护理干预

(一)心绞痛

1.活动与休息

心绞痛发作时应立即停止正在进行的活动,休息片刻即可缓解。

2.心理护理

安慰患者,解除紧张不安情绪,以减少心肌耗氧。

3.遵医嘱

遵医嘱给予吸氧。

4.疼痛观察

评估患者疼痛的部位、性质、程度、持续时间,给予心电监护,描记疼痛发作时的心电图,严密监测生命体征变化,观察患者有无面色苍白、大汗、恶心、呕吐等。

5.用药护理

心绞痛发作时给予患者舌下含服硝酸甘油,用药后注意观察患者胸痛变化情况,如服药后 3～5 分钟仍不缓解可重复使用。用药过程中,注意观察药物不良反应,避免血压过低。

6.减少或避免诱因

疼痛缓解后,与患者一起分析引起心绞痛发作的诱因,如过劳、情绪激动、寒冷刺激等。注意调节饮食,禁烟酒。保持排便通畅,切忌用力排便,以免诱发心绞痛。

(二)心肌梗死

1.饮食与休息

起病后 4～12 小时给予流质饮食,以减轻胃扩张。随后过渡到低脂、低胆固醇清淡饮食,提倡少食多餐。发病 12 小时内应绝对卧床休息,保持环境安静,限制探视。

2.给氧

遵医嘱给予氧疗,以增加心肌氧的供应,减轻缺血和疼痛。

3.心理护理

疼痛发作时应有专人陪伴,允许患者表达内心感受,给予心理支持,鼓励患者战胜疾病的信心。将监护仪的报警声尽量调低,以免影响患者休息。

4.止痛治疗的护理

遵医嘱给予吗啡或哌替啶止痛,注意有无呼吸抑制等不良反应。

5.活动

急性期 24 小时内绝对卧床休息,若病情稳定无并发症,24 小时后可允许患者坐床边椅。指导患者进行腹式呼吸、关节被动与主动运动,逐渐过渡到床边活动。

6.排便

避免屏气用力排便,若出现排便困难,应立即告知医护人员,必要时应用缓泻剂或开塞露。

7.急性期严密心电监护

急性期严密心电监护，及时发现心率及心律的变化。监测电解质和酸碱平衡状况，因电解质紊乱和酸碱失衡时更容易并发心律失常。准备好急救药物和抢救设备，随时准备抢救。

六、延续护理

延续性护理通常是指从医院到家庭的护理延续，包括经由医院制订的出院计划、转诊、患者回归家庭或社区后的持续性随访和指导。

(一)成立延续护理管理小组

老年冠心病患者的延续性护理团队由患者的主治医师、责任护士、临床药师等组成，保证小组成员对延续护理的积极性，并进行规范化培训。

(二)确定延续护理的方式

患者出院前，准确、详细记录患者的相关信息，建立随访资料档案。老年冠心病延续性护理小组旨在为老年患者提供全方位的家庭护理指导，包括用药指导、饮食指导、康复指导、运动指导、病情自我监测指导等。由小组成员在出院后2周之内采用电话回访的形式实施。

(三)延续护理的主要内容

1.心绞痛

(1)合理膳食：宜摄入低热量、低脂、低胆固醇、低盐饮食，多食蔬菜、水果和粗纤维食物如芹菜、糙米等，避免暴饮暴食，注意少量多餐。

(2)控制体重：在饮食治疗的基础上，结合运动和行为治疗等综合治疗。

(3)适当运动：运动方式以有氧运动为主，注意运动的强度和时间因病情和个体差异而不同，必要时在医师指导下进行。

(4)戒烟限酒。

(5)减轻精神压力：逐渐改变性急易怒的性格，保持平和的心态，可采取放松技术或与他人交流的方式缓解压力。

(6)避免诱发因素：告知患者及家属过劳、情绪激动、饱餐、寒冷刺激等都是心绞痛发作的诱因，应注意尽量避免。

(7)病情自我监测指导：教会患者及家属心绞痛发作时的缓解方法，胸痛发作时应立即停止活动或舌下含服硝酸甘油。如服用硝酸甘油不缓解或心绞痛发作比以往频繁、程度加重、疼痛时间延长，应立即到医院就诊，警惕心肌梗死的发生。

(8)用药指导：指导患者出院后遵医嘱服药，不要擅自增减药量，自我监测药物的不良反应。外出时随身携带硝酸甘油以备急需。

(9)定期复查：告知患者应遵医嘱定期到医院复查心电图、血糖、血脂等。

2.心肌梗死

除心绞痛患者延续护理内容外，还应注意以下几点内容。

(1)饮食调节：急性心肌梗死恢复后的所有患者均应采用饮食调节，即低饱和脂肪和低胆固醇饮食。

(2)戒烟：戒烟是心肌梗死后的二级预防的重要措施，研究表明急性心肌梗死后继续吸烟再梗死和死亡危险性增高22%～47%，积极劝导患者戒烟，并实施戒烟计划。

(3)心理指导：心肌梗死后患者焦虑情绪多来自对今后工作能力和生活质量的担心，应予以充分理解并指导患者保持乐观、平和的心情，正确对待自己的病情。

(4)康复指导：建议患者出院后进行康复训练，适当运动可以提高患者的心理健康水平和生活质量、延长存活时间。运动中以达到患者最大心率的60%～65%的低强度长期锻炼是安全有效的。运动方式包括步行、慢跑、打太极拳、骑自行车、游泳、健美操等，每周运动3～4天，开始时每次10～15分钟，逐渐延长到每天30分钟以上，避免剧烈活动、竞技性活动、活动时间过长。个人卫生活动、家务劳动、娱乐活动等也对患者有益。

(5)用药指导：指导患者遵医嘱用药，告知药物的作用和不良反应，并教会患者自行监测脉搏，定期门诊随诊。若胸痛发作频繁、程度加重、时间延长、服用硝酸酯类药物疗效下降时，提示急性心血管事件，应及时就医。

(6)照顾者指导：心肌梗死是心脏性猝死的高危因素，应教会家属心肺复苏的基本技术以备急用。

七、居家护理

(一)心绞痛

1.按医嘱用药治疗

告知患者药物治疗的重要性，不可随意增减药量，外出随身携带硝酸甘油等药物以备急用。硝酸甘油见光易分解，应避光保存。

2.复诊

植入支架患者，应定时来院复诊。

3.保持乐观的心态

保持健康的生活方式，开朗乐观的心情，避免情绪激动。

4.改变不良生活方式

保证充足睡眠、劳逸结合。戒烟限酒。

5.监测血压

每天监测血压2次，保持收缩压在16.0～18.7 kPa(120～140 mmHg)。

6.饮食指导

养成良好的饮食习惯，细嚼慢咽，避免饱餐。

7.适当身体锻炼

运动时间选择上午10点或下午2点，运动方式为步行、慢跑、打太极拳等。

8.身体不适及时就医

因老年患者疼痛反应迟钝，居家出现牙疼、咽部发紧、胃痛、肩痛、上臂发麻等情况，应高度警惕为心绞痛的不典型表现，应及时就医。

9.避免各种诱发因素

防止受凉和感冒，避免过劳和情绪激动、饱餐、排便用力。积极治疗高血压、高脂血症、糖尿病等。

(二)心肌梗死

1.提高服药依从性

指导患者出院后遵医嘱服药，自我检测药物的不良反应，不要擅自调整药量，随身携带硝酸甘油、速效救心丸等药物以备急用。

2.病情自我监测,按时随诊

监测血压、心率,不适症状,若出现心绞痛或心肌梗死症状,应及时就医。定期复查,监测心电图、血糖、血脂等结果。

3.改变生活方式

日常饮食保证低盐低脂,避免饱餐,戒烟限酒,控制体重,根据自身情况适度运动,以慢走、打太极拳等有氧运动为主。

4.避免诱发因素

(1)不搬过重的物品,避免屏气用力诱发心肌梗死。

(2)保持心情愉悦,避免情绪激动。

(3)不在饱餐或饥饿时洗澡,水温与体温相当,洗澡时间不宜过长。

(4)注意气候变化,随着气温变化增减衣物。

5.家庭简易急救

(1)心肌梗死先兆识别:如患者在家中自觉心前区剧烈、持久疼痛,向手臂或肩部放射,伴随恶心、呕吐、黑矇等症状,或出现胃部不适、牙痛等症状,可能为心肌梗死先兆,应引起患者及家属重视。

(2)简易应急措施:立即停止任何体力活动,平息激动情绪,拨打120,服用硝酸甘油或速效救心丸等急救药物,缓慢坐靠沙发休息,尽量减少不必要的体位变动,以减轻心肌耗氧,在救援到来之前可做深呼吸、用力咳嗽动作,效果类似于胸外按压,是有效的自救方法。

(孙大翠)

第九节　老年人肺炎

一、概述

肺炎指终末气道由病原微生物(细菌、病毒)、免疫损伤、理化因素、过敏及药物等多种原因所致的肺泡和肺间质的炎症。

老年人因机体老化、呼吸系统解剖和功能的改变,导致全身和呼吸道局部的防御和免疫功能降低而患病。随着年龄增长,一方面,老年人呼吸功能减退,吞咽与声门动作常不协调,在吞咽时易将常存菌、分泌物或者食物等误吸入肺而导致吸入性肺炎,加之气管、支气管黏液纤毛功能下降,咳嗽反射差等导致排痰功能降低,从而易使细菌进入下呼吸道产生肺炎。另一方面,老年人免疫功能减退,从而对致病菌的防御功能大为减弱,细菌易在肺内生长、繁殖后引起肺部感染,导致严重肺炎。同时,社区获得性肺炎、医院获得性肺炎、病毒性肺炎、呼吸机相关性肺炎等较为常见。

二、流行病学

近年来,随着社会的发展,人口老龄化使得老年人肺炎的发病率和病死率均呈上升趋势。老年人肺炎是指由多种病原体引起老年人肺实质的炎症,病因可以是感染性,也可以是非感染性的，但以前者多见，其中又以细菌性肺炎常见。自从抗生素问世以来，细菌性肺炎的发病率和病死率明显降低，但老年人肺炎的发病率和病死率并未降低。本病是老年人的常见疾病，也是老年人死亡的重要原因。降低老年人肺炎的发病率和病死率是老年临床医学的重要课题。

三、临床表现与并发症

(一)症状

1.起病隐匿，临床症状不典型

老年人肺炎起病常较隐匿，临床症状不典型。常无明显高热、咳嗽、咳痰、胸痛等典型肺炎症状。病情进展快，有较高的发病率和死亡率。有文献报道老年肺炎存活者只有28%，非存活者仅13%病程中有发热表现。

2.多以低热为主

老年人肺炎多以低热为主，较常见的症状为呼吸频率增加，呼吸急促或呼吸困难。全身中毒症状也常见并可早期出现，首发症状多以消化道症状突出，表现为腹痛、食欲缺乏、恶心、呕吐等，或心率增快、心律失常等心血管症状，或精神萎靡、乏力、谵妄、意识模糊等神经精神症状，重者血压下降、昏迷。

3.高龄者特征性表现

高龄者常以典型的老年病五联征(尿失禁、精神恍惚、活动意愿降低、跌倒、丧失生活能力等)之一或多项作为表现。

(二)体征

老年人肺炎极少出现典型肺炎的语颤增强、支气管呼吸音等肺实质体征。国内有老年肺炎资料显示，有肺炎实变体征者仅占全部的13.8%～22.5%，血白细胞计数正常或低于正常者达38.7%。可出现脉速、呼吸快、呼吸音减弱、肺底部可闻及湿啰音，但易于与并存的慢性支气管炎、心力衰竭等相混淆。

(三)并发症

老年人肺炎病情变化快，并发症多。起病不久即可出现脱水、缺氧、休克、严重败血症或脓毒症、脑膜炎、心律失常、电解质紊乱和酸碱失衡等并发症。

四、治疗要点

(一)一般治疗

老年人肺炎一旦确诊，应卧床休息，减少探视人员，保持室内空气新鲜，温湿度适宜。

(二)药物治疗

1.抗生素治疗

老年人肺炎抗生素使用原则为早期、足量，针对致病菌使用，重者联合用药。开始时可进行经验性治疗，待致病菌明确后则可有针对性地选药或参考药敏结果选择抗生素。对老年患者，特别是有肝、肾基础疾病者，均需相应地调整用药剂量。如痰培养发现肺部真菌感染，可停用抗生素，给予抗真菌治疗。

2.抗生素的合理应用

老年人用药后，血药浓度较青年人高，半衰期延长，易发生毒副作用，故用药量应小，为成人用药量的50%～70%，并根据肾功能情况选择用药，慎用氨基糖苷类。

一般体温下降，症状消退后7～14天停用。特殊情况，军团菌肺炎用药时间为3～4周，急性期用药48～72小时，无效者考虑换药。

治疗中严密观察不良反应，老年人易发生菌群失调、假膜性肠炎、二重感染等，应及时防治。

(三)辅助治疗

1.营养支持

老年人的营养供给不能单纯依靠饮食，必要时应给予肠外营养支持，如鼻饲高热量流食及清蛋白等液体的输注。

2.补液治疗

老年人肺炎常伴有水电解质紊乱、痰液黏稠等症状，在心功能正常的情况下，每天液体保持在2 000～2 500 mL为宜。

3.体位排痰

应定时协助患者翻身，改变体位。同时给予患者拍背，指导患者有效咳嗽、咳痰。

五、护理干预

(一)一般护理

1.环境方面

保持病房内空气清新，病房内温湿度适宜。限制老年患者活动，减少探视人员，避免交叉感染，避免因交谈过多而引起患者劳累，保证患者充足的休息和睡眠时间，减少耗氧量。

2.饮食方面

若有发热症状，给予患者高热量、高蛋白、高维生素、易消化等营养丰富的流食或半流食，以补充疾病对患者的营养消耗。对不能经口进食的患者，积极与患者及家属沟通，留置胃管，鼻饲高热量流食，从而保证患者机体需要量。

3.体位方面

协助患者取舒适体位，病情允许者取半卧位，以增加肺部通气，减少因肺部淤积的分泌物导致的并发症。

(二)保持呼吸道通畅

鼓励和指导患者积极有效地排痰。嘱患者取半坐卧位，先深吸气后屏住，后借助胸腹肌的力量在呼吸时咳嗽，使肺底部的分泌物在震荡下产生痰液运动而将痰液咳出。同时加强翻身叩背，防止痰液坠积，以利于痰液排出。给患者叩背排痰时，将手空心握拳，适度拍打，由下至上，由外侧至中央，振动患者背部，防止痰液坠积，同时也可使附着在肺泡壁周围及支气管壁上的痰液松动脱落，有利于痰液排出。必要时，应用超声雾化、稀释化痰药物等促进排痰。

(三)体温的监测

高热虽然不是老年人肺炎的典型症状，可一旦出现，会导致水电解质紊乱、意识障碍和心力衰竭等严重问题，所以需要时刻关注老年患者的体温变化。关注老年患者的生命体征，包括血压、心率、神志、面色等方面。首选物理降温，避免体温过高。同时鼓励患者多饮水，必要时予静脉补液治疗，维持水电解质平衡及充足的营养支持。输液时严格控制速度和量，避免因输液速度过快和输液量过高引起的心力衰竭及肺水肿的发生。

(四)吸氧

老年肺炎患者随着病变范围的增大，易导致通气/血流比失调，有的患者会出现一些慢性呼吸系统疾病和心脑血管疾病等。据统计，约 50% 的老年患者伴有低氧血症，应及时予患者吸氧。对单纯缺氧的患者，可适当加大氧流量。而对于合并有肺气肿、肺心病等基础疾病，出现Ⅱ型呼吸衰竭者，应给予持续低流量（1～2 L/min）吸氧。

（五）用药护理

（1）在应用抗生素前，应正确留取痰培养、痰涂片、痰病理等各种标本，查明病原菌，送检血标本。

（2）按药物说明，做好药物敏感试验，告知患者出现药物不良反应时的症状及做好急救措施。

（3）遵医嘱按时应用抗生素，做到现配现用，合理安排给药时间。

（4）用药期间，观察消炎药物的疗效及不良反应，注意输液速度及药物之间的相互作用。

（六）心理护理

影响老年患者治疗效果的因素有很多，如体质较弱、住院时间长、治疗见效慢、易反复、出现较多并发症、家庭经济条件差等，这些都会导致患者抵触治疗和护理。甚至会有患者拒绝治疗，导致疾病恢复时间增加。所以要积极与患者及家属进行沟通交流，及时、耐心、真诚地对他们的疑虑进行解答，反复交代病情的演变过程及采取的有效诊疗措施，取得他们的信任与理解，积极配合医师的治疗，增强康复信心。

（七）并发症的护理

老年人肺炎的病情变化快，并发症多，因此要密切观察患者生命体征、神志及全身状况的改变，发现异常及时通知医师，及时处理。

六、延续护理

（一）成立延续护理管理小组

延续护理管理小组包括患者的主治医师，责任护士等，保证小组成员对延续性护理的积极性，并对小组成员进行规范化的培训。

（二）确定延续护理的方式

（1）建立出院患者随访资料档案，准确、详细地记录延续护理患者相关信息，根据患者的临床资料确定延续护理方案。

（2）随访时间安排：由小组成员通过电话、QQ、微信、短信等回访方式，在患者出院满 2 周后进行第 1 次回访，之后每 1 个月回访 1 次，半年后每 3 个月回访 1 次。

（三）延续护理的主要内容

1.症状管理

询问患者基本身体状况，有无胸痛、发热、咳嗽、咳痰等典型的肺炎症状；有无消化道症状及神志状态的改变；有无脱水、缺氧等并发症的发生。进行详细记录，并告知患者出现上述症状时的应对方法，根据患者的症状体征，叮嘱患者必要时来医院就诊。

2.用药指导

告知患者及家属不同药物的名称、用量、用法、作用及药物的不良反应。嘱咐患者按时、按量服药。嘱咐家属密切观察患者的病情变化，有问题时及时向小组成员反馈。

3.饮食指导

指导患者正确饮食，要多喝水、多吃蔬菜水果、食物以清淡易消化为主，切忌吸烟、饮酒。

4.咳嗽、咳痰指导

教会患者有效咳嗽、有效咳痰的方法，掌握叩背排痰的技巧，及时有效地清除痰液。

5.呼吸康复训练指导

(1)暗示呼吸法：患者用一手放在上腹部或胸部，呼气时下腹部下陷，该手也随之下沉，并稍加压力以增加腹压，使横膈上抬。吸气时上腹部抗此所加的压力，将腹部徐徐隆起。每次历时 3 分钟，如此反复就可促进膈肌收缩，增加活动范围。

(2)下胸带呼吸法：患者可用宽布带交叉缠于下胸部，呼气时收缩布带以挤压季肋部，吸气时对抗此部的压力，扩张下胸部和上腹部，同时慢慢放松布带。

6.病情自我监测

指导患者学会呼吸及脉搏的计算方法，若出现脉搏加快、呼吸急促、呼吸困难等不适症状，应及时就医。

7.发放健康教育卡片

制作与老年人肺炎相关的健康教育卡片，发放给患者，并嘱咐家属监督其严格执行。

8.心理指导

小组成员对待患者应热情，并多与患者沟通，认真倾听患者的需求。采用心理疏导、心理支持、情绪转移等心理护理方法，及时消除患者的不良情绪；并通过患者家属及朋友了解患者的心理状态，及时进行心理疏导，让患者保持积极、乐观的心态。

七、居家护理

(一)预防呼吸道感染

在寒冷的冬春季，减少外出，预防感冒。出门戴好口罩、帽子、围巾，做好保暖工作。雾霾天尽量少开窗，少出门，出门戴专业防护口罩。少去人多，空气污浊的公共场所。对呼吸道感染，做到早预防，早诊断，早治疗。

(二)保持适宜的生活环境

天气好时，经常开窗通风，每天通风 2～3 次，每次以 15～30 分钟为宜。室内温湿度适宜，温度控制在 18～20 ℃，相对湿度控制在 55%～60%。避免过堂风，避免受凉。

(三)良好的心理调适

老年人肺炎具有治疗慢、易反复的特点，易产生紧张、焦虑等负面情绪，鼓励家属陪伴照顾，帮助患者进行呼吸功能锻炼，消除不良情绪，保持乐观心态，嘱患者积极配合治疗。

(四)药物控制

叮嘱患者按时、按量服用药物，每天定时做雾化等祛痰治疗，家属在雾化后协助患者拍背、咳痰。

(五)养成良好的生活习惯

戒烟、戒酒，对于可下床活动的患者，每天有一定的运动量，以能耐受为宜。

(六)协助翻身、拍背

对于长期卧床的患者，家属应定时协助患者翻身、拍背，帮助患者有效地咳嗽、咳痰。

(七)老年人吸入性肺炎的预防与护理

吸入性肺炎主要是指口鼻咽部的分泌物和胃、食管的反流物误吸入下呼吸道，达肺泡及终末呼吸道，而引发的肺部炎性病变。老年人由于呼吸系统老化，呼吸道防御功能减退，同时常患有慢性疾病，所以老年人是发生吸入性肺炎的高危人群，预防老年人吸入性肺炎的发生变得尤为重要。

1.加强口腔护理

口咽部细菌聚集是导致吸入性肺炎的原因之一，所以，保持口腔的清洁、抑制细菌滋生尤为重要。另外，及时清除口腔内食物残渣和口腔内分泌物，有助于提高咳嗽反射敏感性。

2.选择正确的营养方式

对经口进食者饮水易呛咳时，鼓励患者食用黏稠的食物，并养成良好的进食习惯，如吃饭时坐起，下巴内收，缓慢而仔细地咀嚼。对长期卧床并留置胃管的患者，饭后 2 小时内保持半卧位，床头抬高 30°。

3.注意留置胃管的护理

对于留置胃管出院的患者，每个月来医院换 1 次胃管。饭前 1 小时给予患者拍背，协助患者有效咳嗽、有效咳痰。饭前检查胃管是否在胃内，给予回抽胃液，可抽出清亮胃液方可进食。若无胃液，可把胃管前端打开放置在放有清水的小碗里，若无气泡则可鼻饲食物。鼻饲前，对于长期卧床的患者，床头抬高 30°～45°。拔除胃管前，嘱患者进行吞咽动作的锻炼，可以让患者少量进食黏稠食物或进行空吞咽训练，若吞咽较顺利，则 4～5 周可拔除胃管。若不顺利，则胃管可再留置一段时间。

（孙大翠）

第十节 老年人腹膜炎

腹膜炎是腹腔壁腹膜和脏腹膜的炎症，可由细菌、化学、物理损伤等引起。按发病机制可分为原发性腹膜炎和继发性腹膜炎。急性化脓性腹膜炎累及整个腹腔称为急性弥漫性腹膜炎。

一、临床表现

（1）发病前常有上呼吸道感染，或在肾病、猩红热、肝硬化腹水及免疫功能低下时发生。

（2）主要症状是突然发作的急性腹痛，开始部位不明确，很快弥漫至全腹。

（3）伴恶心呕吐、发热、脉快等全身中毒症状。

（4）腹胀，全腹肌紧张，压痛反跳痛，肠鸣音减弱或消失。

二、治疗要点

本病的治疗关键为早期、联合、适量、规则及全程抗菌药物治疗。休息和营养是治疗中的重要辅助措施。必要时手术治疗。

三、护理措施

（一）病情观察

（1）密切观察体温是否升高，脉搏是否加快，血压是否下降，以及腹部疼痛、压痛、反跳痛、肌紧张等体征有无加重，如有以上变化，说明病情发展，需要紧急手术治疗。

(2)观察期间不宜用吗啡类止痛剂,以免掩盖病情。

(3)急性患者的观察、护理,必须在医护人员的监护下进行,家属要积极配合,不要擅自处理,以免贻误病情。

(4)注意观察患者血压、血糖及粪便的情况。

(二)护理要点

(1)患者采取半坐位,以便腹腔脓液流向盆腔,便于引流,减少毒素吸收,使腹肌松弛疼痛减轻。

(2)胃肠道穿孔或肠麻痹的患者,绝对禁食禁水,并采用胃肠减压,以避免消化道内容物继续流向腹腔,减轻肠内积气,积液。

(3)使用有效抗生素控制感染。静脉输血、输液以纠正水电解质紊乱及酸碱平衡失调。

(4)禁止灌肠,以免消化道内容物自穿孔处向腹腔内广泛扩散,加重腹腔污染。

(5)结核性腹膜炎应早期、联合、全程抗结核治疗:一般选用链霉素、异烟肼、利福平及乙胺丁醇等联合化学治疗,及时反映有关抗结核药物的不良反应。定期检查听力、视力及肝炎功能、血常规等。

(6)抗结核治疗的基础上用肾上腺皮质激素 :对有血行播散或严重毒血症者,可同时加用肾上腺皮质激素,以减轻症状,减少肠粘连、肠梗阻。

(7)大量腹水者,可进行腹腔穿刺适当放腹水,可及时检查腹水性质并可向腹腔内注药。以加快腹水消退,减轻腹膜粘连。护士应协助医师做腹腔穿刺及放液治疗。对于腹穿次数较多的患者,要做好腹部皮肤护理。

四、保健

(一)休息

发热时要卧床休息,腹水较多时可取半卧位。

(二)饮食

给高热量、高蛋白、高维生素、易消化、富于营养的食物。

(三)加强病情观察

除了全身毒血症外,要考虑是否有肠穿孔、肠梗阻等并发症。对于高热患者,注意观察热型,做好高热患者的护理。

(孙大翠)

第十一节　老年人高脂血症

高脂血症是指脂质代谢或运转异常而使血浆中一种或几种脂质高于正常的一类疾病。由于血脂在血液中是以脂蛋白的形式进行运转的,因此,高脂血症实际上也可认为是高脂蛋白血症。老年人高脂血症的发病率明显高于年轻人。

一、护理评估

(一)健康史

(1)询问患者病史,主要是引起高脂血症的相关疾病,如有无糖尿病、甲状腺功能减退症、肾病综合征、透析、肾移植及胆管阻塞等。

(2)询问患者有无高脂饮食、嗜好油炸食物、酗酒、运动少等不良生活和饮食习惯。

(二)心理-社会状况

了解老年患者对高脂血症的认识和患病的态度,有无治疗的意愿。

(三)辅助检查

1.血脂

常规检查血浆总胆固醇(TC)和甘油三酯(TG)的水平。我国血清 TC 的理想范围是<5.20 mmol/L,5.23~5.69 mmol/L 为边缘升高,>5.72 mmol/L 为升高。TG 的合适范围是<1.70 mmol/L,>1.70 mmol/L为升高。

2.脂蛋白

正常值 LDL<3.12 mmol/L,3.15~3.61 mmol/L 为边缘升高,>3.64 mmol/L 为升高;正常 HDL≥1.04 mmol/L,<0.91 mmol/L 为降低。

二、护理诊断

(一)活动无耐力

活动无耐力与肥胖导致体力下降有关。

(二)知识缺乏

缺乏高脂血症的有关知识。

(三)个人应对无效

个人应对无效与不良饮食习惯有关。

三、护理目标

(1)患者体重接近或恢复正常。

(2)患者血脂指标恢复正常或趋于正常。

(3)患者自觉饮食习惯得到纠正。

四、护理措施

(一)建立良好的生活习惯,纠正不良的生活方式

1.饮食

由于降血脂药物的不良反应及考虑治疗费用,并且大部分人经过饮食控制可以使血脂水平有所下降,故提倡首先采用饮食治疗。饮食控制应长期自觉地进行。膳食宜清淡、低脂肪,烹调用植物油,每天低于 25 g。少吃动物脂肪、内脏、甜食、油炸食品及含热量较高的食品,宜多吃新鲜蔬菜和水果,少饮酒、不吸烟。设计饮食治疗方案时应仔细斟酌膳食,尽可能与患者的生活习惯相吻合。以便使患者可接受而又不影响营养需要的最低程度。主食每天不要超过 300 g 可适当饮用绿茶,以利降低血脂。

2.休息

生活要有规律,注意劳逸结合,保证充足的睡眠。

3.运动

鼓励老年人进行适当的体育锻炼,如散步、慢跑、太极拳、门球等,不仅能增加脂肪的消耗、减轻体重,而且可减轻高脂血症。活动量应根据患者的心脑功能、生活习惯和身体状况而定,提倡循序渐进,不宜剧烈运动。若经过饮食和调节生活方式半年以上,血脂仍未降至正常水平,则可考虑使用药物治疗。

(二)用药护理

对饮食治疗无效,或有冠心病等危险因素的患者应考虑药物治疗。治疗前应向患者进行药物治疗目的、药物的作用与不良反应等方面的详细指导,以利于长期合作。向患者详述服药的剂量和时间,并定期随诊,监测血脂水平。常用的调节血脂药有以下几种。

1.羟甲基戊二酰辅酶A(hydroxy-methyl-glutaryl coenzyme A,HMG-CoA)

HMG-CoA主要抑制胆固醇的生物合成。

2.贝特类

此类药不良反应较轻微,主要有恶心、呕吐、腹泻等胃肠道症状。肝肾功能不全者禁用。

3.胆酸螯合树脂

此类药阻止胆酸或胆固醇从肠道吸收,使其随粪便排出。不良反应有胀气、恶心、呕吐、便秘,并干扰叶酸、地高辛、甲状腺素及脂溶性维生素的吸收。

4.烟酸

烟酸有明显的调脂作用。主要不良反应有面部潮红、瘙痒、胃肠道症状。

(三)心理护理

主动关心患者,耐心解答其各种问题,使患者明了本病经过合理的药物和非药物治疗病情可控制,解除患者思想顾虑,使其保持乐观情绪,树立战胜疾病的信心,并长期坚持治疗,以利控制病情。

(四)健康教育

(1)向患者及其家属讲解老年高脂血症的有关知识,使其明了糖尿病、肾病综合征和甲状腺功能减退症等可引起高脂血症,积极治疗原发病。

(2)引导患者及其家属建立健康的生活方式,坚持低脂肪、低胆固醇、低糖、清淡的饮食原则,控制体重;生活规律,坚持运动,劳逸结合;戒烟、戒酒。

(3)交代患者严格遵医嘱服药,定期监测血脂、肾功能等。

(孙大翠)

第十二节　老年人骨质疏松症

骨质疏松症是一种以低骨量、骨组织细微结构衰退为特征,骨质脆性增加和易于骨折的全身性代谢性骨病。骨质疏松症分为原发性和继发性两类。老年人骨质疏松症属于原发性骨质疏松症。其显著特点是易发生病理性骨折,患骨质疏松症的老年人较易发生股骨颈骨折、脊椎骨折,尤其以髂部骨折及其并发症对老年人的威胁最严重，一年内可有 15%死亡，致残率达 50%。

原发性骨质疏松症可分为Ⅰ型和Ⅱ型两种亚型。Ⅰ型即绝经后骨质疏松症，发生于绝经后女性，其中多数患者的骨转换率增高，亦称为高转换型骨质疏松症。Ⅱ型骨质疏松症多见于 60 岁以上的老年人，总体女性发病率显著高于男性。

一、病因

30～40 岁时骨量的积累达到一生中的高峰。40 岁以后，骨量开始丢失。随年龄增长，骨代谢中骨重建处在负平衡状态。老年性骨质疏松，女性多发生在绝经后 20 年左右，男性大多在 60 岁以上发生。发病率女性高于男性，女∶男约为 2∶1。老年骨质疏松的发生与多种因素相关。

（一）遗传因素

多种基因的表达水平和基因多态性可影响骨代谢，如雌激素受体的基因、维生素 D 受体的基因等。另外，骨质疏松性骨折的发生与骨基质胶原和其他结构成分的遗传差异有关。

（二）内分泌因素

与老年性骨质疏松发生密切相关的内分泌因素包括以下两种。

1.雌激素

雌激素在骨重建的平衡中起着重要作用，女性绝经后雌激素水平的下降，易出现骨质丢失，引起骨质疏松。

2.甲状旁腺素（PTH）

随着年龄的增长，老年人因胃肠功能衰退，导致钙摄入不足或肠道对钙的吸收下降，则 PTH 分泌增加，维持血钙水平。而 PTH 可促进破骨细胞的作用，导致骨的吸收大于形成，引起骨质减少。

（三）饮食因素

钙是骨矿物中最主要的成分，维生素 D 有促进肠钙吸收、促进骨细胞的活性作用，磷、蛋白质及微量元素对于骨基质形成密切相关，这些物质的缺乏都可使骨的形成减少。

（四）生活方式

体力活动是刺激骨形成的基本方式，活动过少或长期卧床易使骨量减少，发生骨质疏松。此外，光照减少、吸烟、酗酒等均是骨质疏松的诱发因素。

二、护理评估

（一）身体评估

1.骨痛和肌无力

骨质疏松症较早出现的症状是骨痛，以腰背部疼痛为主，由脊柱向两侧扩散，久坐或久立疼痛加重，仰卧或坐位疼痛减轻，负重能力下降或不能负重。

2.身高缩短和脊柱变形（驼背）

骨质疏松严重时，可因椎体骨密度减少导致脊椎椎体压缩变形。每个椎体缩短约 2 mm，身高缩短 3～6 cm。严重者因椎体压缩呈前、后高度不等的楔形，形成驼背。

3.骨折

骨折是导致老年骨质疏松症患者活动受限，甚至引起寿命缩短的最常见、最严重的并发症。骨折的好发部位是脊椎的胸腰段、髋部和桡骨远端。常因轻微活动或创伤诱发，如打喷嚏、弯腰、负重、挤压或摔倒等。老年前期以桡骨远端骨折常见，老年期以后以腰椎和股骨上端多见。脊柱压缩性骨折可引起胸廓畸形，使肺功能受损、心血管功能障碍，引起胸闷、气促、呼吸困难等表现。

(二)心理-社会因素

身体外形的改变会引起老年人的心理负担，不愿进入公共场所，也会因身体活动不便或担心骨折而拒绝锻炼，因身体不适加上外形变化的影响，可能使老年人的自尊心受挫，从而不利于身体功能的改善。

(三)辅助检查

1.生化检查

主要有以下检查。

(1)尿羟赖氨酸糖苷(HOLG)：尿羟赖氨酸糖苷是骨吸收的敏感指标，可升高。

(2)骨钙素(BGP)：BGP 是骨更新的敏感指标，可出现轻度升高。

2.X 线检查

当骨量丢失超过 30%时 X 线上才能显示出骨质疏松，因此，不利于早期诊断。主要表现为皮质变薄、骨小梁减少变细、骨密度降低、透明度增大。晚期出现骨变形及骨折。

3.骨密度测定

采用单光子骨密度吸收仪(SPA)、双能 X 线吸收仪(DEXA)、定量 CT(QCT)等方法可测出骨密度。按世界卫生组织的诊断标准，骨密度低于同性别峰值骨量的 2.5 个标准差时可诊断为骨质疏松。

三、护理诊断

(一)慢性疼痛

与骨质疏松、肌肉疲劳、骨折等有关。

(二)躯体活动障碍

与疼痛、骨折引起的活动受限有关。

(三)潜在并发症

骨折与骨质疏松、过度运动有关。

(四)情境性自尊低下

与身高缩短或驼背有关。

四、护理措施

治疗和护理目标：①按照饮食与运动原则，合理进餐和运动，维持机体的功能。②老年患者能正确使用药物或非药物的方法减轻或解除疼痛增加舒适感。③骨折老年人在限制活动期间未发生有关的并发症。④老年人能正视自身形象的改变，情绪稳定，无社交障碍。

(一)一般护理

1.营养与饮食

鼓励老年人多摄入含钙和维生素 D 丰富的食物，含钙高的食品有牛奶、豆制品、海带、虾米等，富含维生素 D 的食品有禽、蛋、肝、鱼肝油等。每天营养素的供应量：蛋白质 60～70 g，蔬菜 350～500 g，钙 800 mg，维生素 D 10 μg(400 IU)，食盐<6 g，维生素 C 60 mg。

2.活动与休息

根据每个人的身体情况，制订不同的活动计划。对能运动的老年人，每天进行 30 分钟左右的体育活动以增加和保持骨量；对因疼痛而活动受限的老年人，指导老年人维持关节的功能位，每天进行关节的活动训练。对因为骨折而固定或牵引的老年人，要求每小时尽可能活动身体数分钟，如甩动臂膀、扭动足趾等。

（二）减轻或缓解疼痛

通过卧床休息，使腰部软组织和脊柱肌群得到松弛可减轻疼痛，也可通过洗热水浴、按摩、擦背以促进肌肉放松。对疼痛严重者，可遵医嘱使用止痛药、肌肉松弛剂等药物。

（三）预防并发症

为老年人提供安全的生活环境或装束，防止跌倒和损伤。对已发生骨折的老年人，应每 2 小时翻身 1 次，保护和按摩受压部位，指导老年人进行呼吸和咳嗽训练，做被动和主动的关节活动训练，定期检查防止并发症的发生。

（四）用药护理

1.钙制剂

注意不可同绿叶蔬菜一起服用，以免因钙螯合物形成降低钙的吸收，使用过程中应增加饮水量，增加尿量以减少泌尿系统结石的形成，并防止便秘。

2.钙调节剂

钙调节剂包括降钙素、维生素 D 和雌激素。使用降钙素时要观察有无低血钙和甲状腺功能亢进的表现。服用维生素 D 的过程中，要监测血清钙和肌酐的变化。对使用雌激素的老年女性患者，应详细了解是否有乳腺癌等家族史和心血管方面的病史，注意阴道出血情况，定期做乳房检查。

3.二磷酸盐

如依替磷酸二钠、阿仑磷酸钠等，此类药物的消化道反应较常见，应晨起空腹服用，同时饮水 200～300 mL。至少半小时内不能进食或喝饮料，也不宜平卧，以减轻对消化道的刺激。静脉注射要注意血栓性疾病的发生。

（五）心理护理

通过与老年人倾心交谈，鼓励其表达内心的感受，明确忧虑的根源。指导老年人穿宽松的上衣掩饰形体的改变，强调老年人资历、学识或人格方面的优势，增强其自信心，逐渐适应形象的改变。

（六）健康指导

1.基础知识指导

通过书籍、图片和影像资料，讲解骨质疏松发生的原因、表现、辅助检查结果的解释及治疗方法。

2.日常生活指导

坚持适度的运动（每次半小时，每周 3～5 次）和户外日光照晒，对预防骨质疏松有重要意义。在日常活动中，防止跌倒，避免用力过度，也可通过辅助工具协助完成各种活动。

3.饮食指导

提供老年人每天的饮食计划单，学会各种营养素的合理搭配，尤其是多摄入含钙及维生素 D 丰富的食物。

4.用药指导

指导老年人服用可咀嚼的片状钙剂，应在饭前1小时及睡前服用，应与维生素D同时服用，教会老年人观察各种药物的不良反应，明确各种不同药物的使用方法及疗程。

五、护理效果评价

老年人的疼痛症状减轻或消失；每天能合理地进食、活动和用药，躯体功能有所改善；无骨折发生或骨折后未出现并发症；情绪稳定，能正确对待疾病造成的影响。

（孙大翠）

第十三节　老年性白内障

一、概述

老年性白内障是占全球第一位的致盲性眼病，其发病率及致盲率与年龄的增长密切相关，又称为年龄相关性白内障。50岁以上人群多发，多为双眼发病，但发病可有先后。主要表现为无痛性、进行性视力减退。世界卫生组织从群体防盲治盲的角度出发，将晶状体混浊且矫正视力不足0.5称为临床有意义的白内障。

二、流行病学

老年性白内障在各类白内障中所占比例最大，世界各国均在50%左右。视力＜0.7，晶状体混浊并且无其他导致视力下降的眼病是我国白内障的诊断标准。调查显示，我国白内障患病率50～59岁为5.23%～18.79%，60～69岁为43.2%～51.6%，70岁以上可为63.20%～86.91%，随着年龄的增加，白内障的患病率明显增高。男性患病率为40.40%，女性患病率为51.20%，女性白内障患病率明显高于男性。还有调查研究显示，白内障发生存在明显的地区差异，低纬度地区、高原地区、日照时间长地区的白内障患者患病率明显高于其他地区。

三、临床表现与并发症

（一）临床表现

1.症状

视力呈渐进性无痛性减退，严重者仅存光感，眼前出现固定不动的黑点，亦可有单眼复视或多视、屈光改变等症状。

2.体征

根据晶状体开始出现混浊的部位，老年性白内障分为3种类型：皮质性、核性及后囊下性，其中以皮质性白内障为最常见。

（1）皮质性白内障：根据病程可分为四期。①初发期：仅有晶状体周边部皮质混浊，呈楔状，尖端指向中央，瞳孔区透明不易看到混浊，无视力障碍。散瞳后检查，可见到楔状混浊或辐射状混浊。②未成熟期或称膨胀期：混浊逐渐向中央发展，并伸入瞳孔区，瞳孔区的晶状体也可见辐射状或弥漫性皮质混浊，视力明显减退。由于晶状体纤维水肿，将虹膜推向前，使前房变浅，可诱发闭角型青光眼急性发作。因晶状体皮质层尚未完全混浊，前皮质下仍有透明皮质，所以当裂隙光斜照到晶状体时，可看到虹膜的新月形投影现象，称虹膜投影，为此期特点。③成熟期：晶状体几乎全部混浊，视力仅剩光感或手动，前房深度恢复正常，虹膜投影消失。④过熟期：成熟期持续时间过长，晶状体皮质溶解液化，晶状体核下沉，躲开了瞳孔区，视力有所提高；由于核下沉，上方前房变深，虹膜失去支撑而出现虹膜震颤。液化的皮质漏到囊外时，可引起晶状体过敏性葡萄膜炎和晶状体溶解性青光眼。同时由于悬韧带的退行性变化，也可发生晶状体脱位。

(2)核性白内障：自晶状体的核发生混浊，逐渐向成年核进展。早期晶状体核呈黄白色混浊，由于周边部透明，因此视力不受影响，散瞳后眼底检查，瞳孔中央可见盘状黑影，可由周边部看清眼底。由于屈光指数的增加，可发生近视。当晶状体核逐渐呈深棕色或棕黑色，患者视力极度减退。

(3)后囊下白内障：自晶状体后囊膜下浅层皮质出现金黄色细小颗粒状的混浊，随着混浊的加重，散瞳后可见呈盘状混浊，患者出现明显的视力障碍。

(二)并发症

1.急性闭角型青光眼

眼压急剧升高，眼部混合性充血，极浅的前房，有散大而固定的瞳孔。

2.晶状体过敏性葡萄膜炎

晶状体过敏性葡萄膜炎有眼痛、发红及视力减退史，眼压急剧升高，角膜水肿，房角开放，可能出现前房积脓，持续一段时间后，可形成周边虹膜前粘连及虹膜后粘连。

3.晶状体溶解性青光眼

晶状体溶解性青光眼是一种继发性开角型青光眼，多见于60～70岁的老年人。均有视力减弱的长期白内障病史，突然发病，眼痛、结膜充血、视力锐减，伴同侧头痛，同时伴有全身症状，如恶心、呕吐、眼压急剧升高，常为4.0～6.7 kPa(30～50 mmHg)，有些患者可达10.7 kPa (80 mmHg)以上。角膜常为弥漫性水肿，房角始终保持开放。

四、治疗原则

目前药物治疗效果不肯定，手术为治疗本病的主要方法。

(一)手术治疗

1.手术时机

过去认为白内障成熟期为最佳手术时机。目前，由于白内障患者视力下降是一个缓慢的过程，某些要求精细视力的职业，在工作中将遇到很大困难，因此，只要患者的白内障足以影响他们的生活和工作即可行手术。

2.手术方式

(1)白内障囊外摘除及后房型人工晶状体植入术：手术将晶状体取出，保留完整的后囊膜，再植入后房型人工晶状体的术式。适用于成熟期白内障或角膜内皮功能不佳者，因术后可迅速恢复视力，具有物象放大倍率小、周边视野正常、并发症少等优点，但后发性白内障的发生率高。

(2)超声乳化白内障吸出术：使晶状体核在囊袋内乳化后吸出，保留完整的后囊膜。是目前被公认的最安全的白内障手术方法之一，其优点是手术切口小，术后炎症反应轻，术后角膜散光小，视力恢复更快，手术时间短，并且可同时进行人工晶状体植入。

(3)白内障囊内摘除术：是将晶状体连同晶状体囊一起摘出。手术切口大，术后并发症多，不常用术式。

(二)药物治疗

1.局部用药

卡他灵、消白灵、法可灵、视明露、谷胱甘肽等。

2.口服用药

口服维生素C、维生素E等抗氧化剂，补充锌等微量元素，以及应用中药石斛夜光丸、杞菊地黄丸等。

五、护理干预

(一)预防

1.定期检查

教育中老年人要定期进行眼部检查，通过多种形式进行白内障知识宣传和教育，比如老年俱乐部、微信平台、社区服务站等。

2.戴深色眼镜

长时间的太阳光照射，可使晶状体蛋白质变性、变混，加大患白内障的可能性。外出时可戴深色眼镜或遮阳帽来减少太阳对眼睛的照射。

3.摄入足够的维生素C和蛋白质

维生素C能减弱光线对晶状体的损害，含维生素C丰富的食物有大枣、雪里蕻、西红柿、菠菜、油菜、山楂、柑橘、草莓等；在眼球角膜或视网膜、晶状体的日常代谢过程中需要消耗大量的蛋白质，应适当补充蛋白质，可多吃瘦肉、鱼类、蛋类、乳类和大豆制品等。

4.戒烟

有研究显示核性白内障与吸烟有关，戒烟能降低患白内障的风险。

5.健康的生活方式

生活有规律，注意劳逸结合，保持心情舒畅，避免过度情绪激动。

6.积极控制基础性疾病

积极治疗糖尿病、高血压、高血脂等全身性疾病。

(二)围术期护理

1.术前护理

(1)入院评估：①评估患者全身情况。是否有既往手术史、外伤史或有无青光眼、高血压、糖尿病、冠心病等病史。②评估患者视力下降的时间、程度，发展的速度和治疗经过等。③评估患者生活自理能力：依据日常生活能力量表(ADL)评定；评估患者是否有跌倒坠床发生的风险，依据跌倒危险评估量表(Morse)评定。④测量生命体征：高血压患者注意患者血压控制水平，高血压容易引起手术中出血，如果患者过于紧张，术前可予镇静药以减少紧张、焦虑的情绪，而且术中也要严密观察血压情况；糖尿病患者术前最好血糖能控制在正常水平，有些病史的长患者很难控制在正常水平，最好空腹血糖控制在8.3 mmol/L(150 mg/dL)以下；冠心病患者要了解其心功能状况，必要时需由专科医师进行风险评估。⑤做好环境宣教、安全宣教：责任护士向患者及家属介绍病房环境和安全措施，指导其使用呼叫器；走廊活动时扶着两侧的扶手；对于有跌倒、坠床风险的高危人群，在床头悬挂警示标识，提醒每班护士重点观察和护理，患者需要的物品放在方便取用的地方，嘱患者不能坐在床上去拿远处床头桌里的物品；指导患者掌握“3 个 30 秒”：醒来睁开眼躺 30 秒，坐起 30 秒后再下床，下床站立 30 秒再开始走路。

(2)术前准备：①用通俗易懂的语言向患者介绍手术注意事项，消除患者对手术的恐惧感。嘱咐患者术中保持头部固定，不要左右移动，双手放在身体两侧；手术时消毒巾会覆盖口鼻，若出现呼吸不顺畅现象，请在手术开始前通知医师，给予持续吸氧治疗；术中如果出现身体不适时，如咳嗽、打喷嚏，可举手示意通知医师；术中也会出现牵拉情况，嘱患者不必过度紧张；患者应摘除手表、义齿、饰物，不化妆，穿开襟的衣服，以应对术中意外的发生。交流的过程中应注意与患者的态度及语速，让年龄大的患者有时间接受并理解。②术前 3 天予抗生素眼药水滴眼，术前 1 天剪睫毛，生理盐水冲洗泪道及结膜囊，术晨再次冲洗结膜囊，术前 1 小时用复方托吡卡胺眼药水散瞳至瞳孔保持最大。术前核查医师用皮肤记号笔标记的术眼标识是否正确。③术前晚淋浴，男性患者应刮胡须，更换干净的病号服。

(3)心理护理：由于长期的视力下降和随之而来的手术刺激，患者会出现烦躁不安、焦虑恐惧的心理，这种心理状态会影响患者的手术治疗效果，因此，做好老年性白内障患者全程的心理护理是手术成功的一项重要内容。术前护理人员应该多与患者交流，了解患者的心理状态，采用个性化的心理护理干预，不断鼓励患者积极接受并配合治疗。向患者介绍手术的方法、手术的成功率、手术的先进性；找手术治疗成功的患者现身说法，传授亲身手术治疗的体验；指导患者采用放松疗法，听音乐、深呼吸、转移注意力等；营造一个整洁、安静、舒心的病房环境同样可以缓解患者的焦虑情绪。

(4)饮食指导：嘱患者忌暴饮暴食，多食富含高纤维食物，宜清淡、低盐、低糖、低脂、蛋白质丰富的食物及水果，保持大便通畅，必要时通知医师给予通便药物。

2.术中护理

(1)核对患者资料及术眼和人工晶状体的度数，护理人员要认真协助医师仔细检查超声乳化仪器的运转情况。

(2)搀扶患者至手术台上，摆好体位，尽可能地提高患者的舒适度。

(3)严密观测患者的生命体征，防止手术的刺激带来的应激反应，以防血压、血糖及心血管相关疾病的发作。

(4)护理人员应用亲切、温馨的语言和患者交流，以分散患者的注意力，消除患者的恐惧感。

3.术后护理

(1)术眼观察：①伤口敷料的观察，如观察敷料有无松动、渗血、渗液，保持伤口敷料清洁干燥；②眼痛的护理，主动询问患者是否有眼部不适，以免有些老年患者因怕麻烦而隐瞒，错过及时治疗的最佳时期；如患者出现眼部疼痛时，评估疼痛的性质及程度，及时通知医师，遵医嘱采取相应的护理措施。

(2)药物治疗：术后用药以局部使用抗生素眼药水及糖皮质激素眼药水滴眼为主。滴眼药水前洗手，用无菌棉签轻拉患者的下眼睑，在距眼 2 cm 处将眼药水滴入下穹隆处，每次 1 滴或 2 滴，嘱患者轻轻闭眼 2 分钟以上，每种眼药相隔时间为 5～10 分钟。

(3)基础护理：术后患者应平卧位多休息，避免剧烈活动、头部晃动、低头取重物、突然坐起、弯腰、大声说笑、用力咳嗽和打喷嚏等，防止晶状体移位或脱出；患者术后不能揉眼睛，避免脏水进入术眼；术后由于术眼有纱布遮盖，协助其生活护理，如倒水、如厕、晨晚间护理，以防烫伤、跌倒等意外事件的发生；手术当天不能用热水泡脚。

(4)心理护理:经常关心患者,告诉患者术后会出现畏光、轻度红肿、异物感、流泪属正常术后反应,多在1周内逐渐消失,嘱患者不要过于紧张、焦虑,减轻患者因担心手术不成功所带来的心理负担。

(5)饮食指导:嘱患者勿食辛辣刺激性食物,勿喝浓茶、咖啡;不吃坚果类等比较硬的食物;多食蛋白质、钙质、微量元素、维生素含量丰富的食物;糖尿病患者应控制血糖,餐后2小时血糖应该控制在11.1 mmol/L(200 mg/dL)以下。

4.术后常见并发症与护理

(1)角膜水肿:表现为视力下降和异物感。

护理:①安抚患者,告知患者角膜水肿是术后常见并发症,通过积极的治疗和护理,轻度水肿多在数天内消失。②单纯角膜水肿,一般可自行恢复,无须特殊治疗。术后早期角膜水肿,局部给予糖皮质激素眼药水滴眼,并给予重组牛碱性成纤维细胞生长因子滴眼液滴眼,以促进角膜修复和再生;持续的角膜水肿或有大泡病变出现,应定期做内皮细胞检查,根据病因进行治疗。③嘱患者应严格卧床休息,取平卧位。

(2)前房积血:表现为视力急剧下降,并有眼前黑影飘动。

护理:①嘱患者少活动、多卧床休息,少者可自行吸收,多者可取半卧位。②密切观察血压变化。③保持大便通畅,嘱患者不要用力排便。

(3)高眼压症:表现为恶心、呕吐、眼胀、眼痛、头痛及视力下降等症状。

护理:①及时通知医师测量眼压。②遵医嘱予局部或全身应用降眼压药物。

(4)人工晶状体移位:表现为突然的视物模糊、复视、视力下降、眼痛、头痛等。

护理:①嘱患者平卧位安静休息,翻身等活动动作要轻,勿震动眼部。②一经确诊,及时行人工晶状体悬吊术。

(5)眼内炎:表现为眼痛、视力下降、球结膜水肿、睫状充血、前房积脓、玻璃体混浊,是白内障最严重的并发症。

护理:①立即通知医师,进行房水和玻璃体细菌培养,同时行眼内抗生素注射或联合玻璃体切割术治疗。②眼药隔离,眼药放置患者处,并予以在床头卡上贴上隔离标识。③及时清洁患者眼周分泌物,更换敷料,保持眼部清洁。④最后给眼内炎患者点眼药,每次点完眼药一定要清洁双手。⑤心理护理:多关心患者,帮助患者重塑对治疗的信心。

六、延续护理

延续护理可以通过电话随访、家庭随访、建立患者俱乐部、构建信息化网络平台等形式来实现。

(一)电话随访和家庭随访

1.制订随访计划

(1)责任护士根据患者的经济能力、社会角色、家庭背景、文化程度及居住地的医疗条件,制订个性化的健康教育手册,手册包含具体的出院指导内容,文字配合图片形式最好。

(2)出院前一天或当天对患者开展一对一的出院指导,给予健康教育手册。出院指导内容具体包括:①办理出院手续流程;②出院后到门诊复查时间;③眼药的使用方法;④术眼预防感染的指导;⑤生活方式调整的指导;⑥电话或家庭随访的时间。

2.随访内容

(1)了解患者用药依从性，是否遵医嘱每天按时点眼药及点眼药方法是否正确，是否有注意手卫生。

(2)了解患者视力恢复情况，和出院当天对比，是否有所提高或保持稳定。

(3)了解患者术眼是否存在并发症的发生。

(4)了解患者在生活及护理上是否得到了家庭的支持，是否是空巢老年人。

(5)了解患者心理状态，是否存在焦虑、抑郁情绪，是否对疾病的康复持有很大的信心。

(6)询问患者住院感受进行满意度调查，根据患者的需求不断改进医疗和护理服务。

(二)建立患者俱乐部

患者俱乐部是由眼科专科医务人员组织的患者互助小组，由医护人员、患者、家属、社会志愿者共同参与，在眼科医护人员组织下，对疾病的诊治、康复、自我护理举办讲座和组织小组讨论，或开展知识竞赛，使患者相互支持与交流，共同分享成功或分担苦恼，得到社会的支持，树立战胜疾病的信心。

(三)构建信息化网络平台

在信息化网络时代，网络已经步入了每个家庭，通过创建微信平台，随时发布有关老年性白内障疾病相关知识或健康知识讲座，患者也可以通过此平台进行康复咨询，达到普及知识的效果。

七、居家护理

居家护理是延续护理的一部分，在延续护理过程中，追踪了老年性白内障患者术后出院的居家护理需求，从而制订出更合理和有针对性的居家护理措施。

(一)良好的遵医行为

患者出院回家后，离开了医护人员的管理和指导，有的患者记忆力差，忘记了用药，有的患者认为自己没有特殊感觉，不需要再继续点眼药治疗，而擅自停药，甚至有的患者没有按照出院指导来医院定期复查，因此，早期对患者进行居家护理干预尤为重要。

(1)向患者说明术后恢复期对手术效果的重要性。

(2)每天按时点眼药，正确的点眼药顺序，先点透明的眼药，再点混悬液类的眼药，混悬液类的眼药，使用前要摇匀，使用后予以阴暗避光处保存。

(二)注意保养眼睛

由于老年性白内障手术后视力恢复快，患者心情激动，就不注重保护眼睛，读书、看报甚至看电视时间过长，导致有些患者视力在术后恢复期，没有提高反而下降。

(1)嘱患者平时应该多休息，少用眼，适当控制看书报和电视的时间，每次时间控制在半小时，然后闭眼休息一会，也可以去户外走走，看看绿色植物。

(2)有屈光改变的患者，不能继续戴之前的眼镜，待术后3个月视力稳定后，再次验光配镜。

(三)建立健康的生活方式

(1)培养老年人良好的起居卫生习惯，注意平时手的卫生，点眼药之前一定要洗干净双手。

(2)培养良好的排便习惯，多食粗纤维含量高的食物和水果，避免用力排便。

(3)3个月内不能做剧烈运动，锻炼身体以散步为主。

(4)如果室外光线太强不适应，可戴上墨镜以遮挡强光。

(5)平时应注意保暖,防止感冒咳嗽,如已有咳嗽,应及时进行治疗,告诉患者咳嗽时将舌头顶住上腭,使气流缓慢地释放出来。

(四)建立家庭支持系统

由于患者家属在经济、精神及生活上的支持会直接影响着患者的遵医行为及心理状态,因此,更应重视患者家属健康教育,鼓励让家属和患者共同参与居家护理;近年来,我国空巢家庭一直呈上升之势,对于空巢老年人来说,在家自行护理存在一定的困难,所以,早期对空巢老年人进行居家护理干预,可以及时地对患者进行康复指导、督促其树立良好的用药依从性,同时在交流的过程中鼓励老年人积极融入社会中,提高空巢老年人的生活质量。

(孙大翠)

第十章 康复科护理

第一节 帕金森病

一、概述

帕金森病(Parkinsondisease,PD)又称震颤麻痹,是一种老年人常见的运动障碍疾病,以黑质多巴胺(dopamine,DA)能神经元变性缺失和路易小体形成作为病理特征,临床表现为静止性震颤、运动迟缓、肌强直和姿势步态异常等。65 岁以上的老年人群患病率为 1 000/10 万,随年龄增高,男性多于女性。目前我国的帕金森病患者人数已超过 200 万。在鉴别诊断时需明确区分帕金森病、帕金森综合征、帕金森叠加综合征等疾病,在康复护理中它们具有相同的护理问题和干预措施。

(一)病因

病因和发病机制至今未明,研究主要集中在以下三个方面。

1.环境因素

流行病学研究发现 PD 的发病与乡村生活、农作方式、除草剂、农药及杀虫剂等的接触有关,长期饮用露天井水或食用坚果者发病数增多,吸烟者发病率降低或发病时间延迟,吸毒者易出现帕金森样临床症状。

2.遗传因素

有 10%～15%的 PD 患者有阳性家族史,多呈常染色体显性遗传。PD 的发病与多种基因突变有关,并不断有新的基因突变被发现。另一方面,PD 的发病与遗传易感性有关,这可能与黑质中线粒体复合物Ⅰ基因缺失有关。

3.其他因素

其他因素的研究包括体内氧自由基和羟基自由基的产生增多导致脂质过氧化,兴奋性氨基酸的产生增多和细胞内的钙超载,这些改变在黑质-纹状体中 DA 神经元的变性死亡中具有重要作用。

(二)分类

运动障碍疾病又称锥体外系疾病,主要表现为随意运动调节功能障碍,肌力、感觉及小脑功能不受影响。运动障碍疾病源于基底核功能紊乱,通常分为两大类:①肌张力增高-运动减少。

②肌张力降低-运动过多。

前者以运动贫乏为特征，后者主要表现为异常不自主运动。本章以帕金森病为例，探讨该类疾病的康复护理问题。

二、临床表现

(一)PD 的主要临床特点

PD 的主要临床特点包括震颤、强直、运动迟缓和姿势障碍等。

1.震颤

震颤是由于协调肌和拮抗肌有节律地交替性收缩所致，多数病例以震颤为首发症状，仅15%的病例在整个病程中不出现震颤。震颤常开始于一侧上肢或下肢，可累及头、下颌、舌和躯体的双侧。休息时明显，运动时减轻或消失，故称静止性震颤。震颤的频率多为 4～6 Hz，情绪激动或精神紧张时加重，睡眠时消失。手的震颤常表现为搓丸样运动。当静止性震颤加剧或与原发性震颤并存时，可出现姿势性震颤。

2.强直

强直常开始于一侧肢体，通常上肢先于下肢，可累及四肢、躯干、颈部和面部，协调肌和拮抗肌的张力均增高，出现头前倾、躯干和下肢屈曲的特殊姿势，与震颤合并者常出现齿轮样强直或铅管样强直。强直严重者可出现肢体疼痛。

3.运动困难

由于肌肉强直，患者常感肢体僵硬无力，动作缓慢，穿衣、翻身、进食、洗漱等日常活动难以完成，严重病例可出现运动困难。面肌运动减少，形成面具脸；上肢和手部肌肉强直，出现书写困难或写字过小；由于协调运动障碍，行走时上肢的前后摆动减少或消失，步伐变小、变快并向前冲，形成特殊的慌张步态；口、舌、腭、咽部的肌肉运动障碍，常出现流涎或吞咽困难等。

4.其他表现

包括眼睑或眼球运动缓慢，可出现动眼危象、睡眠障碍(失眠和早醒)、情绪障碍(抑郁或焦虑)、静坐不能、疼痛、发凉、麻木等异常感觉，部分病例有皮脂腺分泌增加、口干、下肢水肿、尿频、尿急和认知功能障碍等。

(二)运动迟缓和姿势障碍

尽管有许多例外的情况，但是通常，老年的 PD 患者以步态障碍和运动不能为主，年轻的病例则以震颤为主要表现，儿童和青春期发病者多表现为肌张力异常和帕金森综合征。

三、主要功能障碍

(1)缓慢进行性病程障碍：①静止性震颤；②肌强直；③运动障碍、运动迟缓；④协调运动障碍；⑤姿势步态障碍。

(2)严重时丧失生活自理能力。

(3)心理障碍。

四、康复评定

(一)PD 主要功能障碍程度评定表

内容：①运动迟缓；②震颤；③僵直；④姿势；⑤步态；⑥从椅子上起立；⑦用手写字；⑧言语；

⑨面部表情;⑩日常生活活动能力(ADL)。

PD主要功能障碍程度评定表采用5级4分制评分,分值代表严重程度:①0～2分——正常;②3～10分——轻度功能障碍;③11～20分——中度功能障碍;④21～30分——重度功能障碍;⑤31～40分——极重度功能障碍。

(二)辅助检查

(1)检测脑脊液和尿中高香草酸含量。

(2)基因检测DNA印迹技术、PCR、DNA序列分析。

(3)功能显像检测采用PET或SPECT与特定的放射性核素检测。

五、康复治疗

(一)药物治疗

药物治疗是主要的治疗手段,需要长期维持。药物治疗遵循的原则是从小剂量开始,缓慢递增,尽量以较小剂量取得较满意的疗效。治疗方案个体化,根据患者年龄、病情等选药:①抗胆碱药;②金刚烷胺;③左旋多巴。

(二)外科治疗

目前常用的手术方法有苍白球、丘脑毁损术和深部脑刺激术(DBS)。

(三)康复运动治疗

1.有效的运动功能训练

(1)松弛和呼吸训练:"变得僵硬"是帕金森病患者心理紧张的主要原因,松弛和腹式呼吸训练有助于减轻症状。可先宽衣,寻找安静的地方,放暗灯光,身体姿势尽可能地舒服,闭上眼睛,随后开始深而缓慢的呼吸,并将注意力集中在呼吸上。上腹部在吸气时鼓起,呼气时放松,应经鼻吸气,用口呼气,训练5～15分钟。

(2)平衡功能训练:坐位和站立位较慢的重心转移训练,可以提高患者机体的稳定性。患者身体站直,两足分开25～30 cm,向左、右、后移动重心取物,或坐位向前、左、右捡物,以训练平衡功能。

(3)步态训练:训练时患者身体站直,两眼向前看,起步时足尖要尽量抬高;先脚跟着地,再脚尖着地,跨步要慢而大,在行走时两上肢做前后摆动。同时进行上下楼梯训练。患者起步和过门槛时容易出现肢体的"僵冻状态",要先将足跟着地,待全身直立,获得平衡后再开始步行;原地踏步几次可帮助冻结足缓解。

(4)关节及肢体功能训练:加强患者的肌肉伸展活动范围,牵引缩短或僵直的肌肉,增加关节功能稳定性。一天3～5次,每次15～30分钟,尽量保持关节的运动幅度。

(5)手部精细动作训练:主要指导患者进行手的技巧性和四肢的精细性协调训练。将两手心放在桌面上,做手指分开和合并动作10～20次;同时左右手做指屈、伸动作及握拳和屈伸动作。

2.日常生活功能训练

日常生活能力训练能促进随意、协调、分离的正常运动模式的建立,为整体功能恢复训练创造有利条件。主要训练手的功能和日常生活能力,如通过指导如何自行进食,穿脱衣服,处理个人卫生,自解大小便,完成入浴等,以加强上肢活动及上下肢配合训练,不断提高生活自理能力,提高生活质量。

3.语言训练

50%的帕金森病患者有语言障碍,说话声音单调、低沉,有时口吃。训练包括音量、音调、发音和语速等内容。训练时心情应放松,闭目站立,发音应尽量拉长,并反复训练。平时积极参与人与人之间的语言交流。

六、康复护理

(一)康复护理

结合帕金森病的特点,对患者进行语言、进食、走路动作,以及各种日常生活功能的训练和指导十分重要。

1.饮食护理

根据患者的年龄和活动量予以足够的热量并评估患者的营养状况,口味需要,提供营养丰富的食物,原则上以高维生素、低脂、适量优质蛋白、易消化饮食为宜。多吃谷类和蔬菜瓜果,以促进肠蠕动,防止便秘。

(1)钙是骨骼构成的重要元素,因此对于容易发生骨质疏松和骨折的老年帕金森病患者来讲,每天晚上睡前喝一杯牛奶或酸奶是补充身体钙质的极好方法。

(2)蚕豆(尤其是蚕豆荚)中含天然的左旋多巴,在帕金森病患者的饮食中加入蚕豆,能使患者体内左旋多巴和甲基多巴胺复合(如卡比多巴)的释放时间延长。

(3)限制蛋白质的摄入,每天摄入大约 50 g 的肉类,选择精瘦的畜肉、禽肉或鱼肉。一只鸡蛋所含的蛋白质相当于 25 g 精瘦肉类。为了使半天的药效更佳,也可尝试一天中只在晚餐安排蛋白质丰富的食物。

(4)不吃肥肉、荤油和动物内脏,有助于防止由于饱和脂肪和胆固醇摄入过多给身体带来的不良影响。饮食中过高的脂肪也会延迟左旋多巴药物的吸收,影响药效。

(5)对偶有呛咳者可在护士指导下正常进食。频繁发生呛咳者指导患者进食时取坐位或半坐卧位,头稍向前倾;对于卧床患者,进食时应抬高床头≥45°,以利于下咽,减少误吸。指导患者家属正确协助患者进食:当患者发生呛咳时应暂停进食,待呼吸完全平稳后再喂食物;对频繁呛咳严重者应暂停进食,必要时予以鼻饲。

2.用药护理

对老年人给予明确用药指导是预防药物不良反应最有效的方法之一。遵医嘱及时调整药物剂量和用药时间,空腹用药效果比较好。如多巴丝肼应在餐前 30 分钟或餐后 45 分钟服用。告知患者的服药配伍禁忌:如单用左旋多巴时禁止与维生素 B_6 同时服用。苯海索使老年患者易产生幻听、幻视等精神症状,以及便秘、尿潴留等,应及时发现药物不良反应。抗抑郁剂,尤其是 5-羟色胺(5-HT)再摄取抑制剂,由于起效作用慢应督促患者坚持按时、按量服用。

3.ADL 训练康复护理

室内光线要充足,地面要平坦。病房内尽可能减少障碍物,病床加用防护栏,以防坠床。嘱患者穿防滑拖鞋,卫生间要有扶手,以防跌倒。指导患者衣物尽可能选用按扣、拉链、自粘胶式以代替纽扣,以便于穿脱。裤子与鞋要合身,不能过于肥大,以免自己踩踏导致摔伤。起床或躺下时应扶床沿,动作缓慢进行,避免直立性低血压的发生。患者在外出活动或做检查时应有专人陪护。

4.语言功能训练

因肌肉协调能力异常，导致语言交流能力障碍。护士要多从营造良好语言氛围入手，让患者多说话、多交流、多阅读，沟通时给患者足够时间表达，训练中注意患者的发音力度、音量、语速频率，鼓励患者坚持连续不间断地训练，减缓病情发展。

5.大小便护理

因老年人特点及治疗用药可能产生的不良反应，多数患者伴有不同程度的便秘。对便秘患者，应多摄取粗纤维食物、蔬菜、水果等，可多饮蜂蜜、麻油，以软化食物残渣。可配以效果好，不良反应小的内服及外用药物，如冲饮适量番泻叶，口服苁蓉润肠口服液及排便前外用开塞露等，促进排便。小便困难者可按摩膀胱、听流水声刺激排尿，必要时可导尿，总之以效果最好、不良反应最小的能持久使用的方法，减轻患者痛苦，维护正常排大小便功能。

(二)运动功能训练康复护理

帕金森病患者在用药物治疗的同时配合正规、系统且有针对性的康复训练是一种既安全可靠又有明显疗效的方法。运动功能训练根据患者的震颤、肌强直、肢体运动减少、体位不稳的程度，尽量鼓励患者自行进食穿衣、锻炼和提高平衡协调能力的技巧，做力所能及的事情，减少依赖性，增强主动运动。随着病情的发展，针对每个患者情况注意以下几个方面训练。

1.步态练习

肌肉持续的紧张度致患者肢体乏力、行走不自如、重心丧失、步态障碍。应加强患者行走步伐的协调训练，具体如下。

(1)原地反复起立。

(2)原地站立高抬腿踏步，下蹲练习。

(3)双眼平视合拍节地行走。患者如有碎步时，可穿摩擦力大的胶底鞋防滑倒。有前冲步时，避免穿坡跟鞋，尽量持手杖协助控制前冲，维持平衡等。

2.面部训练

鼓腮、噘嘴、龇牙、伸舌、吹气等训练，以改善面部表情和吞咽困难现象，协调发音，保持呼吸平稳顺畅。

3.基本动作及运动功能训练

(1)上、下肢的前屈、后伸、内旋、外展，起立下蹲。

(2)肩部内收、外展及扩胸运动，腰部的前屈，后仰，左、右侧弯及轻度旋转等。

(3)在有保护的前提下适当运动，进行一些简单的器械运动项目，有助于维持全身运动的协调。

4.功能锻炼注意事项

功能锻炼越早越好，要按照康复治疗方案执行；运动时间及运动量应因人而异，渐渐地增加运动强度；不宜采取剧烈活动，做到劳逸结合，从一项训练过渡到另一项训练应缓慢进行，避免“跳跃式”运动；运动时动作要轻柔、缓慢，注意安全，避免碰伤、摔伤等事故发生。后期患者没有自主运动能力时，可依靠家属帮助进行被动运动，以尽早恢复一定的自主运动。康复锻炼应循序渐进，及时表扬、鼓励；康复效果不要急于求成，以免产生失望、抑郁心理。

(三)预防并发症

帕金森病是一种慢性进展性变性疾病，疾病晚期由于严重肌强直、全身僵硬终致卧床不起。本病本身并不危及生命，肺炎、骨折等各种并发症是常见的死因。因此，做好基础护理工作，积极预防并发症不容忽视。

(1)本病老年患者居多,免疫功能低下,对环境适应能力差。护理工作者应注意保持病室的整洁、通风,注意病室空调温度调节适度。天气变化时,嘱患者增减衣服,以免受凉、感冒,加重病情。

(2)对于晚期的卧床患者,要按时翻身,做好皮肤护理,防止尿便浸渍和压疮的发生。

(3)被动活动肢体,加强肌肉、关节按摩,对防止和延缓骨关节的并发症有意义。

(4)皮肤护理,翻身时,应注意有无皮肤压伤,并防止皮肤擦伤。

(5)坠积性肺炎、泌尿系统感染是最常见的并发症,因此要给患者定时翻身、叩背,鼓励咳痰,预防肺部感染;鼓励患者多饮水,以稀释尿液,预防尿路感染。

(四)心理康复护理

患者虽然有运动功能障碍,但意识清楚,更需要他人的尊重、友爱,害怕受到歧视。抑郁在帕金森病患者中常见,约有1/2的患者受此困扰,部分患者以抑郁为首发症。患者对疾病会产生较大的心理压力,为自己躯体的康复、功能的恢复、病后给家庭造成的负担和社会生活能力等问题而担忧。在康复锻炼的同时,更应强化心理护理,解决患者的心理问题,只有身心结合的护理才能体现整体护理。早期心理护理配合康复训练,能提高患者的日常生活能力,减少患者对家庭和社会的依赖,减轻患者的心理负担,因而能使患者有足够的信心和勇气面对疾病带来的急性应激。

(1)对收入院的患者从入院时起即给予心理护理,向患者介绍医院环境,科室主要负责人、主管医师和护士,通过与患者交谈,收集患者的资料,了解患者的需要,对患者的心理状况做出评估,并使患者从陌生的环境中解脱出来,以良好的心境接受治疗。

(2)根据患者的心理状况,向患者及家属介绍发病的原因、治疗过程、治疗前景、服药注意事项。

(3)建立良好的护患关系,良好的护患关系是实施心理护理的基础,并能充分调动患者自身的积极性,提高自我认知能力,参与到自我护理中来,消除对疾病的过度关注和恐惧感。

(4)耐心倾听患者的叙述,诚恳、礼貌地对待患者。此时要充分理解患者的心理感受,允许患者情感的发泄和表现,给予适度的劝说和安慰。

(5)为患者营造一个温馨的治疗和心理环境,主动与患者交谈,谈话中注意非语言沟通的技巧,如抚摸、握手、点头,使患者感到亲切安全,心情放松。

(6)组织患者参加集体活动,安排病情稳定、康复成功的患者,介绍成功经验,增强患者进一步治疗的信心;选择适合患者的读物,以改善在治疗之余的心理状态。

(7)生活自理能力训练,肌强直好转、肌张力正常时逐步训练穿衣、如厕、进食等自理能力,鼓励患者完成力所能及的事情。满足患者自尊的心理需要,提高自信心。

(五)康复健康教育

(1)让患者对自己的病情有正确的认识,减缓病情进展,让患者充分认识到康复的作用。向患者和家属介绍主要的治疗措施及方法并取得配合。指导患者注意锻炼的强度从小到大,循序渐进,持之以恒,并根据患者的体力进行调整。

(2)用药指导及饮食指导:指导患者按时按量正确服药,不可随意增量、减量、停药,戒烟、忌酒,满足患者糖、蛋白质需要,少食动物脂肪,适量海鲜类食物,多食蔬菜、水果,多饮水保持大便通畅。

(3)避免精神紧张和过度劳累,树立正确的生活态度,以积极乐观的情绪对待生活。当患者出现对事物不感兴趣、自我评价过低、绝望感时,给予积极的关注和关爱,一起与患者分析出现的不适,指导患者重视自己的优点和成就,对所取得的点滴成绩给予肯定和鼓励,向亲人、医护人员倾诉内心想法。应协同家属一起做好患者的工作,讲解病情的发展、预后并使患者保持稳定的情绪,对疾病康复具有重要意义。

(4)睡眠指导:由于帕金森病患者常有自主神经功能性紊乱,并伴有不同程度的睡眠障碍。所以护士要协助患者及家属创造良好的睡眠环境及条件。首先建立比较规律的活动和休息时间表,避免睡前兴奋性运动,吸烟,进食油腻食物及含有酒精、咖啡因的饮品和药物。建议采用促进睡眠的措施,如睡前排尽大小便,睡前洗热水澡或泡脚,睡前喝适量热牛奶等。

七、社区家庭康复指导

(一)出院指导

增强患者的自我价值观,鼓励患者参加适宜的文娱活动,多接触社会。根据每位患者的家庭情况进行设计,让患者参加力所能及的家务活动。为防止意外,这些活动需在监护下进行。同时嘱患者坚持并合理用药,生活有规律。如有不适及病情变化及时就医。

(二)社会家庭的支持

随着功能丧失加重,将逐渐影响患者的自理能力,常需要配偶或家庭成员的帮助与支持。充分发挥亲友和家属的支持作用,指导家属为患者创造良好的康复环境;注意尊重患者的人格,通过学习了解正确的康复方法,鼓励和督促患者参与各项活动,调动患者的积极性,坚持长期的康复训练,提高康复效果。

(三)坚持进行有效的运动功能训练

指导患者养成良好的生活习惯并坚持进行有效的运动功能训练,每天规律地进行适度的体力活动,患者可采取自己喜爱的运动方式如散步、慢跑、打太极拳、导引养生功、舞剑等。康复训练是一项长期的工作,通过康复训练,还可改善患者的情绪状态,减少焦虑抑郁的发生,增加肢体锻炼的顺应性、锻炼包括:①四肢锻炼;②躯干锻炼;③重心锻炼;④行走锻炼;⑤呼吸和放松训练。要求家属尽量陪同康复运动。

(四)定期复诊

帕金森病属慢性终身性疾病,为了控制疾病的发展,延缓功能的丧失,回家后需继续进行康复锻炼,并要按医嘱定期复诊,及时进行康复效果的评定,适时调整康复方案,发现症状加重时,应及时去医院做好进一步的检查和治疗。

(张　苓)

第二节　痉　　挛

一、概述

痉挛是中枢神经系统损害后出现的肌肉张力异常增高的综合征,是牵张反射亢进的一种临床表现，是一种以速度依赖的紧张性牵张反射亢进为特征的运动功能障碍。痉挛的速度依赖是指伴随肌肉牵伸速度的增加，肌肉痉挛的程度也增高。痉挛可以影响患者的日常生活活动和康复训练，严重痉挛是患者功能恢复的主要障碍，给患者的身心带来很大的痛苦，不利于其身心健康的恢复。

痉挛是一种病理生理状态，由于肌肉的张力增高，从而使随意运动失去了良好的活动背景，运动变得笨拙、吃力、肌肉容易疲劳。并且由于痉挛使肢体长期处于某种体位而导致软组织挛缩，形成畸形。对患者的影响包括：①增加运动的阻力，使随意运动难以完成；②由于阻力增加，运动迟缓，难以控制，难以完成精巧的动作；③由于反应迟钝，动作协调困难，容易摔倒；④强直痉挛，不便护理，容易发生压疮等并发症；⑤影响步态和日常生活活动。

二、分类

痉挛的发生为脑损伤后上运动神经控制系统对下位神经元的抑制作用下降或中断，使得周围的β、γ神经元兴奋性升高，从而增加了肌梭对刺激的敏感性，降低反射的阈值，从而出现牵张反射亢进，肌肉痉挛。

(一)脑源性痉挛

一般在发病后3～4周出现。脑干、基底节、皮质及其下行运动径路受损，皆可表现出瘫痪肢体的肌张力持续性增高、痉挛，肢体的协调性下降，精细活动困难，呈现典型的“画圈”行走步态。脑瘫患儿双下肢痉挛呈现剪刀步态。

(二)脊髓源性痉挛

一般在发病后4～6个月出现，晚于脑源性痉挛出现的时间。颈、胸、腰段的高位脊髓完全损伤临床表现为痉挛，骶段的脊髓完全性损伤临床表现为迟缓性瘫痪。

(三)混合性痉挛

多发性硬化损伤脑白质和脊髓的轴突而出现痉挛。

三、康复护理评定

(一)病因评估

确定是脑源性痉挛、脊髓性痉挛还是混合性痉挛。评估内容包括体检、痉挛的质和量评价、痉挛的功能评价等。

(二)痉挛程度评定

改良Ashworth分级法是临床上评定痉挛的主要方法。手法检查是检查者根据受试者关节被动运动时所感受的阻力来进行分级评定。生物力学评定方法包括钟摆试验和等速装置评定方法。

(三)对痉挛产生的影响进行评估

(1)有无肌肉的挛缩、异常的姿势及关节畸形。

(2)有无功能的下降和活动困难。

(3)有无运动速度下降、协调性运动困难和活动后容易疲劳。

(4)有无日常生活活动和社会功能下降。

四、康复治疗

痉挛的表现个体差异较大，制订治疗方案时应因人而异，首先针对每个患者分析其问题特殊所在。单以痉挛不能决定是否治疗，治疗痉挛与否及如何积极实施应以患者的功能状态为指导，加强康复小组协作共同进行。综合多种方法治疗痉挛才能收到较好成效。常用的治疗方案为七步阶梯治疗方案。

(一)解除诱因

痉挛与各种外界刺激有关，因此在治疗前应积极预防诱发肌痉挛的因素，如发热、结石、尿路感染、压疮、疼痛、便秘和加重肌痉挛的药物等。通常在诱因解除后，肌痉挛会有明显减轻。

(二)姿势和体位

某些姿势和体位可以减轻肌痉挛。患者应该从急性期开始采取抗痉挛的良好体位，可使异常增高的肌张力得到抑制，如脑血管意外、颅脑外伤的急性期采取卧位抗痉挛模式体位，可减轻肌痉挛；脊髓损伤患者利用斜板床站立，也可减轻下肢肌痉挛。脑瘫患儿的正确抱姿等。

(三)物理治疗

1.电疗

将波宽和频率相同，但出现的时间有先有后的两组方波，分别刺激痉挛肌及其拮抗肌，使两者交替收缩，利用交互抑制和高尔基腱器兴奋引起的抑制以对抗痉挛。经皮神经电刺激疗法是一种使用广泛的低频电疗方法。在痉挛患者的治疗中，主要是通过刺激痉挛肌的拮抗肌收缩，通过交互抑制的原理，降低痉挛肌的张力。

2.冷疗

用冰敷或冰水浸泡痉挛肢体 5～10 秒，可使肌痉挛产生一过性放松。因为突然的冷刺激常常引起肌肉的紧张和张力的升高，但是持续的冷疗则可以降低神经肌肉的兴奋性，从而降低肌肉张力。

3.水疗

水压对肌肉持久的压迫与按摩有利于肌痉挛的缓解。室温保持在 25 ℃，水温宜在 30 ℃左右。

4.热疗

温热疗法也可以降低神经张力，降低肌肉的张力。如各种传导热(如蜡、砂、泥等)、辐射热(红外线)及内生热(超短波)等。

5.肌电生物反馈

可减少静止时肌痉挛及其相关反应，也可抑制被动牵伸时痉挛肌的不自主活动。利用肌电生物反馈再训练痉挛肌的拮抗肌，也能起到交替抑制的作用。

(四)运动疗法

运动疗法包括主动运动、被动运动和按摩等治疗手法。如肱二头肌痉挛可练习肱三头肌的主动和抗阻收缩；被动屈曲足趾可降低肌张力；深而持久的肌肉按摩，或温和地被动牵张痉挛肌可降低肌张力。

(五)康复工程技术

主要是运用矫形器材预防和治疗痉挛带来的肌肉和关节的挛缩、关节活动度下降及被动牵拉痉挛肌肉以降低张力。如用于内收肌痉挛的外展矫形器，用于屈肘肌痉挛的充气压力矫形器，用于足下垂内外翻的踝足矫形器等。

(六)药物治疗

如丹曲林、巴氯芬、A 型肉毒素、神经溶解阻滞技术等。

(七)手术治疗

手术治疗痉挛,不仅可通过对神经进行手术,切断某些神经通路而降低神经的兴奋性,例如脊神经后根切断术、脊髓切开术等,目前已经较少采用;还可通过手术矫正痉挛导致的肢体畸形,从而提高患者的功能和生活质量。

五、护理

(1)积极进行康复教育,预防伤害性刺激,减轻或消除增强和加重痉挛的因素,如压疮、骨折、感染、焦虑或精神过度紧张、不良体位、便秘等。

(2)告知患者控制痉挛有利于预防畸形及挛缩,便于护理,增加耐受力和肢体运动能力。鼓励患者参加静止站立、踏车、散步等活动,以助于减轻肌肉强直。

(3)由于运动阻力增加,患者运动迟缓,难以控制,难以完成精巧的动作,护士应注意协助患者完成;由于躯干的伸肌群收缩会破坏坐位和站立平衡,要防止患者突然摔倒。

(4)不是所有的痉挛都需要治疗。部分患者的轻度痉挛对其功能使用有重要帮助,如下肢的伸肌一定程度的痉挛对下肢伸展的关节的扣锁有一定的辅助作用,但严重痉挛则影响患者活动,应考虑治疗。需向患者解释清楚。

(5)被动运动及按摩时,嘱患者做痉挛肌等长收缩.然后主动放松,再做被动牵张时,能显著减少牵张阻力。视患者情况可行 1 天多次进行被动运动及按摩。

(6)严密观察药物的疗效及不良反应。如单曲林不良反应有无力、头晕、胃肠道反应、肝脏损害;巴氯芬不良反应有头昏、乏力、恶心和感觉异常。告知患者留陪护,防跌倒。

(张　苓)

第三节　压　疮

压疮也是康复医学中常见的并发症之一,各种导致运动和感觉障碍的疾病均可引起压疮,如脑卒中、脊髓损伤等。一旦发生压疮,不仅给患者增加痛苦,加重病情,延长康复的时间,严重时可因继发感染引起脓毒败血症而危及生命。因此,必须加强护理,减少压疮的发生。

一、概述

压力性溃疡或压疮是由于身体局部组织长期受压,血液循环障碍,组织营养缺乏,致使皮肤失去正常功能,而引起的组织破坏和坏死。压疮不仅可发生于卧床患者,也可发生于坐位(如坐轮椅)或使用整形外科装置的患者。

压疮发生的原因很多,病理过程复杂,常见的有:①长期保持一种体位的患者身体局部组织受压过久;②皮肤经常受摩擦、潮湿(如排泄物)等物理性刺激;③石膏绷带和夹板使用不当使局部血液循环不良;④全身营养缺乏;⑤继发感染等。

(一)好发人群

各种伤病(如骨折、脊髓损伤、慢性神经系统疾病等)导致患者运动能力下降或丧失而长期卧床、各种消耗性疾病及老年患者,若有低蛋白血症、大小便失禁、营养不良、维生素缺乏等则更易发生。

(二)好发部位

压疮多发生于受压和缺乏脂肪组织保护,无肌肉包裹或肌层较薄的骨隆突及受压部位,95%发生于下半身。根据体位不同,受压点不同,好发部位亦不同(图 10-1)。

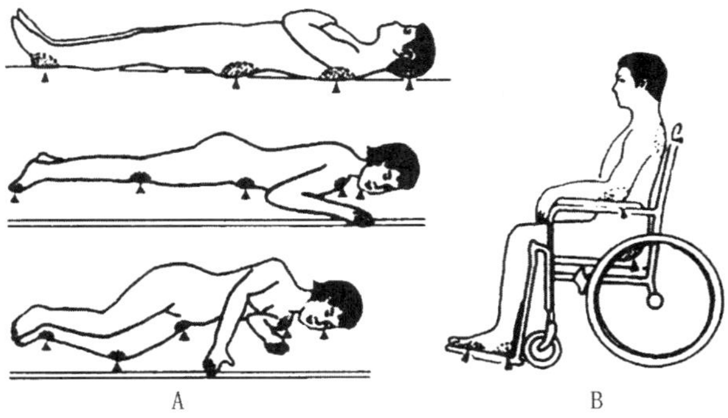

图 10-1　压疮的好发部位

(1)仰卧位好发于枕骨粗隆、肩胛部、肘部、棘突、骶尾部、足跟。

(2)侧卧位好发于耳郭、肩峰、肘部、髂嵴及髂结节部、股骨大转子、膝关节的内外侧、外踝。

(3)俯卧位好发于颧弓及面颊部、肩部、乳房、肋弓、男性生殖器、耻骨、髂嵴、膝部、足趾。

(4)坐位好发于肩胛部、坐骨结节、足跟。长期使用轮椅者以坐骨结节部位发生比例较高。

不良搬运或转移,床或椅垫选择不当,衣物穿着不当等,都可对运动障碍的患者造成因保护不当而直接使患者暴露在致伤外力的作用下,如帮助患者转移过程中不当拖拽,不定期翻身导致皮肤长期受压,不及时清理大小便使皮肤潮湿均可导致压疮。

二、压疮的评估

(一)危险因素的评估

通过评分的方法,对患者发生压疮的危险性进行评估(表 10-1)。当评分≤16 分时,易发生压疮;分数越低,则发生压疮的危险性越高。

表 10-1　压疮危险因素评估表

项目	4 分	3 分	2 分	1 分
精神状态	清醒	淡漠	模糊	昏迷
营养状况	良好	一般	差	极差
运动能力	运动自如	轻度受限	重度受限	运动障碍
活动能力	活动自如	扶助行走	依赖轮椅	卧床不起
排泄控制	能控制	尿失禁	大便失禁	二便失禁
血液循环	毛细血管再灌注迅速	毛细血管再灌注减慢	轻度水肿	中度至重度水肿
体温	36.6～37.2 ℃	37.3～37.7 ℃	37.8～38.3 ℃	>38.3 ℃
用药情况	未使用镇静剂或类固醇	使用镇静剂	使用类固醇	使用镇静剂和类固醇

(二)压疮的分期

根据病变发展的严重程度和侵害深度,压疮可分为以下4期。

1.淤血红润期(Ⅰ期)

Ⅰ期为压疮初期。受压部位出现暂时性血液循环障碍,局部皮肤红、肿、浸润,伴有麻木触痛感。此期病理损害仅累及皮肤的表皮层,临床表现为不能消退的皮肤红斑,但皮肤仍保持完整。

2.炎性浸润期(Ⅱ期)

如红肿部位继续受压,血液循环得不到改善,静脉回流受阻,局部静脉淤血,将导致受压部位局部红肿向外浸润、扩大和变硬,皮肤呈紫红色边缘,向外扩展,疼痛加剧并有水疱形成。

3.浅度溃疡期(Ⅲ期)

表皮水泡破溃,可显露出潮湿红润的疮面,有黄色渗出液流出;如发生感染,则疮面有脓液覆盖,致使浅层组织坏死,溃疡形成,疼痛加剧。局部感染组织坏死形成浅层溃疡。

4.坏死溃疡期(Ⅳ期)

坏死组织发黑,脓性分泌物增多,有臭味;感染向周围及深部组织扩展,侵入真皮下层和肌肉层,还可累及骨或关节,可并发骨髓炎及化脓性关节炎;严重的可引起脓毒败血症,危及患者生命。

三、压疮的防治及护理

在压疮的防治中预防胜于治疗,一旦压疮发生往往难以治愈,且可并发如骨髓炎、瘘管、窦道或脓肿形成、异位骨化脓毒性关节炎等。严重影响患者的健康与功能,甚至威胁生命,因此防止压疮具有十分重要的意义。应特别强调在处理已经发生的压疮时,还应预防其他部位发生新的压疮和已经愈合的压疮复发。预防需要康复医师、护士、治疗师、患者的共同配合,虽然对于长期卧床患者的压疮预防并不容易,但精心科学的护理,可以将压疮的发生率降到最低程度。

(一)压疮的预防

预防压疮的关键在于消除与压疮发生有关的各种危险因素。

1.减少对局部皮肤组织的压力

(1)经常更换体位:可防止患者同一部位受到长时间的持续压力,是有效预防压疮的关键。卧床患者一般交替地利用仰卧位、侧卧位、俯卧位;使用轮椅者,应指导其养成经常变换位置的习惯,并且要常做引体向上运动。体位更换一般每2小时更换1次,必要时每30分钟更换1次;要制订体位变换时间表并在床头建立体位变换记录卡,严格按时间表进行,不得随意更改。卡中应列有翻身时间,体位、值班护士签名等项目。体位更换前后要对压疮多发部位的皮肤认真观察并记录观察结果。翻身后使体位安置妥当,并注意保护骨隆突部皮肤。翻身前后要对压疮好发部位的皮肤进行仔细检查,并记录结果。

(2)保护骨隆突处皮肤:减少骨突出部位的压迫,进行支撑训练。对截瘫患者等需长期依靠轮椅生活的患者,应指导他们练习双手支撑床面,或椅子扶手等将臀部抬高的动作。利用软枕或其他软垫等放置于骨隆突下,使其不直接接触床面,以减轻局部压力;利用床上护架架空盖被,减轻盖被对患者脚部和其他部位的压力;使用特制的床垫如海绵垫、充气垫、充水垫等,以减轻身体对局部的压力。

(3)注意正确固定:对使用石膏、绷带、夹板、牵引器等固定的患者,随时观察局部状况及指

(趾)甲的颜色、温度变化,仔细听取患者意见,适当调节松紧;衬垫应平整、柔软;如发现石膏绷带过紧或凹凸不平,立即通知医师,及时调整。

2.保护皮肤

减少皮肤的不良刺激,增强血液循环。保持床铺单位的整洁、干燥、平整,尤其对大小便失禁者更应注意保持床褥和皮肤的干燥,对被排泄物污染的床单要及时更换处理。

(1)增强皮肤血液循环:对长期卧床的患者,每天应进行全范围关节运动,维持关节的活动性和肌肉张力;经常用温水清洗皮肤,还可用少许50%乙醇对经常受压部位的皮肤及全背皮肤进行按摩,以促进肢体的血液循环。

(2)避免潮湿刺激:患者出汗时,应及时将皮肤擦干,更换干净的衣服;大小便失禁者,可用尿布或接尿器保持会阴部干燥;床铺应保持平整、干燥、干净。

3.避免对皮肤的摩擦力

(1)患者取半卧位时,注意防止身体下滑,使用海绵垫要加套。

(2)为患者更换卧位时,应抬起患者的身体,避免推、拉的动作;使用便盆时可在便盆上垫软纸或布垫,以防擦伤皮肤。

(3)不能用破损的便器,床上使用时严禁硬塞,应抬起臀部送取便器。

(4)翻身时如有导管要注意保持通畅,切勿扭曲,翻身后再仔细检查。

4.改善患者的全身营养状况

在病情允许的情况下,应给以高蛋白、高维生素饮食,增加矿物质锌的摄入,以增强机体抵抗力和组织修复能力,纠正贫血或低蛋白血症。

5.为患者及其家属提供健康指导

使患者及家属获得预防压疮的知识和技能,积极配合并参与护理活动,预防压疮的发生。指导内容包括:正常的皮肤结构及其功能;引起压疮的主要原因;身体易受压的部位;如何自我或由他人协助检查皮肤状况;预防压疮的方法;如何处理已发生的压疮。

(二)压疮治疗及护理

发生压疮后,应积极采取局部治疗为主,全身治疗为辅的综合护理措施。治疗应从整体进行处理,包括一般治疗(消除危险因素)、病因治疗(消除局部压力作用)、压疮疮面治疗。对于Ⅰ、Ⅱ期压疮原则上采用保守疗法,主要有解除压迫、疮面处理和全身管理。Ⅲ、Ⅳ期压疮如保守无效时采取手术治疗。对于疮面,除常规无菌清疮换药外,应利用物理疗法如紫外线,红外线照射等以促进创面愈合。

1.全身治疗

主要是积极治疗原发病,增加营养和全身抗感染治疗等。良好的营养是疮面愈合的重要条件,故应增加患者蛋白质、维生素和微量元素的摄入;遵医嘱抗感染治疗以预防败血症;加强心理护理。

2.清创和局部换药

溃疡形成后可根据伤口情况按外科换药法进行处理,如先用无菌生理盐水清洗伤口,然后用无菌凡士林纱布及无菌纱布覆盖。浅表创面可用新鲜鸡蛋内膜覆盖,有保护创面、促进上皮生长的作用。溃疡深、分泌物多时,可用3%过氧化氢清洗伤口。

3.物理疗法

压疮发生的整个过程中局部可用理疗进行处理。紫外线照射有消炎、止痛、促进上皮生长和组织再生的作用，对Ⅰ、Ⅱ期压疮的治疗效果明显。红外线照射有促进血液循环、增强细胞功能、使疮面干燥、促进肉芽组织生长等功能，能用于创面较深的压疮，也可应用微波、激光等治疗。

4.外科手术治疗

溃疡较深且面积较大、坏死组织较多、用一般方法很难使疮面愈合者，可采用手术疗法，包括切除坏死组织，直接闭合，皮肤移植，皮瓣、肌皮瓣和游离瓣转移等。

（张　苓）

第十一章 急危重症护理

第一节 电 击 伤

一、定义

电击伤(亦称触电)是指当一定的电流或电能量(静电)通过人体后致使机体组织损伤或功能障碍,甚至死亡的病理过程,一般常见于违章用电、电器年久失修、漏电、雷击及意外事故等。电击伤可以分为超高压电或雷击伤、高压电伤和低压电伤3种。

二、临床表现

轻者仅有瞬间感觉异常,重者可致死亡。

(一)全身表现

1.轻型

表现为精神紧张、表情呆滞、面色苍白、四肢软弱、呼吸及心跳加速。敏感患者可发生晕厥、短暂意识丧失。

2.重型

表现为神志清醒患者有恐惧、心悸和呼吸频率快;昏迷患者则出现肌肉抽搐、血压下降、呼吸由浅快转为不规则甚至停止,心律失常,很快导致心搏骤停。

(二)局部表现

主要表现为电流通过的部位出现电灼伤。

1.低压电引起的灼伤

伤口小,呈椭圆形或圆形,焦黄或灰白色,干燥,边缘整齐,与正常皮肤分界清楚,一般不损伤内脏。如有衣服被点燃,可出现与触电部位无关的大面积烧伤。

2.高压电引起的烧伤

烧伤面积不大,但可深达肌肉、血管、神经和骨骼,有"口小底大,外浅内深"的特征:肌肉组织常呈夹心性坏死;电流可造成血管壁变性、坏死或血管栓塞,从而引起继发性出血或组织的继发性坏死。

(三)并发症

可有短期精神异常、心律失常、肢体瘫痪、继发性出血或血供障碍、局部组织坏死、继发感染、急性肾功能障碍、内脏破裂或穿孔、周围性神经病、永久性失明或耳聋等。孕妇电击后常发生死胎、流产。

三、病因及发病机制

(一)病因

1.人体直接接触电源

如电动机、变压器等电器设备不检修,不装接地线;不懂安全用电知识,自行安装电器;家用电器漏电而手直接接触开关等。

2.电流或静电电荷经空气或其他介质电击人体

因台风、火灾、地震、房屋倒塌等使高压线断裂后掉在地上,在高压和超高压电场中,10 cm内都有电击伤的危险;在大树下避雷雨,衣服被淋湿后更易被雷击。

(二)发病机制

电击伤主要发病机制是组织缺氧。人体作为导体,在接触电流时,即成为电路中的一部分。电击通过产热和电化学作用引起人体器官生理功能障碍,如抽搐、心室颤动、呼吸中枢麻痹或呼吸停止等,以及组织损伤。电击伤对人体的危害与接触电压高低、电流强弱、电流类型、频率高低、电流接触时间、接触部位、电流方向和所在环境的气象条件都有密切关系。

(1)电流类型:同样电压下,交流电比直流电的危险性大3倍。交流电能使肌肉持续抽搐,能牵引住接触者,使其脱离不开电流,因而危险性较直流电大。

(2)电流强度:一般而论,通过人体的电流越强,对人体造成的损害越重,危险也越大。

(3)电压高低:电压越高,流经人体的电流越大,机体受到的损害也越严重。

(4)电阻大小:在一定电压下,皮肤电阻越低,通过的电流越大,造成的损伤越大。

(5)电流接触时间:电流对人体的损害程度与接触电源时间成正比。

(6)通电途径:电流通过人体的途径不同,对人体造成的伤害也不同。

四、辅助检查

早期可出现肌酸磷酸激酶(CK)及其同工酶(CK-MB)、乳酸脱氢酶(LDH)、丙氨酸氨基转移酶(ALT)的活性增高。尿液检测可见血红蛋白尿或肌红蛋白尿。

五、诊断要点

(一)病史

患者有明确的触电史或被雷、电击伤史。

(二)诊断注意事项

应了解有无从高处坠落或被电击抛开的情节,注意颈髓损伤、骨折和内脏损伤的可能性。监测血 LDH、CK-MB、淀粉酶,尿肌红蛋白,肝肾功能等,可辅助判断组织器官损伤程度。有些患者触电后,心跳和呼吸极其微弱,甚至暂时停止,处于“假死状态”,因此要认真鉴别,不可轻易放弃对触电患者的抢救。

六、治疗要点

救治原则为迅速脱离电源，争分夺秒地实施有效的心肺复苏及心电监护。

(一)现场急救

1.迅速脱离电源

根据触电现场情况，采用最安全、最迅速的办法脱离电源。

(1)切断电源：拉开电源闸刀或者拔除电源插头。

(2)挑开电线：应用绝缘物或干燥的木棒、竹竿、扁担等将电线挑开。

(3)拉开触电者：施救者可穿胶鞋，站在木凳上，用干燥的绳子、围巾或干衣服等拧成条状套在触电者身上拉开触电者。

(4)切断电线：如在野外或远离电源及存在电磁场效应的触电现场，施救者不能接近触电者，不便将电线挑开时，可用干燥绝缘的木柄刀、斧或锄头等物将电线斩断，中断电流，并妥善处理残端。

2.防止感染

现场应保护好电烧伤创面，防止感染。

3.轻型触电者

就地观察及休息 1～2 小时，以减轻心脏负荷，促进恢复。

4.重型触电者

对心搏骤停或呼吸停止者，应立即实施心肺复苏术。

(二)院内急救

1.维持有效呼吸

呼吸停止者应立即气管插管，给予呼吸机辅助通气。

2.补液

低血容量性休克和组织严重电烧伤的患者，应迅速给予静脉补液，补液量较同等面积烧伤患者要多。

3.纠正心律失常

最严重的心律失常是心室颤动，室颤者应尽早给予除颤。

4.创面处理

创面应用无菌液冲洗后以无菌敷料包扎，局部坏死组织如与周围组织分界清楚，应在伤后 3～6 天及时切除焦痂。如皮肤缺损较大，则需植皮治疗，必要时应用抗生素和破伤风抗毒素预防破伤风的发生。

5.筋膜松解术和截肢

肢体受高压电热灼伤，大块软组织灼伤引起的局部水肿和小血管内血栓形成，可使电热灼伤远端肢体发生缺血性坏死，因而有时需要进行筋膜松解术，减轻灼伤部位周围压力，改善肢体远端血液循环，严重时可能需要做截肢手术。

6.对症处理

预防感染，纠正水和电解质紊乱，抗休克，防治应激性溃疡、脑水肿、急性肾衰竭等。

七、护理问题

（一）焦虑/恐惧

其与电击伤后出现短暂的电休克、担心植皮、截肢（指、趾）、电击伤知识的缺乏有关。

（二）皮肤完整性受损

其与皮肤烧伤，失去皮肤屏障功能有关。

（三）心输出量减少

其与电击伤后心律失常有关。

（四）体液不足

其与大面积电击伤后大量体液自创面丢失、血容量减少有关。

（五）疼痛

其与电击伤后创面疼痛及局部炎症有关。

（六）潜在的并发症

急性肾衰竭、感染、继发性出血、高钾血症。

八、护理措施

（一）即刻护理

心搏骤停或呼吸骤停者应立即实施心肺复苏术，应配合医师做好抢救，尽早尽快建立人工气道和机械通气，注意清除气道内分泌物。

（二）用药护理

尽快建立静脉通路，根据医嘱给予输液，恢复循环容量。应用抗生素后所造成的厌氧菌感染，遵医嘱注射破伤风抗毒素预防发生破伤风。

（三）合并伤的护理

因触电后弹离电源或自高空跌下，常伴有颅脑伤、气胸、血胸、内脏破裂、四肢与骨盆骨折等合并伤。搬运过程注意保护颈部、脊柱和骨折处，配合医师做好抢救。如有颅脑外伤，心搏呼吸停止时间较长，伤员昏迷不醒等情况，应遵医嘱在伤员头部放置冰袋，并快速静脉滴注 20％甘露醇 250 mL 或 50％葡萄糖溶液 60～100 mL，脱水降低颅压，防止脑疝引起突然死亡。

（四）严密观察病情变化

1.密切监测生命体征变化

测量呼吸、脉搏、血压及体温。注意呼吸频率，判断有无呼吸抑制及窒息发生；注意患者神志变化，对清醒患者应予心理安慰，消除其恐惧心理，同时注意患者出现电击后精神兴奋症状，应说服患者休息。

2.心律失常的监测

复苏后患者尤其应仔细检查心率和心律，每次心脏听诊应保持 5 分钟以上，判断有无心律失常。

3.肾功能监测

观察尿的颜色和量的变化，对严重肾功能损害或脑水肿损害使用利尿药和脱水剂者，应准确记录尿量。

(五)加强基础护理

保持患者局部伤口敷料的清洁、干燥,防止脱落。观察创面颜色、气味,有无发绀、干性坏死等,警惕糜烂坏死组织腐蚀血管致大出血。保守治疗效果不好的,应及早截肢,并遵医嘱应用止痛药,注意观察患者有无幻肢痛。做好口腔和皮肤护理,预防发生口腔感染和压疮等。

(六)心理护理

医务人员应沉着冷静,操作熟练,多与患者进行肢体接触和眼神沟通,给患者更多的信任感;同时多安慰患者,告知其治疗方法、过程及效果,鼓励患者表达自身感受,教会患者自我放松的方法;适当延长患者家属探视时间,家属的关心鼓励和陪伴能够给予患者更多战胜疾病的信心。

(七)健康教育

教育患者出院后自我保健知识,普及安全用电知识,尤其应加强学龄前儿童和小学生的安全用电知识教育。

(王艳红)

第二节 急性中毒

一、一氧化碳中毒

在生产和生活中,含碳的物质不完全燃烧产生一氧化碳(CO),人吸入过量 CO 后可发生急性 CO 中毒。

(一)病因和发病机制

1.病因

CO 为无色、无味的气体,气体相对密度 0.967,几乎不溶于水。在工业生产中,合成光气、甲醇等需 CO 作原料;炼钢、炼焦、矿井爆破、瓦斯爆炸等可产生大量 CO,若发生泄漏或通风不良极易发生急性 CO 中毒。在失火现场、室内启动内燃机车或内燃机车通过隧道时排出的尾气,均可使空气中的 CO 达到有害的浓度。在日常生活中,因使用煤炉、燃气热水器及煤气泄漏所发生的急性 CO 中毒,是生活性中毒最常见的原因。

2.发病机制

CO 经呼吸道吸入后,迅速经肺弥散入血,与 Hb 结合成稳定的碳氧血红蛋白(HbCO)。Hb 与 CO 的亲和力较 O_2 高 200～300 倍,HbCO 的解离度仅为氧合血红蛋白(HbO_2)的 1/3 600。HbCO 不能携带 O_2 致低氧血症,还能使 HbO_2 的解离曲线左移,阻碍 O_2 在组织中的释放造成组织缺氧。另外,CO 可与肌球蛋白结合,影响细胞内氧的弥散,损害线粒体功能;还可与线粒体中的细胞色素结合,抑制细胞呼吸。总之,CO 中毒时阻断了氧的吸收、运输和利用,使机体处于严重缺氧状态。

(二)临床表现

1.急性中毒

急性 CO 中毒的临床表现与血液中 HbCO 浓度有密切关系,同时也与患者的健康状态,如有无心脑血管疾病，以及中毒时体力活动等有关。发病多突然，按中毒的程度分为三级。

(1)轻度中毒：患者有剧烈头痛、头晕、心悸、乏力、恶心、呕吐、视物不清、感觉迟钝、嗜睡、意识模糊、幻觉、谵妄、惊厥等，口唇黏膜呈樱桃红色。若脱离中毒环境吸入新鲜空气或氧疗，症状很快消失。

(2)中度中毒：患者出现呼吸困难、昏迷，瞳孔对光反射和角膜反射迟钝，腱反射减弱，生命体征可有轻度变化。经氧疗后可以恢复正常且无明显迟发性脑病。

(3)重度中毒：患者呈深昏迷状态或呈去大脑皮质状态。受压部位的皮肤可出现大水疱和红肿；受压肢体肌肉可出现压迫性肌肉坏死(横纹肌溶解症)，常有脑水肿、肺水肿、呼吸衰竭、心肌损害、心律失常、休克、急性肾衰竭等并发症。病死率高，幸存者可有不同程度的迟发性脑病。

2.迟发性脑病

重度中毒患者在意识障碍恢复后，有3%～30%经2～60天的“假愈期”，出现迟发性脑病症状。表现为下列之一。①精神意识障碍：痴呆木僵、谵妄状态或去大脑皮质状态等。②锥体外系症状：帕金森病等。③大脑局灶性功能障碍：失语、失明或继发性癫痫等。④周围神经症状：感觉或运动功能障碍。

(三)辅助检查

血液HbCO测定是诊断急性CO中毒的标志物，但采血要早，因脱离现场数小时后血液HbCO即可降至正常。最好用分光镜检查法，不仅有确诊价值，对临床分型也有重要参考价值。正常血液HbCO含量可达5%～10%，一般轻度中毒为10%～20%，中度中毒为30%～40%，重度中毒为50%以上。紧急时或条件不具备时也可用加碱法(简易法)：取患者1～2滴血液，用3～4 mL蒸馏水稀释后加10%氢氧化钠1～2滴混匀，观察颜色变化，正常血液呈绿色；若HbCO浓度达50%以上时，颜色无变化仍呈淡红色。

(四)诊断和鉴别诊断

1.诊断

根据CO接触史，突然出现的中枢神经系统症状(如头痛、头晕、意识障碍)，皮肤黏膜呈樱桃红色等即可做出诊断。职业性中毒多为意外事故，群体性发病，接触史比较明确；疑生活性中毒者应询问发病时的周围环境，如炉火烟囱有无通风不良及同室其他人员的情况等。血液HbCO测定可助确诊。

2.鉴别诊断

急性CO中毒需与脑血管意外、脑外伤及其他毒物中毒所致的意识障碍相鉴别。根据接触史、皮肤黏膜呈樱桃红色等鉴别不难。必要时测定血液HbCO。

(五)治疗

在中毒现场要立即将患者转移至空气新鲜处，保持呼吸道通畅。临床上治疗急性CO中毒，主要措施是积极纠正缺氧和防治脑水肿。

1.纠正缺氧

氧疗是抢救CO中毒最主要的措施。吸氧能促进血液HbCO的解离，加速CO的排出；也可增加血液中的物理溶解氧。对昏迷或有昏迷史，以及HbCO＞25%、出现明显心血管系统症状的患者，应给予高压氧治疗。高压氧治疗不仅可缩短病程，降低病死率，而且可减少或防止迟发性脑病的发生。

2.防治脑水肿

急性 CO 中毒后 2～4 小时即可出现脑水肿，24～48 小时达高峰。应及早应用脱水剂、利尿药和糖皮质激素等，以防治脑水肿，促进脑血液循环。一般 2 天后，可逐渐减量至停药。

3.对症支持治疗

有惊厥者，应积极应用抗惊厥药，如地西泮等，防止惊厥加重缺氧导致病情恶化。高热者应进行物理降温或采用冬眠疗法，注意寻找高热的原因并采取相应的治疗措施。应用改善脑组织代谢的药物，如能量合剂、脑活素等，促进脑细胞的恢复。急性 CO 中毒昏迷者。经抢救苏醒后，应绝对卧床休息，加强护理，并密切观察 2 周，以及时发现并治疗迟发性脑病。

（六）护理要点

1.一般护理

（1）将患者放至空气流通处，高流量吸氧或行高压氧治疗。昏迷或烦躁患者应加强保护措施，以免发生坠床、骨折等。

（2）昏迷患者取侧卧位或平卧头偏向一侧，以及时清除口腔内分泌物，保持呼吸道通畅，加强皮肤护理，定时翻身、按摩，预防压疮的发生。

（3）昏迷者暂禁饮食，通过静脉补充营养，必要时鼻饲。神志清醒后鼓励患者进食，多饮水。

2.病情观察与护理

（1）严密观察患者的体温、脉搏、呼吸、血压、尿量，并填写特别记录单，以便及时采取救治措施。高热者可采用物理降温。

（2）发现昏迷的患者，可按昏迷进行护理，注意安全及保持呼吸道的通畅，防止坠床、窒息及吸入性肺炎。昏迷患者清醒后仍需注意观察，以便及时发现再度出现昏迷的先兆症状，及早防治。

（3）注意神经系统的表现及皮肤、肢体受压部位损害情况，如有无急性痴呆性木僵、癫痫、失语、肢体瘫痪、惊厥、帕金森病、皮肤水疱、筋膜间隔综合征等。

3.对症护理

（1）重度中毒患者伴有抽搐、呕吐时，应将患者头偏向一侧，以及时清除口腔内呕吐物，防止吸入气管。抽搐发作时，应将缠有纱布的压舌板放于上、下臼齿之间，防止舌咬伤，并记录抽搐发作的次数、下臼齿之间，防止舌咬伤，并记录抽搐发作的次数、持续时间、间隔时间等，遵医嘱给予镇静剂，并观察疗效。

（2）由于缺氧患者表现有呼吸困难、胸闷，严重者可出现呼吸衰竭。应严密观察呼吸频率、节律、深浅度的变化，保持呼吸道通畅，正确给氧，必要时行气管插管、呼吸机辅助呼吸，遵医嘱应用呼吸兴奋剂。

（七）健康教育

大力加强一氧化碳的基本知识和防护措施的宣传。工矿车间应认真执行安全操作规程，注意个人防护，普及急救知识。车间定期测定空气中一氧化碳的浓度，检修煤气管道。向居民宣传取暖时不能将煤炉或炭火放在密闭的卧室中；厨房的烟囱必须通畅；装有煤气管道的房间不能做卧室；用煤气热水器者，切勿安装在浴室内，不要用燃烧煤气来取暖。接触一氧化碳的人若有头晕、头痛，要立即离开所在环境，以免中毒加深。

二、百草枯中毒

(一)定义

百草枯(paraquat,PQ)又名克芜踪,属于吡啶类除草剂,国内商品为20%的百草枯溶液,是目前我国农村使用比较广泛、毒性最大的除草剂之一,国外报道中毒病死率为64%,国内有报道病死率高达95%。

百草枯可经皮肤、呼吸道、消化道吸收,吸收后通过血液循环几乎分布于所有的组织器官,肺中浓度最高,肺纤维化常在第5～9天发生,2～3周达到高峰,最终因肺纤维化呼吸窘迫综合征死亡。中毒机制与超氧离子的产生有关,急性中毒主要以肺水肿,肺出血,肺纤维化,肝、肾损害为主要表现。吸收后主要蓄积于肺组织,被肺泡Ⅰ、Ⅱ型细胞主动摄取和转运,经线粒体还原酶Ⅱ、细胞色素C还原酶催化,产生超氧化物阴离子(O_2)、羟自由基(OH－)过氧化氢(H_2O_2)等,引起细胞膜脂质过氧化,造成细胞破坏,导致多系统损害。

(二)护理评估

(1)评估神志、面色、呼吸、氧饱和度。

(2)询问服用毒物名称、剂量、时间,服毒前后是否饮酒,是否在当地医院洗胃或采取其他抢救措施。

(3)了解患者的生活史、既往史、近期精神状况等。

(4)查看药液是否溅在皮肤上或双眼上。

(5)局部皮肤有无擦伤。

(6)评估患者有无洗胃的禁忌证。

(7)体位、饮食、活动、睡眠状况。

(8)皮肤颜色、尿量、尿色。

(9)心理状况:有无紧张、焦虑等心理反应。

(10)家庭支持和经济状况。

(11)实验室检查:血常规、电解质、肝功能、肾功能。

(12)辅助检查:胸片、CT。

(13)用药的效果及不良反应。

(三)护理问题

舌、口及咽部烧灼疼痛;咳嗽;进行性呼吸困难;发绀;少尿;黄疸;恐惧。

(四)护理措施

(1)无心跳呼吸立即给予心肺脑复苏及进一步生命支持;有心跳呼吸,清除口鼻分泌物,保持呼吸道通畅;昏迷患者去枕平卧位,头偏向一侧,并给予持续心电监护、血压、氧饱和度监测。

(2)立即洗胃:患者来院后立即洗胃,洗胃时洗胃液体温度要适宜,适宜温度即可避免促进毒物吸收,又可避免因温度低而使患者发生寒战等不良反应,每次注入量以200～300 mL为宜,若大于500 mL,会促进胃内容物进入肠道,影响洗胃效果。

(3)清除体内尚未吸收的毒物,在尽早洗胃的基础上,口服20%甘露醇导泻,口服活性炭吸附毒物。

(4)开通静脉通路,根据患者情况给予胃黏膜保护剂、保肝药物,给予抗氧化剂(维生素C)及抗生素等。尽早应用激素、抗自由基药物,尽早应用大剂量激素可预防肺纤维化的形成。激素应早期、足量、全程。

(5)密切观察病情变化:百草枯中毒后密切观察患者意识状态、瞳孔、心率、心律、血压、脉搏、呼吸、血氧饱和度等情况,发现异常及时报告医师,积极抢救。准确记录尿量,必要时留置导尿管,观察尿液性状、颜色,有无肉眼血尿、茶色尿,有无少尿、无尿症状出现。观察呕吐物及大便颜色、性状及量,以判断有无消化道出血,还要防止呕吐物误吸入呼吸道引起窒息。特别注意有无肺损伤现象,因百草枯对机体各个组织器官有严重损害,尤以肺损害为主。应密切观察呼吸的频率、节律,有无胸闷、咳嗽及进行性呼吸困难,有无呼吸道梗阻及咯血等。

(6)口腔护理:百草枯具有腐蚀性,口服 2～3 天可出现口腔黏膜、咽喉部糜烂溃疡,舌体、扁桃体肿大疼痛,黏膜脱落易继发感染。在护理过程中要特别注意保持口腔清洁,可用生理盐水及利多卡因溶液交替含漱,随时保持口腔清洁,减少因分泌物渗出引起的粘连、出血、感染。出现腹部疼痛、消化道出血,给予止血药物,并仔细观察大便的颜色、次数和量。

(7)呼吸道护理:肺是百草枯毒性作用的靶器官,进入人体的百草枯被组织细胞摄取后在肺内产生氧自由基,造成细胞膜脂质氧化,破坏细胞结构,引起细胞肿胀、变性、坏死,进而导致肺内出血、肺水肿、透明膜变性或纤维细胞增生。肺纤维化多在中毒后 5～9 天发生,2 周或 3 周达高峰。因此,应保持呼吸道通畅,鼓励患者深呼吸,用力咳嗽,积极进行肺功能锻炼,定期进行胸部 X 线检查,发现异常及时处理。

(8)肾功能的监测:百草枯中毒可造成肾小管急性坏死,导致不同程度的肾功能损害。百草枯中毒1～3 天即可出现肾功能损害,在中毒 12 小时,患者即可出现蛋白尿及血尿,甚至出现肾衰竭。尿量是反映肾功能情况最直接的指标,严格记录 24 小时尿量,观察尿量及有无尿频、尿急、尿痛等膀胱刺激症状;根据尿量调整输液量及输液速度,发现少尿或多尿,要及时报告医师,定期做生化、肾功能、尿常规化验。

(9)饮食护理:禁食期过后鼓励患者饮食,早期进食牛奶、米汤等,逐渐加入鸡蛋、瘦肉等高蛋白、高维生素、高碳水化合物类食品,如因咽喉部疼痛不能进食时,可于进食前给予利多卡因稀释后含漱,以减轻疼痛,必要时给予鼻饲,以保证营养供给。

(10)基础护理:患者入院后立即脱去污染衣物并清洗皮肤,有呕吐者,随时更换衣服及床单,给患者创造一个整洁、舒适的环境;同时加强营养支持,按医嘱要求完成当日补液量及输入各种药物。

(11)心理护理:服药中毒后给患者造成的身心痛苦及预后的担忧使之产生焦虑、恐惧心理,护理人员应同情、理解患者,给患者讲解治疗措施对抢救生命的重要性,加强心理疏导、安慰。多给予劝导、鼓励,尽可能满足患者的合理要求,帮助患者度过情绪的低谷,使其能积极配合治疗与护理。

(五)护理评价

(1)患者生命体征是否稳定。

(2)洗胃是否彻底。

(3)患者有无并发症发生。

(六)健康教育

(1)向患者和家属讲解此病的疗程,让患者和家属积极配合治。

(2)普及防毒知识,讲解口服百草枯的毒性和危害性。

(3)定期随访,了解患者的活动能力和生存质量。

三、有机磷农药中毒

有机磷杀虫药仍是当今农业生产使用最多的农药,品种达百余种,广泛用于杀灭农作物害虫,对人畜均有毒性。大多呈油状或结晶状,通常在酸性环境中稳定,遇碱则易分解,色泽由淡黄至棕色,稍具挥发性且有蒜味。一般难溶于水,也不易溶于多种有机溶剂。但敌百虫例外,不仅溶于水,且在碱性溶液中变为毒性更大的敌敌畏。

(一)病因和发病机制

1.病因

(1)生产性中毒:在生产过程中发生泄漏、在产品出料和包装或在事故的抢修过程中,有机磷污染口罩、衣服或破损的手套等,被吸入或经皮肤吸收发生中毒。

(2)使用性中毒:在使用过程中发生的中毒主要是喷施有机磷时,操作不当致药液污染皮肤或被吸入而发生中毒;也可因在配制过程中用手直接接触原液发生中毒。

(3)生活性中毒:日常生活中发生的中毒主要是由于误服、自服;也可见于饮用被污染的水或食入被污染的食品;偶见于滥用有机磷治疗头虱等皮肤病者。

2.毒物的吸收和代谢

有机磷经胃肠道、呼吸道和肺、皮肤和黏膜吸收。吸收后迅速分布于全身各组织器官,在脂肪组织中储存。代谢主要在肝脏内进行,一般过程为先氧化后水解,氧化后的产物毒性大多增强,水解后则多被解毒,如对硫磷经肝细胞微粒体的氧化酶系统氧化为对氧磷后,对胆碱酯酶的抑制能力高达300倍,然后经水解降低毒性。有机磷排泄较快,一般吸收后6～12小时血药浓度达高峰,经肾由尿排出,48小时完全排出体外,体内无蓄积。

3.发病机制

有机磷在机体内通过抑制很多酶的活性而发生毒性作用,但主要是通过亲电子性的磷与胆碱酯酶结合,形成磷酰化胆碱酯酶,抑制ChE活性,特别是乙酰胆碱酯酶(AChE)的活性,使AChE失去分解乙酰胆碱的能力,乙酰胆碱在生理效应部位积蓄,产生一系列胆碱能神经过度兴奋的表现。

(二)临床表现

1.胆碱能危象

有机磷中毒的潜伏期视毒物的品种、摄入途径和吸收剂量而异,口服中毒最短,可在10分钟左右发病;经皮肤和呼吸道摄入者较长,一般2～6小时。

(1)毒蕈碱样症状:毒蕈碱样症状是因M受体兴奋性增高引起的平滑肌痉挛和腺体分泌增加,类似于毒蕈碱中毒。表现为恶心、呕吐、腹痛、腹泻、大小便失禁、多汗、流涎、瞳孔缩小、心率减慢、支气管痉挛和分泌物增多等,严重者出现肺水肿。

(2)烟碱样症状:烟碱样症状是因N受体兴奋性增高引起的横纹肌过度兴奋,类似烟碱中毒。表现为包括面、眼睑、舌在内的全身横纹肌肌张力增强、肌纤维震颤、肌束颤动,甚至全身抽搐。而后发生肌力减退和瘫痪,甚至呼吸肌麻痹致呼吸衰竭死亡。

(3)中枢神经系统症状:主要是因中枢神经系统乙酰胆碱蓄积导致中枢神经系统功能紊乱。

表现有头晕、头痛、软弱无力、共济失调、意识模糊甚至昏迷等。

有机磷中毒的病情分级以临床表现为主。①轻度中毒：出现轻度中枢神经系统和毒蕈碱样症状。②中度中毒：除有轻度中毒表现外，伴有肌颤、大汗淋漓。③重度中毒：有昏迷、抽搐、肺水肿、呼吸肌麻痹等发生者。

2.局部损害

敌敌畏、敌百虫、对硫磷、内吸磷等接触皮肤可引起接触性皮炎，并可出现水疱和剥脱性皮炎。有机磷滴入眼部可引起结膜充血和瞳孔缩小。

3.中间肌无力综合征

因发生在胆碱能危象控制之后，迟发性神经病变发生之前而得名，多发生在急性中毒后24～96小时，发生率在7%左右。表现为在神志清醒的情况下出现颈、上肢和呼吸肌麻痹，可有眼睑下垂、面瘫、声音嘶哑等脑神经受累的表现。常迅速发展为呼吸衰竭致死。

4.迟发性周围神经病变

少数患者在胆碱能危象控制后2～4周，出现肢体麻木、刺痛、对称性手套或袜套样感觉异常，伴肢体萎缩无力，重者出现轻瘫或全瘫，一般下肢重于上肢。多在6～12个月恢复。

(三)辅助检查

全血ChE活力测定是诊断有机磷中毒的特异性指标，对病情判断、疗效判断和预后估计均有重要价值。以正常人全血ChE活力值作为100%，全血ChE活力值在70%～50%为轻度中毒；50%～30%为中度中毒；30%以下为重度中毒。但此酶的活力下降程度并不与病情轻重完全平行，对有机磷中毒的分级应以临床表现为主，全血ChE的活力测定作为参考。

(四)诊断和鉴别诊断

1.诊断

根据接触史，临床典型表现包括呼出气中有蒜味、大汗淋漓、肌纤维颤动、瞳孔针尖样缩小等，一般即可做出诊断。如测定全血ChE活力降低，更可确诊。

2.鉴别诊断

有机磷中毒需与拟除虫菊类及杀虫脒等其他的常用农药中毒相鉴别，除有机磷外，其他常用的农药中毒呼出气和口腔中无蒜味、全血ChE活力正常等可资鉴别。其他，如中暑、急性胃肠炎、脑炎等疾病，与有机磷中毒鉴别一般不困难。

(五)治疗

1.迅速清除毒物

在生产和使用中发生的中毒要立即离开现场，脱去污染的衣服，用肥皂水或清水彻底清洗污染的皮肤、毛发和指甲，注意不要用温水或酒精擦洗，以免促进毒物的吸收。眼内被污染者要用清水冲洗干净。口服中毒者用清水、2%碳酸氢钠溶液(敌百虫中毒禁用)或1∶5 000高锰酸钾溶液(对硫磷禁用)反复洗胃，直至洗清为止，然后再用硫酸钠20～40 g溶于20 mL水中一次口服导泻，也可用甘露醇或硫酸镁导泻。

2.促进已吸收毒物的排出

在积极补充液体和电解质的同时，使用利尿药(如呋塞米)以促进有机磷的排泄。血液净化技术在治疗重度有机磷中毒中具有显著疗效。可选用血液灌流加血液透析，早期反复应用可有效清除血液中和蓄积于组织内释放入血的有机磷，提高治愈率。

3.特效解毒药的应用

(1)抗胆碱药:即阿托品和莨菪碱类药,能与胆碱争夺胆碱能受体,有效阻断毒蕈碱作用和解除呼吸中枢抑制,但对烟碱样症状无效。阿托品的用法见表11-1,用药至毒蕈碱样症状缓解,或临床出现瞳孔较前明显扩大、皮肤干燥、颜面潮红、心率加快等“阿托品化”时,再逐渐延长用药间隔时间或减少用药剂量,直至停药;若用药过程中出现瞳孔扩大、神志模糊、烦躁不安、抽搐、昏迷等,则提示阿托品中毒,应停用。山莨菪碱在解除平滑肌痉挛、减少分泌物等方面优于阿托品且无大脑兴奋作用,推荐使用。

(2)胆碱酯酶复活剂:即肟类化合物,能使被抑制的ChE恢复活性,对减轻或消除烟碱样作用较为明显,但不能使老化的ChE恢复活性。中毒24小时后,磷酰化的ChE老化率达97%,故宜早用;已复活的ChE可被组织释放的有机磷再次抑制,故宜重复使用。常用的ChE复活剂有氯解磷定(PAM-Cl)、碘解磷定(PAM-I)及解磷注射液等,用法见表11-1。

表11-1　有机磷杀虫剂中毒解毒剂的用法

药名	轻度中毒	中度中毒	重度中毒
阿托品	1.0～2.0 mg肌内注射,必要时1小时后重复1次	2.0～4.0 mg肌内注射或静脉注射,10～20分钟重复1次	5～10 mg肌内注射或静脉注射,以后每5～10分钟3～5 mg
PAM-Cl	0.25～0.5 g肌内注射必要时2小时后重复1次	0.5～0.75 g肌内注射或静脉注射,1小时后重复1次,以后每2小时重复1次	0.75～1.0 g肌内注射或静脉滴注,0.5小时可重复1次,以后每2小时重复1次
PAM-I	0.5 g缓慢静脉注射,必要时2小时重复1次	0.5～1.0 g缓慢静脉注射,1～2小时后重复或静脉滴注维持	1.0～2.0 g缓慢静脉注射,0.5小时后可重复1次,以后0.5 s/h静脉注射或静脉滴注
解磷注射液	0.5～1支肌内注射	1～2支肌内注射或静脉注射,1小时后重复1次	2～3支肌内注射或静脉注射,1小时后重复1～2支

4.对症治疗

有机磷中毒的主要死亡原因是肺水肿、呼吸肌麻痹、呼吸中枢衰竭、脑水肿等。对症治疗应以维持心肺功能为重点,保持呼吸道通畅,做好心电监护,一旦出现呼吸衰竭,应予以辅助呼吸,直至自主呼吸稳定;脑水肿者,应及时应用脱水剂和糖皮质激素。对重度中毒者,症状消失后观察3～7天。

(六)护理要点

1.一般护理

(1)立即脱去患者污染的衣服并保存。

(2)大量清水或肥皂水冲洗污染皮肤,特别注意毛发、指甲部位。禁用热水或酒精擦洗。腿部污染可用2%碳酸氢钠溶液、生理盐水或清水连续冲洗。

(3)口服中毒者要立即用清水、2%碳酸氢钠(敌百虫忌用)或1∶5 000高锰酸钾(硫酸忌用)反复洗胃,直至清洗后无大蒜气味为止。

(4)患者躁动不安,精神运动兴奋时,要及时安好床栏,或用束带等安全保护措施。患者尿失禁时,应留置导尿管,按时排放尿液,冲洗膀胱,以防止尿路感染。

(5)对大小便失禁者,要及时更换污染物,保持患者清洁和床铺清洁干燥。

(6)为患者及时更换体位,按时翻身,按摩受压部位。

(7)及时为患者清除呼吸道分泌物,防止患者发生误吸。

(8)患者情绪稳定后,选择适当时机讲解有机磷类农药的作用,鼓励患者树立信心,认识再发生的危害性,使患者提高自身认识。

2.病情观察与护理

(1)密切观察呼吸情况,以及时纠正缺氧。有机磷中毒所致呼吸困难较常见,在抢救过程中应严密观察呼吸情况,若发现痰量增多,应及时吸痰。若发现辅助呼吸肌收缩、呼吸不规则、呼吸表浅等呼吸衰竭先兆征象;患者出现咳嗽、胸闷、咳大量泡沫样痰时,提示有急性肺水肿。均应立即报告医师并按医嘱做好抢救准备,协助医师进行气管内插管或气管切开,用正压人工辅助呼吸,有条件的可选用同步压力控制型呼吸器维持有效呼吸。使用呼吸器进行人工辅助呼吸时,必须有专人在床旁监护,以保持高流量氧气吸入,纠正缺氧。

(2)注意观察血压变化,中毒早期,患者血压多有升高;而到中毒晚期血压则下降,甚至发生休克。恢复期患者血压升高是反跳的先兆。重度中毒患者血压下降是危险征象。因此,应密切观察血压的变化,发现异常,应通知医师,并按医嘱采取相应的措施。

(3)注意观察有无喷射样呕吐、头痛、惊厥、抽搐等脑水肿征象,发现后及时报告医师,并按医嘱用20%甘露醇液 200~400 mL 快速静脉滴注或呋塞米 40~60 mg 溶于25%葡萄糖注射液中静脉推注。必要时可重复使用。

(4)注意观察瞳孔变化,多数患者中毒后即出现意识障碍,瞳孔缩小为其特征之一。因此,应注意若瞳孔扩大表示阿托品用量已足,瞳孔再度缩小是病情反复的征象,应通知医师并按医嘱采取治疗措施。

(5)及时测量体温,注意观察体温变化。有机磷农药中毒患者,由于中毒后肌肉震颤和强力收缩而致产热增加,大量使用阿托品可引起散热障碍及可能继发感染,体温升高是常见的。当体温高达 38.5 ℃以上时,应给予物理降温,同时应检查瞳孔、肺部啰音、皮肤、神志等变化,以了解是否阿托品化。如已阿托品化,则应报告医师按医嘱减少阿托品用量。若有感染征象,则应按医嘱给予抗感染治疗。

(6)应注意观察有无尿潴留,若有尿潴留则需安置保留导尿管,到患者清醒后即刻拔除。注意呕吐物、粪便的性质和量,必要时留取标本,若发现有出血征象,应报告医师并按医嘱采取相应措施。若出现昏迷,则应按昏迷患者进行护理。

(7)要注意观察药物不良反应及“反跳”现象,使用阿托品过程中应及时、准确地记录,用药时间、剂量及效果。严格交接班,严密观察有机磷反跳现象,以及时处理。

(8)详细记录出入量,对频繁呕吐或腹泻引起脱水及电解质紊乱者,应及时送验血标本,按医嘱给予补液,严重者应做好输血准备。

(9)对恢复期患者的护理绝对不能放松,尤其是病情观察更应细致。如发现流涎增多、胸闷、冷汗、呼吸困难、瞳孔缩小等“反跳”的早期征象,应立即通知医师并做好抢救准备。对易发生反跳的乐果、氧化乐果、久效磷、敌敌畏等农药中毒的恢复期护理,不能少于 7 天。最近有人认为恢复期观察应以流涎情况为重点,这可避免有的患者瞳孔变化不准确和正常出汗误诊为反跳的弊端。

3.对症护理

除按中毒的一般护理外,还需针对以下临床表现进行护理。

(1)急性有机磷中毒一旦发生呼吸肌麻痹,多在较短时间内发生呼吸停止,故依病情在继续解毒治疗的基础上,早期气管插管或气管切开,给予呼吸机辅助通气,有助于改善患者的预后。机械通气后应加强呼吸道管理,防止痰栓窒息,定时监测血气分析,保证呼吸机正常运转。加强气道湿化,补充足够的血容量,以及时吸痰,按时翻身、拍背,以助排痰。

(2)重度中毒患者会出现休克、脑水肿,甚至心搏骤停,应连接生命体征监护仪密切观察,如有异常及时通知医师做相应处理。

(3)达到阿托品化后患者表现为烦躁、谵语,应加强保护措施,专人看护,固定好各管道,保证其通畅,防止滑脱,禁止用力约束患者的肢体,以免造成骨折。

(七)健康教育

(1)普及预防有机磷农药中毒的有关知识,向生产者、使用者特别是农民要广泛宣传各类有机磷农药都可通过皮肤、呼吸道、胃肠道吸收体内,进入体内可致中毒。喷洒农药时应遵守操作规程,加强个人防护,穿长袖衣裤及鞋袜,戴口罩、帽子及手套,下工后用碱水或肥皂洗净手和脸,方能进食、抽烟,污染衣物及时洗净。农药盛具要专用,严禁装食品、牲口饲料等。

生产和加工有机磷化合物的工厂,生产设备应密闭化,并经常进行检修,防止外溢有机磷化合物。工人应定期体检,测定血胆碱酯酶活力,慢性中毒者,全血胆碱酯酶活力尚在60%以下,不宜恢复工作。

(2)患者出院时应向家属交代,患者需要在家休息2～3周,按时服药不可单独外出,以防发生迟发性神经症。急性中毒除个别出现迟发性神经症外,一般无后遗症。

(3)因自杀致中毒者出院时,患者应学会如何应对应激原的方法,争取社会支持。

四、急性酒精中毒

急性酒精中毒是由于服用过量的乙醇或酒类饮料引起的中枢神经系统兴奋及抑制状态。绝大多数乙醇在胃、十二指肠和空肠的第一段吸收,十二指肠和空肠为最主要的吸收部位。乙醇进入空胃,通常30～90分钟能完全被吸收入血。乙醇吸收入血后迅速分布于全身各组织和体液,并通过血脑屏障进入大脑。进入体内的乙醇90%以上都是经肝氧化脱氢分解,最终变成二氧化碳和水。肝代谢主要是依靠肝内的乙醇代谢酶,不同个体酶的水平及活性不同。

(一)中毒机制

乙醇的主要毒理作用是抑制中枢神经系统。首先从大脑皮质开始,选择性抑制网状结构上行激动系统,使较低功能失去控制,而呈现一过性兴奋状态,在短时间内自我控制能力减退;然后,皮质下中枢、脊髓和小脑功能受到抑制,出现共济失调等运动障碍,分辨力、记忆力、洞察力、注意力减退甚至消失,视觉、语言、判断力失常;最后抑制延髓血管运动中枢和呼吸中枢,呼吸中枢麻痹是重度酒精中毒者死亡的主要原因。

(二)护理评估

1.病史

有大量饮酒或摄入含乙醇的饮料史。

2.临床表现

与乙醇的浓度、饮酒量、饮酒速度和是否空腹有关。急性中毒的主要症状和体征是中枢神经系统抑制、循环系统和呼吸系统功能紊乱。临床大致可分为以下 3 期。

(1)兴奋期:血乙醇含量在 200～990 mg/L,患者出现眩晕和欣快感,易感情用事,说话滔滔不绝,言辞动作常粗鲁无理、喜怒无常,不承认自己饮酒过量,自制力很差,有时则安静入睡。

(2)共济失调期:血乙醇含量在 1 000～2 999 mg/L。患者动作笨拙、步态不稳、言语含糊不清、语无伦次,似精神错落。

(3)昏迷期:血乙醇含量在 3 000 mg/L 以上。患者由兴奋转为抑制,常昏睡不醒、呼吸慢并带鼾声、体温偏低、面色苍白、皮肤发绀、口唇微紫、脉搏细速,常呈休克状态,瞳孔正常或散大,严重者昏迷、抽搐和大小便失禁,最后发生呼吸麻痹致死。

3.辅助检查

(1)乙醇检测:呼气中乙醇浓度与血清乙醇浓度相当。

(2)动脉血气分析:可有轻度代谢性酸中毒。

(3)血清电解质检测:可见低钾血症、低镁血症、低钙血症。

(4)血清葡萄糖检测:可有低血糖症。

(5)心电图检查:可见心律失常和心肌损害。

(三)病情诊断

根据患者大量饮酒或摄入含乙醇的饮料史,临床表现为急性中毒的中枢神经抑制症状、呼气中有酒味,参考实验室检查,可作出急性酒精中毒的诊断。

(四)急救护理

1.紧急救护

(1)清除毒物:轻度醉酒一般不需做驱毒处理。饮酒量过大者,如神志尚清可予以催吐,但应严防误吸;如神志已模糊者应考虑洗胃。对来诊时已处于严重状态者,应早期进行血液透析治疗。

(2)解除中枢抑制作用:可用内啡肽拮抗药纳洛酮 0.4～0.8 mg,静脉注射,可每半小时左右重复注射,多数患者数次应用后可清醒。同时可用 10%高渗葡萄糖注射液 500 mL 加胰岛素8～16 U静脉滴注,加维生素 C、B 族维生素,促进乙醇氧化。

2.一般护理

(1)卧床休息:采取侧卧位,以防呕吐致窒息和吸入性肺炎,同时要注意保暖。

(2)加强病情观察:如患者出现昏迷、呼吸慢而不规则、脉搏细弱、皮肤湿冷、大小便失禁、抽搐等异常情况,要及时进行处理。

(3)加强饮食指导:鼓励多饮水,绿豆汤、西瓜汁等都有较好的解酒作用,也可给予浓茶醒酒。

(4)加强药物应用的护理:注意观察用药效果,如吗啡、氯丙嗪等中枢抑制剂,同时做好液体出入量记录。

(5)对症治疗:保持呼吸道通畅,给氧;呼吸中枢抑制时,以及时插管,机械辅助呼吸,慎用呼吸兴奋剂;及时解痉镇静,发生抽搐可用地西泮 5～10 mg 肌内注射或静脉注射,忌用巴比妥类;防止脑水肿、水电解质紊乱和酸碱平衡失调;纠正低血糖;注意防治呼吸道感染和吸入性肺炎。

(6)生活指导:加强酒精中毒引起不良后果的宣传,倡导适量饮酒,严禁嗜酒的生活习惯。

(7)健康指导:加强宣传和教育,尤其是注意防止意外伤害及意外事故的发生。①意外伤害,如醉酒后可因落水、高坠、吸入呕吐物窒息而死;若冬季昏睡倒在室外,则易被冻伤甚至冻死,应予预防并避免。②意外事故,如酒后驾车肇事、打架斗殴、伤人毁物、工伤事故及其他暴力犯罪等,而且必须承担相关法律责任,应予以预防并及时制止。

五、强酸、强碱中毒

(一)疾病概论

1.病因和发病机制

强酸、强碱为腐蚀性化学物。强酸主要指硫酸、硝酸及盐酸等。急性中毒多为经口误服或意外吸入,皮肤接触或被溅洒,引起局部腐蚀性烧伤,组织蛋白凝固和全身症状。强碱是指氢氧化钠、氢氧化钾、氧化钠和氧化钾等。急性中毒多为误服或意外接触,引起局部组织碱烧伤,与组织蛋白结合形成碱性蛋白盐,使脂肪组织皂化出现全身症状。

2.临床表现

口服中毒者发生口咽、喉头、食管及胃黏膜烧伤,从而出现剧烈灼痛,呕吐血性内容物,并可出现喉头水肿、痉挛、吞咽困难,严重者出现胃穿孔。幸存患者可遗留食管及胃部瘢痕收缩引起的狭窄等。吸入中毒者出现呛咳、咳痰、喉和支气管痉挛,呼吸困难、肺炎及肺水肿等。

3.救治原则

(1)对强酸口服中毒者立即服用氢氧化铝凝胶或7.5%氢氧化镁混悬液,并可服用生蛋清或牛奶,同时加服植物油,严禁洗胃、催吐。对强碱口服中毒者立即用食醋、3%~5%醋酸或5%稀盐酸,大量橘汁或柠檬汁等中和,同时禁用催吐与洗胃。

(2)对强酸吸入中毒者,用2%碳酸氢钠溶液雾化吸入,大量肾上腺皮质激素预防肺水肿,抗生素预防感染。

(3)皮肤接触首先脱掉污染衣物,用大量清水冲洗,对强酸者可用2%碳酸氢钠溶液反复冲洗;对强碱者用2%醋酸溶液湿敷。皮肤损伤时,按烧伤处理。

(二)护理评估

1.病史

有强酸强碱类毒物接触史或误服史。

2.症状、体征

皮肤接触强酸强碱类毒物后即发生灼伤、腐蚀、坏死和溃疡形成。严重碱灼伤可引起体液丢失而发生休克。眼部接触强酸强碱类烟雾或蒸汽后,可发生眼睑水肿、结膜炎症和水肿、角膜浑浊甚至穿孔,严重时可发生全眼炎以致失明。口服强酸强碱后患者口、咽、喉头、食管、胃均有剧烈灼痛,腐蚀性炎症,严重者可发生穿孔。强酸强碱烟雾吸入后,患者发生呛咳、胸闷、呼吸加快。如短时间内吸入高浓度烟雾,可引起肺水肿和喉头痉挛,可迅速因呼吸困难和窒息而死亡。

3.心理-社会评估

尤其对于自杀者应评估自杀原因。

(三)护理诊断

1.有窒息的危险

窒息与吸入中毒引起的肺水肿和喉头痉挛有关。

2.有休克的危险

休克与患者碱灼伤引起的体液大量丢失有关。

3.绝望

绝望与导致患者自杀的诱因有关。

4.有感染的危险

感染与患者皮肤灼伤后屏障破坏有关。

5.有再次自杀的危险

再次自杀与导致患者自杀的诱因未解除有关。

(四)护理目标

(1)患者未发生窒息或发生窒息能被及时发现并得到妥善处理。

(2)患者发生休克的临床指标得到重点监测,液体补充及时有效。

(3)患者愿意表达内心的感受,再次自杀的危险性减小。

(4)患者未发生感染。

(五)护理措施

(1)对强酸、强碱类毒物中毒的患者,清洗毒物时首先以清水为宜,并要求冲洗时间稍长,然后选用合适的中和剂继续冲洗。强酸中毒可用2%～5%碳酸氢钠、1%氨水、肥皂水、石灰水等中和;强碱中毒用1%醋酸、3%硼酸、5%氯化钠、10%枸橼酸钠等中和。

(2)口服强酸、强碱的患者禁止洗胃,可给予胃黏膜保护剂缓慢注入胃内,注意用力不要过大,速度不要过快,防止造成穿孔。

(3)严密观察生命体征的变化,准确记录出入液量,谨防休克的发生。

(4)保持呼吸道畅通,防止窒息的发生。

(5)耐心听取患者的诉说,在患者需要时陪伴患者,充分利用患者的社会及家庭支持系统。

(六)护理评价

(1)患者是否发生窒息或发生窒息能否被及时发现并得到妥善处理。

(2)患者发生休克的临床指标是否得到重点监测,液体补充是否及时有效。

(3)患者是否愿意表达内心的感受,再次自杀的危险性是否减小。

(4)患者是否发生感染。

(王艳红)

第三节　颅脑创伤

颅脑创伤是一种常见的外伤,在全身的创伤中仅次于四肢创伤,但由于常与其他部位的创伤并存,所以其伤残率及死亡率均居创伤首位。多见于交通事故、自然灾害、坠落和暴力伤害等,一旦发生则病情较重,如不及时抢救,将给患者带来严重的后果,其预后取决于颅脑创伤的程度及处理的效果。

一、分类

(一)按创伤部位分类

1.头皮创伤

头皮血肿、头皮挫裂伤、头皮撕脱伤。

2.颅骨骨折

根据解剖部位可分为颅顶骨折和颅底骨折。颅骨骨折严重者可损伤硬脑膜,导致脑脊液外漏或内漏,也可能合并脑损伤而加重病情。

3.脑损伤

由于脑膜、脑组织、脑血管及脑神经损伤而引起的脑震荡、脑挫裂伤、脑干损伤、颅内血肿等。其中颅内血肿是脑损伤最严重的并发症,按血肿的部位又可分为硬脑膜下血肿、硬脑膜外血肿、脑内血肿等,以硬脑膜下血肿相对多见。各种类型的脑损伤都可能会出现脑水肿,主要表现为颅内压增高,严重时可发生脑疝,从而危及患者生命。

(二)按伤情分类

1.轻型

单纯性脑震荡伴或不伴颅骨骨折:①原发性昏迷 0～30 分钟。②仅有轻度头晕、头痛等症状。③神经系统和脑脊液检查无明显改变。④GCS 计分 13～15 分(表 11-2)。

表 11-2　GCS 计分标准

睁眼反应	计分	言语反应	计分	运动反应	计分
自动睁眼	4	回答正确	5	按吩咐动作	6
呼唤睁眼	3	回答错误	4	刺痛能定位	5
刺激睁眼	2	胡言乱语	3	刺痛肢体回缩	4
不能睁眼	1	只能发音	2	刺痛肢体屈曲	3
		不能发音	1	刺痛肢体伸直	2
				刺痛无反应	1

2.中型

轻度脑挫裂伤伴有颅骨骨折:①原发性昏迷时间在 12 小时之内。②有轻度神经系统阳性体征,如脑膜刺激征等。③生命体征有轻度改变。④GCS 计分 9～12 分。

3.重型

广泛粉碎性颅骨骨折,重度脑挫裂伤:①出现急性颅内血肿、脑干伤及脑疝,昏迷在 12 小时以上,持续性昏迷或进行性昏迷加重。②有明显神经系统阳性体征。③生命体征有明显改变。④GCS 计分5～8分。

4.特重型

严重脑干伤或脑干衰竭者,患者预后极差:①伤后持续性深昏迷,有去大脑强直或伴有其他部位的脏器伤、休克等。②已有晚期脑疝,包括双侧瞳孔散大,生命体征严重紊乱或呼吸停止。③GCS 计分 3～4 分。

二、病情评估

(一)临床表现

颅脑创伤患者的临床表现与创伤的性质、部位、程度等有关。

1.意识障碍

伤后绝大多数立即出现不同程度的意识障碍,这是判断患者有无脑损伤的重要依据。脑震荡可表现为一过性脑功能障碍,伤后立即表现为短暂意识障碍,一般不超过30分钟,清醒后不能回忆伤前及当时情况,神经系统检查无阳性体征。脑挫裂伤的患者,伤后立即出现意识障碍,其程度和持续时间与损伤程度和范围有关;颅内血肿可导致颅内压增高或脑疝形成,表现为意识障碍持续加重,如硬膜外血肿的患者表现为原发性意识障碍,经过中间清醒期,再度出现意识障碍,并逐渐加重。

2.头痛与呕吐

头痛与呕吐是头部外伤的常见症状之一。头痛由头皮创伤、颅骨骨折、颅内出血、颅内压过高或过低,或脑血管的异常舒缩等直接引起。早期呕吐多为迷走神经或前庭神经等结构受影响所致,后期频繁呕吐可能因颅内压进行性增高而引起,表现为特征性的喷射状呕吐。

3.瞳孔变化

伤后一段时间才出现的进行性一侧瞳孔散大,伴意识障碍加重、生命体征紊乱和对侧肢体瘫痪,是脑疝的典型改变;双侧瞳孔散大、对光反应消失、眼球固定伴深昏迷或去大脑强直,多为脑干损伤或临终表现;双侧瞳孔大小多变、对光反应消失伴眼球分离或异位,多表示中脑损伤;眼球震颤多见于小脑或脑干损伤。

4.肢体偏瘫

伤后一侧肢体少动或不动、肌力减退,对疼痛刺激反应迟钝或无反应,有锥体束征,并进行性加重,应考虑血肿引起脑疝或血肿压迫运动中枢,一般是肢体偏瘫的对侧大脑受到损伤。

5.生命体征变化

颅脑损伤时可伴有生命体征的改变,如颅内出血时血压升高、心率缓慢、呼吸深慢、体温升高,合并脑疝时则血压下降、心率快、脉弱、呼吸快而不规则。

6.脑疝

颅内压增高可引起颅内各腔室间压力不均衡,导致某些部位的脑组织受压向邻近的解剖间隙移位,并危及患者生命,其中小脑幕切迹疝最为常见。

(二)辅助检查

1.脑脊液检查

脑挫裂伤时,脑脊液常有红细胞。颅内压增高时,可进行测压。

2.X线检查

X线头颅摄片能较好地显示受力部位、颅骨骨折、有无异物等,有一定诊断价值。

3.CT检查

CT是颅脑外伤患者的首选检查。可显示脑挫裂伤的部位、范围,脑水肿程度和有无脑室受压及路线结构移位等;可明确定位颅内血肿,并计算出血量,了解损伤的病理及范围;可动态地观察病变的发展与转归。对开放性脑损伤,可了解伤道及碎骨片、进行异物定位等。

4.颅脑超声检查

对颅内血肿有诊断价值。

5.脑血管造影

对颅内出血有定位诊断意义,典型征象为无血管区。

三、救治与护理

(一)救治原则

1.伤情判断

通过对受伤时间、受伤原因及过程的重点了解,立即对头部及全身情况进行认真检查,结合患者意识、瞳孔、生命体征情况,做出及时、正确的判断。

2.头位与体位

颅内高压者采用头高位(15°~30°),有利于静脉血回流和减轻脑水肿。意识不清并伴有呕吐或舌后坠者,应采用平卧位,头偏向一侧,或采用侧卧位,以利于呕吐物和口腔分泌物的排出;休克者宜采用平卧位,有脑脊液耳、鼻漏者应避免头低位,采用半卧位常能明显减少脑脊液漏。

3.保持呼吸道通畅

颅脑损伤患者尤其是伴有意识功能障碍者,丧失了正常的咳嗽反射及吞咽功能,呼吸道分泌物不能有效排出,血液、脑脊液、呕吐物等可引起误吸,舌根后坠可引起窒息,从而加重脑缺氧,导致颅内压增高,使病情加重,因此保持呼吸道通畅至关重要,必要时气管切开和机械给氧。

4.控制出血

对开放性及闭合性颅脑损伤采取相应措施。①开放性颅脑损伤:迅速包扎头部和其他部位伤口,减少出血,应争取在伤后6小时内进行清创缝合,最迟不超过72小时。按要求冲洗伤口,清除异物,切除不整齐创缘,并逐层缝合,然后妥善包扎,如有插入颅腔的异物要加以固定保护,有条件时手术取出;有脑膨出时,用敷料绕其周围,保护脑组织,以免污染和增加损伤。②闭合性颅脑损伤:头皮血肿多数可自行吸收消退,如血肿较大,长期不消散或继续扩散,可穿刺抽吸,并加压包扎;颅内血肿或重度脑挫裂伤合并脑水肿引起的颅内高压和脑疝,常规采取降温、脱水等措施降低颅内压;如出血量大,常用手术开颅血肿清除术、去骨瓣减压术、钻孔引流术。

5.控制脑水肿

主要应用物理降温,如冰帽、冰袋,有助于降低脑代谢率和脑耗氧量,增加脑组织对缺氧的耐受性,改善细胞的通透性,防止脑水肿的发展。同时快速给予脱水利尿药及激素类药物,常用甘露醇、呋塞米等,配合使用激素类药物,常用地塞米松等,具有稳定膜结构的作用,减少因自由基引发的脂质过氧化反应,从而降低脑血管通透性、恢复血脑屏障功能,增加损伤区的血流量,使脑水肿得到改善。

6.纠正休克

对有休克先兆或有休克症状的患者,要根据医嘱及时采取补液、输血等措施,适当选用血管升压药。

颅脑创伤救护流程见图11-1。

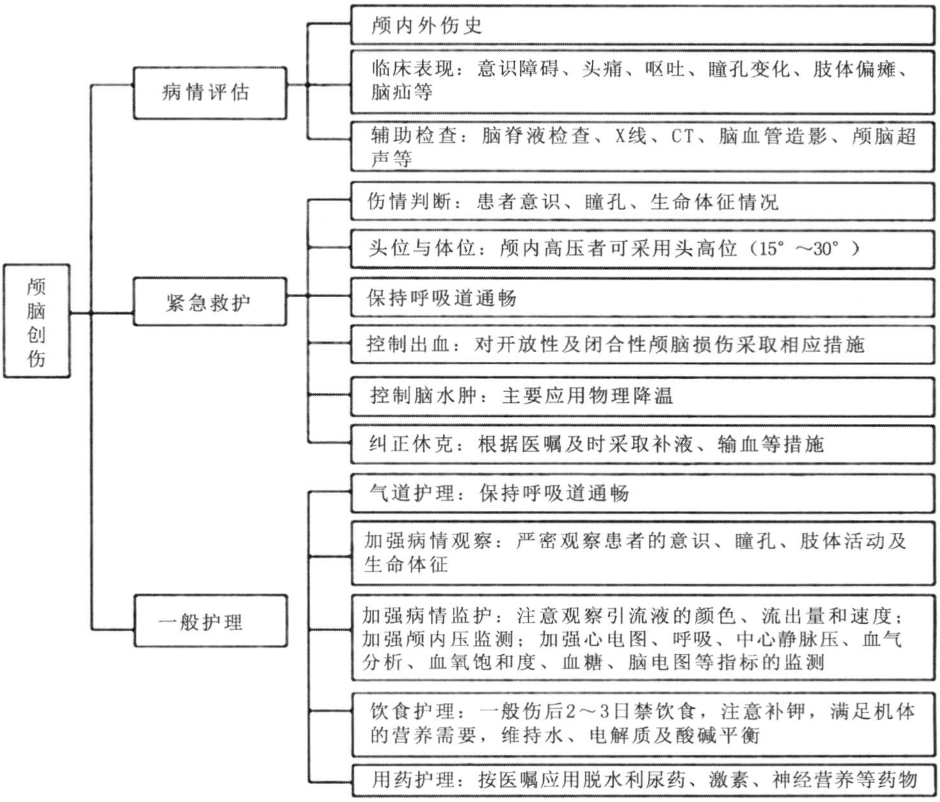

图 11-1　颅脑创伤救护流程图

(二)护理要点

1.气道护理

保持呼吸道通畅，及时清除呼吸道分泌物，维持气道正常功能；气管切开者，保持吸入气的温度和湿度，注意无菌操作，定期做呼吸道分泌物细菌培养，防止呼吸道感染。

2.加强病情观察

严密观察患者的意识、瞳孔、肢体活动及生命体征，加强颅内压监测，注意脑疝等并发症的发生。

3.加强病情监护

注意观察引流液的颜色、流出量和速度，警惕脑室内活动性出血和感染等；加强颅内压监测，便于诊断颅内血肿、判断手术时机、术中监护、指导治疗和估计预后；加强心电图、呼吸、中心静脉压、血气分析、血氧饱和度、血糖、脑电图等指标的监测。

4.饮食护理

一般伤后 2～3 天禁饮食，注意补钾，24 小时尿量保持在 600 mL 以上。不能进食者，可给予鼻饲饮食，满足机体的营养需要，维持水、电解质及酸碱平衡。

5.用药护理

按医嘱应用脱水利尿药、激素、神经营养等药物。休克患者快速准备配血、输血或输液，但对烦躁不安的患者应做好安全护理，禁用吗啡、哌替啶镇静，可按医嘱给予地西泮。　**(郝志广)**

第四节　急性冠状动脉综合征

急性冠状动脉综合征(ACS)是冠状动脉在原有病变的基础上,由于血栓形成或痉挛而极度狭窄甚至完全闭塞,冠脉血流急剧减少,心肌严重缺血,而导致的一组综合征。在临床上主要包括不稳定型心绞痛、急性 ST 段抬高性心肌梗死、急性非 ST 段抬高性心肌梗死这三类疾病。ACS 具有发病急、病情变化快、病死率高的特点,所以患者来诊后均需进行监护,以达到最大限度降低患者住院病死率,这对急诊护理抢救工作提出了新的挑战。

一、概述

(一)概念

ACS 是指急性心肌缺血引起的一组临床症状。ACS 根据心电图表现可以分为无 ST 段抬高和 ST 段抬高型两类。无 ST 段抬高的 ACS 包括不稳定型心绞痛(UA)和无 ST 段抬高的心肌梗死(NSTEMI)。冠状动脉造影和血管镜研究的结果揭示,UA/NSTEMI 常常是由于粥样硬化斑块破裂,进而引发一系列导致冠状动脉血流减少的病理过程所致。许多试验表明溶栓治疗有益于 ST 段抬高型 ACS,而无 ST 段抬高者溶栓治疗则未见益处。因此区别两者并不像以前那样重要了,而将两者一并讨论。

UA 主要有三种表现形式,即静息时发生的心绞痛、新发生的心绞痛和近期加重的心绞痛。新发生的心绞痛疼痛程度必须达加拿大心脏学会(CCS)心绞痛分级至少Ⅲ级方能定义为 UA,新发生的慢性心绞痛疼痛程度仅达 CCS 心绞痛分级Ⅰ～Ⅱ者并不属于 UA 的范畴。在临床上经常使用 Braunwald 对 UA 的分类,它有助于进行危险度分层和指导临床治疗,具体见表 11-3。

表 11-3　Braunwald 不稳定型心绞痛的临床分型

项目	A.有加重心肌缺血的心外因素(继发性不稳定型心绞痛)	B.无加重心肌缺血的心外因素(原发性不稳定型心绞痛)	C.急性心肌梗死后两周内发生(心梗后不稳定型心绞痛)
Ⅰ.初发严重心绞痛或恶化型心绞痛,无静息痛	$Ⅰ_A$	$Ⅰ_B$	$Ⅰ_C$
Ⅱ.过去一月内发生静息痛,但48 小时内无发作(亚急性静息痛)	$Ⅱ_A$	$Ⅱ_B$	$Ⅱ_C$
Ⅲ.48 小时内的静息痛(急性静息痛)	$Ⅲ_A$	$Ⅲ_B$	$Ⅲ_C$

另外,变异性心绞痛是由冠状动脉痉挛所致,是 UA 的一种特殊表现形式。

(二)病理生理

ACS 的病理生理基础是心肌需氧和供氧的失衡而导致的心肌相对供血不足,主要由5 个方面的原因所导致。

(1)不稳定粥样硬化斑块破溃后继发的血栓形成造成相应冠脉的不完全性阻塞,是 ACS 最常见的原因,由血小板聚集和斑块破裂碎片产生的微栓塞是导致 ACS 中心肌标志物释放的主要原因。

(2)冠脉存在动力性的梗阻,如变异性心绞痛,这种冠脉局部的痉挛是由于血管平滑肌和(或)内皮细胞的功能障碍引起,动力性的血管梗阻还可以由室壁内的阻力小血管收缩导致;另外一种少见的情况是心肌桥的存在,即冠脉有一段走行于心肌内,当心肌收缩时,会产生"挤奶效应"导致心脏收缩期冠脉受挤压而产生管腔狭窄。

(3)由内膜增生而非冠脉痉挛或血栓形成而导致的严重冠脉狭窄,这种情况多见于进展期的动脉粥样硬化或经皮穿刺冠脉介入治疗(PCI)后的再狭窄。

(4)冠脉的炎症反应(某些可能与感染有关,如肺炎衣原体和幽门螺杆菌),与冠脉的狭窄、斑块的不稳定以及血栓形成密切相关,特别是位于粥样硬化斑块肩部被激活的巨噬细胞和 T 细胞可分泌基质金属蛋白酶(MMP),可导致斑块变薄和易于破裂。

(5)继发性 UAP,这类患者有着冠脉粥样硬化导致的潜在狭窄,日常多表现为慢性稳定型心绞痛,但一些外来的因素可导致心肌耗氧量的增加而发生 UAP,如发热、心动过速、甲亢、低血压、贫血等情况。

冠状动脉粥样斑块破裂、崩溃是 ACS 的主要原因。斑块破裂后,血管内皮下基质暴露,血小板聚集、激活,继而激活凝血系统形成血栓,阻塞冠状动脉;此外,粥样斑块在致炎因子作用下,可发生炎细胞的聚集和激活,被激活的炎细胞释放细胞因子,激活凝血系统,并刺激血管痉挛,其结果是使冠状动脉血流减少,心肌因缺血、缺氧而损伤,甚至坏死。心肌损伤坏死后,一方面,心脏的收缩、舒张功能受损,心脏的射血能力降低,易发生心力衰竭;另一方面,缺血部位心肌细胞静息电位和动作电位均发生改变,与正常心肌细胞之间出现电位差,同时因心梗时患者交感神经兴奋性增高,心肌组织应激性增强,极易出现各种期前收缩、传导阻滞甚至室颤等心律失常。

二、临床表现

(一)症状

UAP 引起的胸痛的性质与典型的稳定型心绞痛相似,但程度更为剧烈,持续时间长达 20 分钟以上,严重者可伴有血流动力学障碍,出现晕厥或晕厥前状态。原有稳定型心绞痛出现疼痛诱发阈值的突然降低;心绞痛发作频率的增加;疼痛放射部位的改变;出现静息痛或夜间痛;疼痛发作时出现新的伴随症状如恶心、呕吐、呼吸困难等;原来可以使疼痛缓解的方法(如舌下含化硝酸甘油)失效,以上均提示不稳定心绞痛的发生。

老年患者以及伴有糖尿病的患者可不表现为典型的心绞痛症状而表现为恶心、出汗和呼吸困难,还有一部分患者无胸部的不适而仅表现为下颌、耳部、颈部、上臂或上腹部的不适,孤立新出现的或恶化的呼吸困难是 UAP 中心绞痛等同发作最常见的症状,特别是在老年患者。

(二)体征

UAP 发作或发作后片刻,可以发现一过性的第三心音或第四心音,以及乳头肌功能不全所导致的收缩期杂音,还可能出现左室功能异常的体征,如双侧肺底的湿啰音、室性奔马律,严重左室功能异常的患者可以出现低血压和外周低灌注的表现,此外,体格检查还有助于发现一些导致继发性心绞痛的因素，如肺炎、甲亢等。

（三）心电图

在怀疑UA发作的患者，ECG是首先要做的检查，ECG正常并不排除UA的可能，但UA发作时ECG无异常改变的患者预后相对较好。如果胸痛伴有两个以上的相邻导联出现ST的抬高≥1 mm，则为STEMI，宜尽早行心肌再灌注治疗。胸痛时ECG出现ST段压低≥1 mm、症状消失时ST的改变恢复是一过性心肌缺血的客观表现，持续性的ST段压低伴或不伴胸痛的相对特异性差。

相应导联上的T波持续倒置是UA的一种常见ECG表现，这多反映受累的冠脉病变严重，胸前导联上广泛的T波深倒(≥2 mm)多提示LAD的近端严重病变。因陈旧心梗ECG上遗有Q波的患者，Q波面向区域的心肌缺血较少引起ST的变化，如果有变化常表现为ST段的升高。

胸痛发作时ECG上ST的偏移(抬高或压低)和(或)T波倒置通常随着症状的缓解而消失，如果以上ECG变化持续12小时以上，常提示发生非Q波心梗。心绞痛发作时非特异性的ECG表现有ST段的偏移≤0.5 mm或T波倒置≤2 mm。孤立的Ⅲ导联Q波可能是正常发现，特别是在下壁导联复极正常的情况下。

在怀疑缺血性胸痛的患者，要特别注意排除其他一些引起ST段和T波变化的情况，在ST段抬高的患者，应注意是否存在左室室壁瘤、心包炎、变异性心绞痛、早期复极、预激综合征等情况。中枢神经系统事件以及三环类抗抑郁药或吩噻嗪可引起T波的深倒。

在怀疑心肌缺血的患者，动态的心电图检查或连续的心电监护至为重要，因为Holter显示85%～90%的心肌缺血不伴有心绞痛症状，此外，还有助于检出急性心肌梗死，特别是在联合连续测定血液中的心脏标志物的情况下。

（四）生化标志物

既往心脏酶学检查特别是CK和CK-MB是区分UA和急性心肌梗死的手段，对于CK和CK-MB轻度升高不够急性心肌梗死诊断标准的仍属于UA的范畴。新的心脏标志物TnI和TnT对于判断心肌的损伤，较CK和CK-MB更为敏感和特异，时间窗口更长，既往诊为UA的患者，有1/5～1/4 TnI或TnT的升高，这部分患者目前属于NSTEMI的范畴，预后较真正的UA患者(TnI/TnT不升高者)要差。肌红蛋白检查也有助于发现早期的心梗，敏感性高而特异性低，阴性结果有助于排除急性心肌梗死的诊断。

（五）核素心肌灌注显像

在怀疑UA的患者，在症状持续期MIBI注射行心肌核素静息显像发现，心肌缺血的敏感性及特异性均高，表现为受累心肌区域的核素充盈缺损，发作期过后核素检查发现心肌缺血的敏感性降低。症状发作期间行核素心肌显像的阴性预测值很高，但是急性静息显像容易遗漏一部分ACS患者(大约占5%)，因此不能仅凭一次核素检查即作出处理决定。

三、诊断

（一）危险分层

1.高危患者

(1)心绞痛的类型和发作方式：静息性胸痛，尤其既往48小时内有发作者。

(2)胸痛持续时间：持续胸痛20分钟以上。

(3)发作时硝酸甘油缓解情况:含硝酸甘油后胸痛不缓解。

(4)发作时的心电图:发作时动态性的ST段压低≥1 mm。

(5)心脏功能:心脏射血分数<40%。

(6)既往患心肌梗死,但心绞痛是由非梗死相关血管所致。

(7)心绞痛发作时并发心功能不全(新出现的S_3音、肺底啰音)、二尖瓣反流(新出现的收缩期杂音)或血压下降。

(8)心脏TnT(TnI)升高。

(9)其他影响危险因素分层的因素还有高龄(>75岁)、糖尿病、CRP等炎性标志物或冠状动脉造影发现是三支病变或者左主干病变。

2.低危患者

特征有:①没有静息性胸痛或夜间胸痛;②症状发作时心电图正常或者没有变化;③肌钙蛋白不增高。

(二)UAP诊断

UAP诊断依据:①有不稳定性缺血性胸痛,程度在CCSⅢ级或以上。②明确的冠心病证据:心肌梗死、PTCA、冠脉搭桥、运动试验或冠脉造影阳性的病史;陈旧心肌梗死心电图表现;与胸痛相关的ST-T改变。③除外急性心肌梗死。

四、治疗

(一)基本原则

首先对UAP/NSTEMI患者进行危险度分层。低危患者通常不需要做冠状动脉造影,合适的药物治疗及危险因素的控制效果良好。治疗药物主要包括阿司匹林、肝素(或低分子肝素)、硝酸甘油和β受体阻滞剂,所有的患者都应使用阿司匹林。血小板糖蛋白Ⅱb/Ⅲa受体阻滞剂(GBⅡb/Ⅲa受体阻滞剂)不适用于低危患者。低危患者的预后一般良好,出院后继续服用阿司匹林和抗心绞痛药物。

高危患者通常最终都要进入导管室,虽然冠状动脉造影的最佳时机还未统一。目前针对UAP/NSTEMI,存在两种不同的治疗策略,一种为早期侵入策略,即对冠脉血管重建术无禁忌证的患者在可能的情况下尽早行冠脉造影和据此指导的冠脉血管重建治疗;另一种为早期保守治疗策略,在充分的药物治疗的基础上,仅对有再发心肌缺血者或心脏负荷试验显示为高危的患者(不管其对药物治疗的反应如何)进行冠脉造影和相应的冠脉血管重建治疗。

近来多数学者倾向于早期侵入策略,其理由是该策略可以迅速确立诊断,低危者可以早期出院,高危者则可以得到有效的冠脉血管重建治疗。没有条件进行介入治疗的社区医院,早期临床症状稳定的患者保守治疗可以作为UAP/NSTEMI的首选治疗,但对于最初保守治疗效果不佳的患者应该考虑适时地进行急诊冠状动脉造影,必要时需介入治疗。在有条件的医院,高危UAP/NSTEMI患者可早期进行冠状动脉造影,必要时行PCI/CABG。在早期冠状动脉造影和PCI/CABG之后,静脉应用血小板GPⅡb/Ⅲa受体阻滞剂可能会使患者进一步获益,并且不增加颅内出血的并发症。

(二)一般处理

所有患者都应卧床休息、开放静脉通道,以及进行心电、血压、呼吸的连续监测,床旁应配备除颤器。对于有发绀、呼吸困难或其他高危表现的患者应该给予吸氧。并通过直接或间接监测血氧水平确保有足够的血氧饱和度。若动脉血氧饱和度降低至<90%时，应予间歇高流量吸氧。手指脉搏血氧测定是持续监测血氧饱和度的有效手段，但对于无低氧危险的患者可不进行监测。应定期记录18导联心电图以判断心肌缺血程度、范围的动态变化。酌情使用镇静剂。

(三)抗血栓治疗

抗血小板和抗凝治疗是UAP/NSTEMI治疗中的重要一环，它有助于改变病情的进展和减少心肌梗死、心肌梗死复发和死亡。联合应用阿司匹林、肝素和一种血小板Ⅱb/Ⅲa受体阻滞剂代表着最高强度的治疗，适用于有持续性心肌缺血表现和其他一些具有高危特征的患者，以及采用早期侵入措施治疗的患者。

抗血小板治疗应尽早，目前首选药物仍为阿司匹林。在不稳定型心绞痛患者症状出现后尽快给予服用，并且应长期坚持。对因过敏或严重的胃肠反应而不能使用阿司匹林的患者，可以使用噻吩吡啶类药物(氯吡格雷或噻氯吡啶)作为替代。在阿司匹林或噻吩吡啶类药物抗血小板治疗的基础上，应该加用普通肝素或皮下注射低分子肝素。有持续性缺血或其他高危的患者，以及计划行经皮冠状动脉介入(PCI)的患者，除阿司匹林和普通肝素外还应加用一种血小板GPⅡb/Ⅲa受体阻滞剂。对于在其后24小时内计划做PCI的不稳定心绞痛患者，也可使用阿昔单抗治疗12～24小时。

(四)抗缺血治疗

1.硝酸酯类药物

本类药物可扩张静脉血管、降低心脏前负荷和减少左心室舒张末容积，从而降低心肌氧耗。另外，硝酸酯类扩张正常的和硬化的冠状动脉血管，且抑制血小板的聚集。对于UAP患者，在无禁忌证的情况下均应给予静脉途径的硝酸酯类药物。根据反应逐步调整剂量。应使用避光的装置以10 μg/min的速率开始持续静脉点滴，每3～5分钟递增10 μg/min，出现头痛症状或低血压反应时应减量或停药。

硝酸酯类血流动力学效应的耐受性呈剂量和时间依赖性，无论何种制剂在持续24小时治疗后都会出现耐药性。对于需要持续使用静脉硝酸甘油24小时以上者，可能需要定期增加滴注速率以维持疗效。或使用不产生耐受的硝酸酯类给药方法(较小剂量和间歇给药)。当症状已经控制后，可改用口服剂型治疗。静脉滴注硝酸甘油的耐药问题与使用剂量和时间有关，使用小剂量间歇给药的方案可最大限度地减少耐药的发生。对需要24小时静脉滴注硝酸甘油的患者应周期性增加滴速，以维持最大的疗效。一旦患者症状缓解且在12～24小时内无胸痛以及其他缺血的表现，应减慢静脉滴注的速度而转向口服硝酸酯类药物或使用皮肤贴剂。在症状完全控制达数小时的患者，应试图给予患者一个无硝酸甘油期以避免耐药的产生，对于症状稳定的患者，不宜持续24小时静脉滴注硝酸甘油，可换用口服或经皮吸收型硝酸酯类制剂。另一种减少耐药发生的方法是联用一种巯基提供剂如卡托普利或N-乙酰半胱氨酸。

2.β受体阻滞剂

β受体阻滞剂的作用可因交感神经张力、左室壁应力、心脏的变力性和变时性的不同而不同。β受体阻滞剂通过抑制交感神经张力、减少斑块张力达到减少斑块破裂的目的。因此，β受体阻滞剂不仅可在急性心肌梗死后减少梗死范围，而且可有效地降低UAP演变为急性心肌梗死的危险性。

3.钙通道阻断剂

钙通道阻断剂并不是UAP治疗中的一线药物，随机临床试验显示，钙通道阻断剂在UAP治疗中的主要作用是控制症状，钙通道阻断剂对复发的心肌缺血和远期死亡率的影响，目前认为短效的二氢吡啶类药物如硝苯地平单独用于急性心肌缺血反而会增加死亡率。

4.血管紧张素转换酶抑制剂（ACEI）

ACEI可以减少ACS患者、近期心肌梗死或左心室收缩功能失调患者、有左心室功能障碍的糖尿病患者，以及高危慢性冠心病患者的死亡率。因此，ACS患者，以及用β受体阻滞剂与硝酸酯类不能控制的高血压患者均应联合使用ACEI。

（五）介入性治疗

UAP/NSTEMI中的高危患者早期（24小时以内）干预与保守治疗基础上加必要时紧急干预比较，前者明显减少心肌梗死和死亡的发生，但早期干预一般应该建立在使用血小板糖蛋白Ⅱb/Ⅲa受体拮抗剂和（或）口服氯吡格雷的基础之上。

冠状动脉造影和介入治疗（PCI）的适应证：①顽固性心绞痛，尽管有充分的药物治疗，仍反复发作胸痛。②尽管有充分的药物治疗，心电图仍有反复的缺血发作。③休息时心电图ST段压低，心脏标志物（肌钙蛋白）升高。④临床已趋稳定的患者出院前负荷试验有严重缺血征象：如最大运动耐量降低，不能以其他原因解释者；低做功负荷下几个导联出现较大幅度的ST段压低；运动中血压下降；运动中出现严重心律失常或运动负荷同位素心肌显像示广泛或者多个可逆的灌注缺损。⑤超声心动图示左心室功能低下。⑥既往患过心肌梗死，现有较长时间的心绞痛发作者。

五、护理措施

患者到达急诊科，护士是第一个接待者，护士必须在获得检查数据和医师做出诊断之前，选择必要的紧急处置措施。急诊护士尤其应在ACS综合征患者给予适时、有效的治疗方面发挥作用。护士需要在医疗资源有限的环境下，在患者床边判定紧急情况，减少延误。作为急诊护士还要具备心脏病护理技术，能处置急性心肌梗死，用电子微量注射泵进行输液，识别心律失常和准确处理严重心脏危象。

（一）病情观察

（1）ACS患者病情危重、变化迅速，随时都可能出现严重的并发症。

（2）要认真细致地观察患者的精神状况、面色、意识、呼吸，注意有无出冷汗、四肢末梢发凉等。

（3）经常询问患者有无胸痛、胸闷，并注意伴随的症状和程度，尤其是夜间。

（4）常规持续心电、血压监护，严密观察心率（律）、心电图示波形态变化，对各种心律失常及时识别，并报告医师及时处理。

（5）有低血压者给予血压监护，直到血压波动在正常范围。

（6）有心力衰竭者给予血氧饱和度监测，以保证血氧饱和度在95%～99%。

（7）急性心肌梗死患者还要定时进行心电图检查和心肌酶的检测，以了解急性心肌梗死的演变情况。

（8）在监护期间，应注意患者有无出血倾向。观察患者的皮肤、黏膜、牙龈有无出血，观察尿的颜色，询问有无腹痛、腰痛、头痛现象，对行尿激酶溶栓治疗的急性心肌梗死患者，更应严密观察。

(二)病情评估

ACS的患者常需急诊入院，将患者送入监护室后，急诊科护士迅速地评估患者是否有高度危险性或低度危险性非常重要。根据评估情况严格按照急诊护理路径，迅速采取相应措施。

1.危险评估

迅速地评估患者是否有高度或低度危险的ACS，这是当今对护士的最大挑战。①有研究表明约33%的急性心肌梗死的患者在发病初期无胸痛的表现，然而这些被延迟送入医院的患者有更高的危险性，因为无典型胸痛的患者很少能及时得到溶栓、血管成形术或阿司匹林、β受体阻滞剂、肝素等药物治疗。②在美国，每年大约460万具有急性冠脉局部缺血症状的患者来到急诊科，其中只有大约25%的患者确诊后被允许入院。③在急诊科疑为ACS的患者中，只有约1/3有"真的病变"。

急诊护理决定性的作用在于快速完成对患者的评估，并且在早期对ACS高危人群提供及时的紧急看护照顾，使病情缓解。据统计，在美国每年有100万人发生急性心肌梗死，约25%的患者在到达急诊科前死亡。那些到达医院的患者仍有死亡可能。

2.Antman危险评分量表

Antman等建立了早期危险评估的7分危险评分量表。

(1)年龄>65岁。

(2)存在3个以上冠心病危险因素。

(3)既往血管造影证实有冠状动脉阻塞。

(4)胸痛发作时心电图有ST段改变。

(5)24小时内有2次以上心绞痛发作。

(6)7天内应用了阿司匹林。

(7)心肌坏死标志物升高。

具有上述危险因素的患者出现死亡、心肌梗死或需血管重建的负性心脏事件的可能性增高。评分越高，危险性越大，且这些患者从低分子肝素、血小板GPⅡb/Ⅲa受体阻滞剂和心脏介入等治疗中获益也越大。这一评分系统简单易行，使早期对患者进行客观的危险分层成为可能，有利于指导临床对患者进行及时正确的治疗。

(三)急救护理

1.早期干预原则

在急诊情况下，一旦胸痛患者明确了ACS的诊断，快速和有效的干预即迅速开始。在美国心脏病学会(ACC)和美国心脏联合会(AHA)制订的ACS治疗指南中曾推荐：患者应在发病10分钟内到达急诊科，对所有不稳定心绞痛患者给予吸氧、静脉输液、连续的心电图(ECG)监护。并依据临床表现将患者分为高度危险、中度危险和低度危险。高度危险患者严格管理，低度危险患者必须按监护程序治疗，并定期随访，急诊护士和医师必须精确地估定患者的危险层次。

2.干预时间分期

近来国外有学者将早期干预分为4个阶段，称为4Ds。

时间0(症状，Symptom)：症状开始时间点，它代表着冠状动脉闭塞的时间，虽然它是个比较好的指标，但不是完美的时间点。

时间 1(门口，Door)：患者入急诊科的时间点。

时间 2(资料，Data)：患者进行初步检查及心电图等材料的时间点。

时间 3(决定，Decision)：决定是否进行溶栓治疗或进一步检查。

时间 4(药物，Drug)：开始用药物或治疗的时间点。

其中时间 1～2：6～11 分钟；2～3：20～22 分钟；3～4：20～37 分钟。

GISSI-2 研究中，不足 30%的患者在症状发生后 3 小时才得到治疗。耽搁时间在 3～5 小时的主要原因有以下几点。

(1)患者本身的耽搁：患者在就医问题上耽搁时间是延误时间的一个主要因素，其原因多在患者发病之初症状较轻、未意识到病情的严重性，或地处偏僻，交通不便。

(2)运送患者的过程：患者发病后运送至医院途中，也要耽搁一些时间，据估计一般为 30 分钟到数小时。

(3)医院内耽搁：患者到达医院以后耽搁时间是相当普遍的。在多数研究中，从患者到达医院至实施溶栓治疗，耽搁 45～90 分钟。

在症状发作不到 1 小时内接受治疗的患者 6 周病死率为 3.2%；在症状发作 4 小时接受治疗的患者 6 周病死率为 6.2%。事实上非常早期的综合治疗(包括市区及郊区)可减少 50%心肌梗死的发病率。"4Ds"在减少从发病到处理的时间延误方面发挥了积极作用。

3.急诊过程耽搁

ACS 患者急诊就诊耽搁主要在：①患者到医院接受医师检查时；②对患者胸痛评估时，因为这需要仔细观察；③做 ECG 时；④在当诊断技师不能及时识别 ST 变化，ECG 报告延迟传递到内科医师时。

为避免这些急诊耽搁，有些医院尝试由急诊科护士做 ECG，并直接由医师快速阅读 ECG。还可自行设计护理观察记录文书，既节省了护士书写的时间，又提高了护理质量标准。

4.一般急救措施

(1)立即让患者采取舒适体位，合并心力衰竭者给予半卧位。

(2)常规给予吸氧，3～5 L/min。

(3)连接好心电监护电极和测血压的袖带(注意电极位置应避开除颤区域和心电图胸前导联位置)。开启心电监护和无创血压监护。必要时给予血氧饱和度监护。

(4)协助给患者做全导联心电图作为基础心电图，以便对照。

(5)在左上肢和左下肢建立静脉通路，均留置 Y 形静脉套管针(以备抢救和急诊介入手术中方便用药)。

(6)备好急救药品和除颤器。

(7)抗凝疗法：给予嚼服肠溶阿司匹林 100～300 mg，或加用氯吡格雷片 75 mg，1 次/天，皮下注射低分子肝素等。

(8)介入疗法：对于 ACS 患者的治疗，尤其是急性心肌梗死，尽快重建血运极为重要，对行急诊 PCI 的患者应迅速做好术前各项准备。

5.急诊冠状动脉介入治疗(PCI)的术前准备

(1)首先向患者及家属介绍介入诊断和治疗的目的、方法、优点。

(2)急查血常规,血凝全套,心肌酶谱,甲、乙、丙肝抗体,抗 HIV 等,术区备皮,做碘过敏皮试。

(3)让患者排空膀胱,必要时留置导尿管。

(4)嚼服肠溶阿司匹林 0.3 g,口服氯吡格雷片 300 mg,备好沙袋,氧气袋,全程监护,护送患者到导管室。

6.急诊 PCI 术后监护

(1)患者返回病房后,护士立即进行心电、血压的监护,注意心率(律)变化。

(2)急诊 PCI 患者术后常规留置动脉鞘管 6～12 小时。嘱患者术侧肢体伸直制动,防止鞘管脱出、折断和术侧肢体的血栓形成。观察术区有无渗血,触摸双侧足背动脉搏动情况,皮肤颜色和肢体温度的变化。协助按摩术侧肢体。

(3)动脉鞘管拔管前向患者说明拔管的简要过程,消除紧张心理。医师拔管时,护士应准备好急救药品,如阿托品、多巴胺等,观察患者心电监护和血压。拔管后,穿刺部位进行加压包扎,观察有无渗血,保持局部清洁无菌,严格交接班并做好记录。

(四)心肌耗氧量与护理

在 ACS 发病的极早期患者心肌脆弱,电活动极不稳定,心脏供血和耗氧量之间的矛盾非常突出,因此在发病早期,尤其是 24 小时以内,限制患者活动,降低心肌耗氧量,缓解心肌供血和需求之间的矛盾,对保证患者平稳度过危险期,促进心肌恢复,具有非常重要的意义。

1.心肌耗氧量

影响心肌耗氧量的主要因素有心脏收缩功、室壁张力、心肌体积。Katz 提出以二项乘积作为心肌耗氧量的指标,其公式为最大血压乘以心率。由于该指标计算方法简单,可重复性好,临床研究证实其与心肌耗氧量的真实情况相关性好,已被广泛应用于临床。

2.排便动作

各种干预因素都可以引起 D-P 的增加,排便时患者需要屏住呼吸,使膈肌下沉,收缩腹肌,增加腹压,这一使力的动作,加上卧位排便造成的紧张、不习惯等因素,会导致血压升高和心率加快,从而加重心脏负担,使心脏的氧供和氧耗之间失衡,增加心律失常的发生危险。因此在护理中:①必须确实保证 ACS 患者大便通畅,如给予缓泻剂、开塞露等。②另有研究表明坐位排便的运动强度低于卧位排便,故对无法适应卧位排便的患者在监护的情况下试行坐位排便,以缓解其焦虑情绪。③在患者排便期间还必须加强监护,要有护士在场,以应对可能出现的意外情况。

3.接受探视

患者接受探视时 D-P 增加明显。亲友的来访使患者情绪激动,交感神经兴奋,心脏兴奋性增强,心肌耗氧量增加,尤其是来访者表现的过度紧张和不安时更是如此。因此在护理中:①应尽可能地减少探视的次数。②对来访者应事先进行教育,说明避免患者情绪波动对患者康复的意义。③对经济有困难的患者,应劝其家属暂不谈及经费问题。

4.音乐疗法

曾有研究表明对心肌梗死及不稳定心绞痛患者进行音乐疗法,可使其情绪稳定,交感神经活动减少,副交感神经活动增强,从而使心肌耗氧量减少。但有些研究没有得出类似的结果,其原因可能是对象和乐曲的选择有问题,因此在进行音乐疗法时应加强针对性。 **(王艳红)**

第五节 心源性猝死

一、概述

(一)概念和特点

心源性猝死是指由心脏原因引起的急性症状发作后以意识突然丧失为特征的、自然死亡。世界卫生组织将发病后立即或24小时以内的死亡定为猝死,美国ACC会议上将发病1小时内死亡定为猝死。

据统计,全世界每年有数百万人因心源性猝死而丧生,占死亡人数的15%~20%。美国每年有约30万人发生心源性猝死,占全部心血管病死亡人数的50%以上,而且心源性猝死是20~60岁男性的首位死因。在我国,心源性猝死也居死亡原因的首位,虽然没有大规模的临床流行病学资料报道,但心源性猝死比例在逐年增高,且随年龄增加发病率也逐渐增高,老年人心源性猝死的概率高达80%~90%。

心源性猝死的发病率男性较女性高,美国相关随访冠心病猝死发病率男性为女性的3.8倍;北京市的流行病学资料显示,心源性猝死的男性年平均发病率为10.5/10万,女性为3.6/10万。

(二)相关病理生理

冠状动脉粥样硬化是最常见的病理表现,病理研究显示心源性猝死患者急性冠状动脉内血栓形成的发生率为15%~64%。陈旧性心肌梗死也是心源性猝死的病理表现,这类患者也可见心肌肥厚、冠状动脉痉挛、心电不稳与传导障碍等病理改变。

心律失常是导致心源性猝死的重要原因,通常包括致命性快速心律失常、严重缓慢性心律失常和心室停顿。致命性快速心律失常导致冠状动脉血管事件、心肌损伤、心肌代谢异常和(或)自主神经张力改变等因素相互作用,从而引起的一系列病理生理变化,引发心源性猝死,但其最终作用机制仍无定论。严重缓慢性心律失常和心室停顿的电生理机制是当窦房结和(或)房室结功能异常时,次级自律细胞不能承担起心脏的起搏功能,常见于病变弥漫累及心内膜下浦肯野纤维的严重心脏疾病。

非心律失常导致的心源性猝死较少,常由心脏破裂、心脏流入和流出道的急性阻塞、急性心脏压塞等原因导致。心肌电机械分离是指心肌细胞有电兴奋的节律活动,而无心肌细胞的机械收缩,是心源性猝死较少见的原因之一。

(三)病因与危险因素

1.基本病因

绝大多数心源性猝死发生在有器质性心脏病的患者。Braunward认为心源性猝死的病因有10大类:①冠状动脉疾病;②心肌肥厚;③心肌病和心力衰竭;④心肌炎症、浸润、肿瘤及退行性变;⑤瓣膜疾病;⑥先天性心脏病;⑦心电生理异常;⑧中枢神经及神经体液影响的心电不稳;⑨婴儿猝死综合征及儿童猝死;⑩其他。

(1)冠状动脉疾病:主要包括冠心病及其引起的冠状动脉栓塞或痉挛等。而另一些较少见的，如先天性冠状动脉异常、冠状动脉栓塞、冠状动脉炎、冠状动脉机械性阻塞等都是引起心源性猝死的原因。

(2)心肌问题和心力衰竭：心肌的问题引起的心源性猝死常在剧烈运动时发生，其机制被认为是心肌电生理异常的作用。慢性心力衰竭患者由于其射血分数较低常常引发猝死。

(3)瓣膜疾病：在瓣膜病中最易引发猝死的是主动脉瓣狭窄，瓣膜狭窄引起心肌突发性、大面积的缺血而导致猝死。梅毒性主动脉炎、主动脉扩张引起主动脉瓣关闭不全时引起的猝死也不少见。

(4)电生理异常及传导系统的障碍：心传导系统异常、Q-T 间期延长综合征、不明或未确定原因的室颤等都是引起心源性猝死的病因。

2.主要危险因素

(1)年龄：从年龄关系而言，心源性猝死有两个高峰期，即出生后至 6 个月内及 45～75 岁。成年人心源性猝死的发病率随着年龄增长而增长，而老年人是成年人心源性猝死的主要人群。随着年龄的增长，高血压、高血脂、心律失常、糖尿病、冠心病和肥胖的发生率增加，这些危险因素促进了心源性猝死的发生率。

(2)冠心病和高血压：在西方国家，心源性猝死约 80%是由冠心病及其并发症引起。冠心病患者发生心肌梗死后，左室射血分数降低是心源性猝死的主要因素。高血压是冠心病的主要危险因素，且在临床上两种疾病常常并存。高血压患者左室肥厚、维持血压应激能力受损，交感神经控制能力下降易出现快速心律失常而导致猝死。

(3)急性心功能不全和心律失常：急性心功能不全患者心脏机械功能恶化时，可出现心肌电活动紊乱，引发心力衰竭患者发生猝死。临床上多种心脏病理类型几乎都是由心律失常恶化引发心源性猝死的。

(4)抑郁：其机制可能是抑郁患者的交感或副交感神经调节失衡，导致心脏的电调节失调。

(5)时间：美国有关随访资料显示，猝死发生以 7～10 时和 16～20 时为两个高峰期，这可能与此时生活、工作紧张，交感神经兴奋，诱发冠状动脉痉挛，导致心律失常有关。

(四)临床表现

心源性猝死可分为 4 个临床时期：前驱期、终末事件期、心搏骤停期与生物学死亡期。

1.前驱期

前驱症状表现形式多样，具有突发性和不可测性，如在猝死前数天或数月，有些患者可出现胸痛、气促、疲乏、心悸等非特异性症状，但也可无任何前驱症状，瞬间发生心脏骤停。

2.终末事件期

终末事件期是指心血管状态出现急剧变化到心搏骤停发生前的一段时间，时间从瞬间到 1 小时不等。心源性猝死所定义的时间多指该时期持续的时间。其典型表现为严重胸痛、急性呼吸困难、突发心悸或眩晕等。在猝死前常有心电活动改变，其中以致命性快速心律失常和室性异位搏动为主。因室颤猝死者，常先有室性心动过速，少部分以循环衰竭为死亡原因。

3.心脏骤停期

心搏骤停后脑血流急剧减少，患者出现意识丧失，伴有局部或全身的抽搐。心搏骤停刚发生时可出现叹息样或短促痉挛性呼吸，随后呼吸停止伴发绀，皮肤苍白或发绀，瞳孔散大，脉搏消失，二便失禁。

4.生物学死亡期

从心搏骤停至生物学死亡的时间长短取决于原发病的性质和复苏开始时间。心搏骤停后4～6分钟脑部出现不可逆性损害，随后经数分钟发展至生物学死亡。心搏骤停后，立即实施心肺复苏和除颤是避免发生生物学死亡的关键。

（五）急救方法

1.识别心搏骤停

在最短时间内判断患者是否发生心搏骤停。

2.呼救

在不影响实施救治的同时，设法通知急救医疗系统。

3.初级心肺复苏

初级心肺复苏即基础生命活动支持，包括人工胸外按压、开放气道和人工呼吸，被简称CBA三部曲。如果具备AED自动电除颤仪，应联合应用心肺复苏和电除颤。

4.高级心肺复苏

高级心肺复苏即高级生命支持，是在基础生命支持的基础上，应用辅助设备、特殊技术等建立更为有效的通气和血液循环，主要措施包括气管插管、电除颤转复心律、建立静脉通道并给药维护循环等。在这一救治阶段应给予心电、血压、血氧饱和度及呼气末二氧化碳分压监测，必要时还需进行有创血流动力学监测，如动脉血气分析、动脉压、中心动脉压、肺动脉压、肺动脉楔压等。早期电除颤对于救治心搏骤停至关重要，如有条件越早进行越好。心肺复苏的首选药物是肾上腺素，每3～5分钟重复静脉推注1 mg，可逐渐增加剂量到5 mg。低血压时可使用去甲肾上腺素、多巴胺、多巴酚丁胺等，抗心律失常药物常用胺碘酮、利多卡因、β受体阻滞剂等。

5.复苏后处理

处理原则是维护有效循环和呼吸功能，特别是维持脑灌注，预防再次发生心搏骤停，维护水电解质和酸碱平衡，防治脑水肿、急性肾衰竭和继发感染等，其中重点是脑复苏，提高营养补充。

（六）预防

1.识别高危人群，采用相应预防措施

对高危人群，针对其心脏基础疾病采用相应的预防措施能降低心源性猝死的发生率，如对冠心病患者采用减轻心肌缺血、预防心梗或缩小梗死范围等措施；对急性心梗、心梗后充血性心力衰竭的患者应用β受体阻滞剂；对充血性心力衰竭患者应用血管紧张素转换酶抑制剂。

2.抗心律失常

胺碘酮在心源性猝死的二级预防中优于传统的Ⅰ类抗心律失常药物。抗心律失常的外科手术治疗对部分药物治疗效果欠佳的患者有一定的预防心源性猝死的作用。近年研究证明，埋藏式心脏复律除颤器能改善一些高危患者的预后。

3.健康知识和心肺复苏技能的普及

高危人群尽量避免独居，对其及家属进行相关健康知识和心肺复苏技能普及。

二、护理评估

(一)一般评估

(1)识别心搏骤停:当发现无反应或突然倒地的患者时,首先观察其对刺激的反应,并判断有无呼吸和大动脉搏动。判断心搏骤停的指标:意识突然丧失或伴有短阵抽搐;呼吸断续,喘息,随后呼吸停止;皮肤苍白或明显发绀,瞳孔散大,大小便失禁;颈、股动脉搏动消失;心音消失。

(2)患者主诉:胸痛、气促、疲乏、心悸等前驱症状。

(3)相关记录:记录心搏骤停和复苏成功的时间。

(4)复苏过程中须持续监测血压、血氧饱和度,必要时进行有创血流动力学监测。

(二)身体评估

1.头颈部

轻拍肩部呼叫,观察患者反应、瞳孔变化情况,气道内是否有异物。手指于胸锁乳突肌内侧沟中检测颈总动脉搏动(耗时不超过 10 秒)。

2.胸部

视诊患者胸廓起伏,感受呼吸情况,听诊呼吸音判断自主呼吸恢复情况。

3.其他

观察全身皮肤颜色及肢体活动情况,触诊全身皮肤温湿度等。

(三)心理-社会评估

复苏后应评估患者的心理反应与需求,家庭及社会支持情况,引导患者正确配合疾病的治疗与护理。

(四)辅助检查结果评估

(1)心电图:显示心室颤动或心电停止。

(2)各项生化检查情况和动脉血气分析结果。

(五)常用药物治疗效果评估

1.血管升压药的评估要点

(1)用药剂量和速度、用药的方法(静脉滴注、注射泵/输液泵泵入)的评估与记录。

(2)血压的评估:患者意识是否恢复,血压是否上升到目标值,尿量、肤色和肢端温度有无改变等。

2.抗心律失常药的评估要点

(1)持续监测心电,观察心律和心率的变化,评估药物疗效。

(2)不良反应的评估:应观察用药后不良反应是否发生,如使用胺碘酮可能引起窦性心动过缓、低血压等现象,使用利多卡因可能引起感觉异常、窦房结抑制、房室传导阻滞等。

三、主要护理诊断/问题

(一)循环障碍

循环障碍与心脏收缩障碍有关。

(二)清理呼吸道无效

清理呼吸道无效与微循环障碍、缺氧和呼吸形态改变有关。

（三）潜在并发症

脑水肿、感染、胸骨骨折等。

四、护理措施

（一）快速识别心搏骤停，正确及时进行心肺复苏和除颤

心源性猝死抢救成功的关键是快速识别心搏骤停和启动急救系统，尽早进行心肺复苏和复律治疗。快速识别是进行心肺复苏的基础，而及时行心肺复苏和尽早除颤是避免发生生物学死亡的关键。

（二）合理饮食

多摄入水果、蔬菜和黑鱼等易消化的清淡食物，可通过改善心律变异性预防心源性猝死。

（三）用药护理

应严格按医嘱用药，并注意观察常用药的疗效和毒副作用，发现问题及时处理等。

（四）心理护理

复苏后部分患者会对曾发生的猝死产生明显的恐惧和焦虑心情，应帮助患者正确评估所面对情况，鼓励患者和积极参与治疗和护理计划的制订，使之了解心源性猝死的高危因素和救治方法。帮助患者建立良好有效的社会支持系统，帮助患者克服恐惧和焦虑的情绪。

（五）健康教育

1.高危人群

对高危人群，如冠心病患者应教会患者及家属了解心源性猝死早期出现的症状和体征，做到早发现、早诊断、早干预。教会家属基本救治方法和技能，患者外出时随身携带急救物品和救助电话，以方便得到及时救助。

2.用药原则

按时、正确服用相关药物，让患者了解常用药物的不良反应及自我观察要点。

五、急救效果的评估

(1)患者意识清醒。

(2)患者恢复自主呼吸和心跳。

(3)患者瞳孔缩小。

(4)患者大动脉搏动恢复。

（王艳红）

第六节 心源性休克

心源性休克是指由于严重的心脏泵功能衰竭或心功能不全导致心输出量减少，各重要器官和周围组织灌注不足而发生的一系列代谢和功能障碍综合征。

一、临床表现

多数心源性休克患者,在出现休克之前有相应心脏病史和原发病的各种表现,如急性心肌梗死患者可表现严重心肌缺血症状,心电图可能提示急性冠状动脉供血不足,尤其是广泛前壁心肌梗死;急性心肌炎者则可有相应感染史,并有发热、心悸、气短等全身症状,心电图可有严重心律失常;心脏手术后所致的心源性休克,多发生于手术1周内。

心源性休克目前国内外比较一致的诊断标准如下。

(1)收缩压低于12.0 kPa(90 mmHg)或原有基础血压降低4.0 kPa(30 mmHg),非原发性高血压患者一般收缩压<10.7 kPa(80 mmHg)。

(2)循环血量减少:①尿量减少,常少于20 mL/h。②神志障碍、意识模糊、嗜睡、昏迷等。③周围血管收缩,伴四肢厥冷、冷汗,皮肤湿凉、脉搏细弱快速、颜面苍白或发绀等末梢循环衰竭表现。

(3)纠正引起低血压和低心输出量的心外因素(低血容量、心律失常、低氧血症、酸中毒等)后,休克依然存在。

二、诊断

(1)有急性心肌梗死、急性心肌炎、原发或继发性心肌病、严重的恶性心律失常、具有心肌毒性的药物中毒、急性心脏压塞及心脏手术等病史。

(2)早期患者烦躁不安、面色苍白,诉口干、出汗,但神志尚清;后逐渐表情淡漠、意识模糊、神志不清直至昏迷。

(3)体检心率逐渐增快,常>120次/分。收缩压<10.6 kPa(80 mmHg),脉压<2.7 kPa(20 mmHg)严重时血压测不出。脉搏细弱,四肢厥冷,肢端发绀,皮肤出现花斑样改变。心音低钝,严重者呈单音律。尿量<17 mL/h,甚至无尿。休克晚期出现广泛性皮肤、黏膜及内脏出血,即弥散性血管内凝血,以及多器官衰竭。

(4)血流动力学监测提示心脏指数降低、左室舒张末压升高等相应的血流动力学异常。

三、检查

(1)血气分析。

(2)弥散性血管内凝血的有关检查。血小板计数及功能检测,出凝血时间,凝血酶原时间,凝血因子Ⅰ,各种凝血因子和纤维蛋白降解产物(FDP)。

(3)必要时做微循环灌注情况检查。

(4)血流动力学监测。

(5)胸部X线、心电图,必要时做动态心电图检查,条件允许时行床旁超声心动图检查。

四、治疗

(一)一般治疗

(1)绝对卧床休息,有效止痛,由急性心肌梗死所致者吗啡3~5 mg或哌替啶50 mg,静脉注射或皮下注射,同时给予地西泮、苯巴比妥。

(2)建立有效的静脉通道,必要时行深静脉插管。留置导尿管监测尿量。持续心电、血压、血氧饱和度监测。

(3)氧疗:持续吸氧,氧流量一般为 4～6 L/min,必要时气管插管或气管切开,人工呼吸机辅助呼吸。

(二)补充血容量

首选右旋糖酐-40 250～500 mL 静脉滴注,或 0.9%生理盐水、平衡液 500 mL 静脉滴注,最好在血流动力学监护下补液并严格控制滴速,前 20 分钟内快速补液 100 mL,如中心静脉压上升不超过 0.2 kPa(1.5 mmHg),可继续补液直至休克改善,或输液总量达 500～750 mL。无血流动力学监护条件者可参照以下指标进行判断:诉口渴,外周静脉充盈不良,尿量<30 mL/h,尿比重>1.02,中心静脉压<0.8 kPa(6 mmHg),则表明血容量不足。

(三)血管活性药物的应用

首选多巴胺或与间羟胺联用,从 2 μg/(kg·min)开始渐增剂量,在此基础上根据血流动力学资料选择血管扩张剂:①肺充血而心输出量正常,肺毛细血管嵌顿压>2.4 kPa(18 mmHg),而心脏指数>2.2 L/(min·m^2)时,宜选用静脉扩张剂,如硝酸甘油 15～30 μg/min 静脉滴注或泵入,并可适当利尿。②心输出量低且周围灌注不足,但无肺充血,即心脏指数<2.2 L/(min·m^2),肺毛细血管嵌顿压<2.4 kPa(18 mmHg)而肢端湿冷时,宜选用动脉扩张剂,如酚妥拉明 100～300 μg/min静脉滴注或泵入,必要时增为 1 000～2 000 μg/min。③心输出量低且有肺充血及外周血管痉挛,即心脏指数<2.2 L/(min·m^2),肺毛细血管嵌顿压<2.4 kPa(18 mmHg)而肢端湿冷时,宜选用硝普钠,10 μg/min 开始,每 5 分钟增加 5～10 μg/min,常用量为 40～160 μg/min,也有高达 430 μ/min 才有效。

(四)正性肌力药物的应用

1.强心苷制剂

一般在急性心肌梗死的 24 小时内,尤其是 6 小时内应尽量避免使用强心苷制剂,在经上述处理休克无改善时可酌情使用毛花苷 C 0.2～0.4 mg,静脉注射。

2.拟交感胺类药物

对心输出量低,肺毛细血管嵌顿压不高,体循环阻力正常或低下,合并低血压时选用多巴胺,用量同前;而心输出量低,肺毛细血管嵌顿压高,体循环血管阻力和动脉压在正常范围者,宜选用多巴酚丁胺 5～10 μg/(kg·min),亦可选用多培沙明 0.25～1.00μg/(kg·min)。

3.双异吡啶类药物

常用氨力农 0.5～2.0 mg/kg,稀释后静脉注射或静脉滴注,或米力农 2～8 mg,静脉滴注。

(五)其他治疗

1.纠正酸中毒

常用 5%碳酸氢钠或乳酸钠,根据血气分析结果计算补碱量。

2.激素应用

早期(休克 4～6 小时内)可尽早使用糖皮质激素,如地塞米松 10～20 mg 或氢化可的松 100～200 mg,必要时每 4～6 小时重复 1 次,共用 1～3 天,病情改善后迅速停药。

3.纳洛酮

首剂 0.4～0.8 mg,静脉注射,必要时在 2～4 小时后重复 0.4 mg,继以 1.2 mg 置于 500 mL

液体内静脉滴注。

4.机械性辅助循环

经上述处理后休克无法纠正者，可考虑主动脉内气囊反搏(IABP)、体外反搏、左室辅助泵等机械性辅助循环。

5.原发疾病治疗

如急性心肌梗死患者应尽早进行再灌注治疗，溶栓失败或有禁忌证者应在IABP支持下进行急诊冠状动脉成形术；急性心脏压塞者应立即进行心包穿刺减压；乳头肌断裂或室间隔穿孔者应尽早进行外科手术修补等。

6.心肌保护

1,6-二磷酸果糖5～10 g/d，或磷酸肌酸(护心通)2～4 g/d，酌情使用血管紧张素转换酶抑制剂等。

(六)防治并发症

1.呼吸衰竭

包括持续氧疗，必要时呼气末正压给氧，适当应用呼吸兴奋剂，如尼可刹米(可拉明)0.375 g或洛贝林(山梗菜碱)3～6 mg静脉注射；保持呼吸道通畅，定期吸痰，预防感染等。

2.急性肾衰竭

注意纠正水、电解质紊乱及酸碱失衡，及时补充血容量，酌情使用利尿剂，如呋塞米20～40 mg静脉注射。必要时可进行血液透析、血液滤过或腹膜透析。

3.保护脑功能

使用脱水剂及糖皮质激素，合理使用兴奋剂及镇静剂，适当补充促进脑细胞代谢药，如脑活素、胞磷胆碱、三磷酸腺苷等。

4.防治弥散性血管内凝血(DIC)

休克早期应积极应用右旋糖酐-40、阿司匹林(乙酰水杨酸)、双嘧达莫(潘生丁)等抗血小板及改善微循环药物，有DIC早期指征时应尽早使用肝素抗凝，首剂3 000～6 000 U静脉注射，后续以500～1 000 U/h静脉滴注，监测凝血时间调整用量，后期适当补充消耗的凝血因子，对有栓塞表现者可酌情使用溶栓药如小剂量尿激酶(25万～50万U)或链激酶。

五、护理

(一)急救护理

(1)护理人员熟练掌握常用仪器、抢救器材及药品。

(2)各抢救用物定点放置、定人保管、定量供应、定时核对，定期消毒，使其保持完好备用状态。

(3)患者一旦发生晕厥，应立即就地抢救并通知医师。

(4)应及时给予吸氧，建立静脉通道。

(5)按医嘱准、稳、快地使用各类药物。

(6)若患者出现心脏骤停，立即进行心、肺、脑复苏。

(二)护理要点

1.给氧用面罩或鼻导管给氧

面罩要严密,鼻导管吸氧时,导管插入要适宜,调节氧流量 4～6 L/min,每天更换鼻导管一次,以保持导管通畅。如发生急性肺水肿时,立即给患者端坐位,两腿下垂,以减少静脉回流,同时加用 30%乙醇吸氧,降低肺泡表面张力,特别是患者咯大量粉红色泡沫样痰时,应及时用吸引器吸引,保持呼吸道通畅,以免发生窒息。

2.建立静脉输液通道

迅速建立静脉通道。护士应建立静脉通道一至两条。在输液时,输液速度应控制,应当根据心率、血压等情况,随时调整输液速度,特别是当液体内有血管活性药物时,更应注意输液通畅,避免管道滑脱、输液外渗。

3.尿量观察

记录单位时间内尿量的观察,是对休克病情变化及治疗有十分重要意义的指标。如果患者 6 小时无尿或每小时少于 20～30 mL,说明肾小球滤过量不足,如无肾实质变说明血容量不足。相反,每小时尿量>30 mL,表示微循环功能良好,肾血灌注好,是休克缓解的可靠指标。如果血压回升,而尿量仍很少,考虑发生急性肾衰竭,应及时处理。

4.血压、脉搏、末梢循环的观察

血压变化直接标志着休克的病情变化及预后,因此,在发病几小时内应严密观察血压,15～30 分钟一次,待病情稳定后 1～2 小时观察一次。若收缩压下降到 10.7 kPa(80 mmHg)以下,脉压小于 2.7 kPa(20 mmHg)或患者原有高血压,血压的数值较原血压下降 2.7～4.0 kPa(20～30 mmHg)以上,要立即通知医师迅速给予处理。

脉搏的快慢取决于心率,其节律是否整齐,也与心搏节律有关,脉搏强弱与心肌收缩力及输出量有关。所以休克时脉搏在某种程度上反映心脏功能,同时,临床上脉搏的变化,往往早于血压变化。

心源性休克由于心输出量减少,末梢循环灌注量减少,血流留滞,末梢发生发绀,尤其以口唇、黏膜及甲床最明显,四肢也因血运障碍而冰冷,皮肤潮湿。这时,即使血压不低,也应按休克处理。当休克逐步好转时,末梢循环得到改善,发绀减轻,四肢转温。所以末梢的变化也是休克病情变化的一个标志。

5.心电监护的护理患者入院后

立即建立心电监护,通过心电监护可及时发现致命的室速或室颤。当患者入院后一般监测 24～48 小时,有条件可直到休克缓解或心律失常纠正。常用标准Ⅱ导联进行监测,必要时描记心电记录。在监测过程中,要严密观察心律、心率的变化。对于频发室早(每分钟 5 个以上)、多源性室早,室早呈二联律、三联律,室性心动过速、R-on-T、R-on-P(室早落在前一个 P 波或 T 波上)立即报告医师,积极配合抢救,准备各种抗心律失常药,随时做好除颤和起搏的准备,分秒必争,以挽救患者的生命。

最后,还必须做好患者的保温工作,防止呼吸道并发症和预防压疮等方面的基础护理工作。

(王艳红)

第七节　癫痫持续状态

癫痫持续状态是指一次癫痫发作持续 30 分钟以上，或连续多次发作，持续抽搐或有间断暂停，但意识一直模糊，即一次大发作后意识尚未恢复又出现另一次大发作，如此重复不止。此种患者急需进行抢救，否则可导致高热、脑水肿、衰竭而死亡。

一、临床表现

（一）病史

首先确定是否为癫痫，病史是诊断的主要依据，患者多有停药或不规范治疗，颅脑外伤、脑卒中或脑肿瘤史，多有诱发因素。

（二）频繁的癫痫发作

两次发作间期意识障碍没有完全恢复，或者持续 30 分钟以上的癫痫发作。

（三）全身性惊厥性癫痫持续状态（GCSE）

GCSE 是最常见的一种癫痫持续状态类型，指反复的全身性惊厥发作（原发或继发）、在 2 次发作之间意识障碍不恢复，或者单次长时间的全身性惊厥发作，主要表现为反复或持续的强直、阵挛或二者的结合，伴严重的意识障碍。

（四）强直性癫痫持续发作

强直性发作而无阵挛、强直，或呈伸展，或呈屈曲状，常见双上肢屈曲而双下肢伸直，或呈角弓反张型发作。

（五）阵挛性癫痫持续状态

发作一开始即有长时间阵挛发作而不伴强直，呈不对称性和无规律性，伴意识障碍。

（六）肌阵挛性癫痫持续状态

全身性肌阵挛性抽搐，反复持续发生或持续长时间。

二、病情评估

（1）患者评估：对有关疾病知识的了解程度、心理状态、详细病史和发作时目击者的描述。

（2）生命体征观察：①进行心电、血压、呼吸的监护。②观察呼吸情况，保持呼吸道通畅，分泌物多时应及时清理，严格无菌操作，减少患者的感染机会。③密切观察患者瞳孔、意识的变化。重视患者的自我异常变化。④注意观察癫痫发生的时间，以做到有效地预防和及时地抢救治疗。

（3）有效预防潜在并发症的发生。

三、护理关键

（1）监测生命体征、意识，癫痫发作时立即报告医师。

（2）协助患者绝对卧床休息，取头低足高位。

（3）保持呼吸道通畅，间断或持续给氧。

(4)加强进一步护理,预防并发症。

四、护理措施

(1)判断意识障碍程度,严密观察生命体征、瞳孔的变化、角膜反射等。定时进行动脉血气分析。

(2)保持呼吸道通畅,鼻导管或面罩吸氧,如血氧饱和度降低,动脉血氧分压低于 9.3 kPa (70 mmHg),宜及早使用呼吸机。一般先用气管内插管,如 24 小时以上无好转,则行气管切开,外接呼吸机。严格无菌操作,减少患者的感染机会。

(3)保护患者,以防止可能的损伤,如抽搐发作引起气道阻塞或误吸,需约束患者,使其侧卧;有牙关紧闭者应放置牙垫;病床安装防护栏,防止坠伤,制订必要的保护措施。

(4)予以高营养且易消化的食物,多食蔬菜、水果,多饮水,以刺激肠蠕动增加,减轻便秘及肠胀气。对于昏迷患者应保证营养的供给,必要时给予鼻饲流质饮食。

(5)患者需要长时间、大剂量的静脉输注,对血管刺激性大,要注意保护血管,由远而近,由细到粗地选择静脉,严格执行无菌技术操作。

(6)迅速控制发作是治疗的关键,应遵医嘱及时准确用药。

(7)告知患者疾病相关知识和预后的正确信息及药物治疗知识,帮助其掌握自我护理的方法,尽量减少发作次数,应关心、理解、尊重患者,鼓励患者表达生气、焦虑或无能为力的心理感受,指导患者保持平衡心态,树立战胜疾病的信心,配合长期治疗。

五、健康指导

(1)保持良好的饮食习惯,食物以清淡且营养丰富为宜,不宜食用辛辣、过咸的食物,不宜过饱。戒除烟酒。

(2)焦虑、抑郁可影响治疗效果,指导患者保持情绪稳定,心情舒畅,树立战胜疾病的信心,积极配合治疗。

(3)治疗期间患者可适当活动以增强抵抗力,保证充足的睡眠,必要时睡前给予镇静药。生活应有规律,注意劳逸结合,积极锻炼身体,增强体质,预防感冒,减少疾病复发。

(4)由于患者疗程较长,出院后常需继续服药以巩固疗效。所以应对带药出院的患者详细介绍服药方法及可能出现的药物不良反应,说明坚持按时、按量服药的重要意义,嘱患者不可擅自停药。

(5)禁止从事带有危险的活动,如攀登、游泳等,以免发作时有生命危险。

(6)随身携带个人资料,写上姓名、地址、病史、联系电话等,以备癫痫发作时及时了解病情及联系。

(王艳红)

第八节 高血压危象

在高血压过程中,由于某种诱因使周围小动脉发生暂时性强烈痉挛,使血压进一步地急剧增高，引起一系列神经-血管加压性危象、某些器官性危象及体液性反应，这种临床综合征称为高血压危象。

一、病因

本病可发生于缓进型或急进型高血压、各种肾性高血压、嗜铬细胞瘤、妊娠高血压综合征、卟啉病等，也可见于主动脉夹层动脉瘤和脑出血，在用单胺氧化酶抑制剂治疗的高血压患者，进食过含酪胺的食物或应用拟交感药物后，均可导致血压的急剧升高。精神创伤、情绪激动、过度疲劳、寒冷刺激、气候因素、月经期和围绝经期内分泌改变等为常见诱因。在上述诱因的作用下，原有高血压患者的周围小动脉突然发生强烈痉挛，周围阻力骤增，血压急剧升高而导致本病的发生。心、脑、肾动脉有明显硬化的患者，在危象发生时易发生急性心肌梗死、脑出血和肾衰竭。

二、发病机制

高血压危象的发生机制，多数学者认为是高血压患者在诱发因素的作用下，血液循环中肾素、血管紧张素、去甲肾上腺素和精氨酸加压素等收缩血管活性物质突然急骤的升高，引起肾脏出入球小动脉收缩或扩张，这种情况若持续性存在，除了血压急剧增高外还可导致压力性多尿，继而发生循环血容量减少，又反射性引起血管紧张素Ⅱ、去甲肾上腺素和精氨酸加压素生成和释放增加，使循环血中血管活性物质和血管毒性物质达到危险水平，从而加重肾小动脉收缩。

三、病情评估

（一）主要症状

1.神经系统症状

剧烈头痛、多汗、视力模糊、耳鸣、眩晕或头晕、手足震颤、抽搐、昏迷等。

2.消化道症状

恶心、呕吐、腹痛等。

3.心脏受损症状

胸闷、心悸、呼吸困难等。

4.肾脏受损症状

尿频、少尿、无尿、排尿困难或血尿。

（二）主要体征

(1)突发性血压急剧升高，收缩压＞26.7 kPa(200 mmHg)，舒张压≥16.0 kPa(120 mmHg)，以收缩压升高为主。

(2)心率加快(大于 110 次/分)心电图可表现为左心室肥厚或缺血性改变。

(3)眼底视网膜渗出、出血和视盘水肿。

（三）主要实验室检查

危象发生时，血中游离肾上腺素或去甲肾上腺素增高、肌酐和尿素氮增高、血糖增高，尿中可出现蛋白和红细胞，酚红排泄试验、内生肌酐清除率均可低于正常。

（四）详细评估

(1)有无突然性血压急剧升高。在原高血压的基础上，动脉血压急剧上升，收缩压高达26.7 kPa(200 mmHg)，舒张压 16.0 kPa(120 mmHg)以上。

(2)有无存在诱发危象的因素。包括情绪激动、寒冷刺激、精神打击、过度劳累、内分泌功能失调等。

(3)血压、脉搏、呼吸、瞳孔、意识,注意有无脑疝的前驱症状。

(4)患者对疾病、治疗方法,以及饮食和限盐的了解。

(5)观察尿量及外周血管灌注情况,评估出入量是否平衡。

(6)用药效果及不良反应。

(7)有无并发症发生。

四、急救护理

(一)急救干预

(1)立即给患者取半卧位,吸氧,保持安静。

(2)尽快降血压,一般收缩压小于 21.3 kPa(160 mmHg),舒张压小于 13.3 kPa(100 mmHg)左右,平均动脉压小于 16.0 kPa(120 mmHg),不必急于将血压完全降至正常:一般采用硝酸甘油、压宁定(利喜定)静脉给药。

(3)有抽搐、躁动不安者使用地西泮等镇静药。

(4)如有脑水肿发生可适当使用脱水药和利尿药,常用药物有 20%甘露醇和呋塞米。

(二)基础护理

(1)保持环境安静,绝对卧床休息。

(2)给氧,昏迷患者应保持呼吸道通畅,及时清除呼吸道分泌物。

(3)建立静脉通路,保证降压药的及时输入。

(4)做好心理护理,消除紧张状态,避免情绪激动,酌情使用有效镇静药。

(5)限制钠盐摄入,每天小于 6 g,多食新鲜蔬菜和水果,保证足够的钾、钙、镁摄入;禁食刺激性食物如酒、烟等,昏迷患者给予鼻饲。

(6)保持大便通畅,排便时避免过度用力。

(7)严密观察血压,严格按规定的测压方法定时测量血压并做好记录,最好进行 24 小时动态血压监测,并进行心电监护,观察心率、心律变化,发现异常及时处理。

(8)观察头痛、烦躁、呕吐、视力模糊等症状经治疗后有无好转,精神状态有无由兴奋转为安静。高血压脑病随着血压的下降,神志可以恢复,抽搐可以停止,所以应迅速降压、制止抽搐以减轻脑水肿,按医嘱适当使用脱水剂。

(9)记录 24 小时出入量,昏迷患者给予留置导尿管,维持水、电解质和酸碱平衡。

(三)预见性观察

(1)心力衰竭:主要为急性左心衰竭,应注意观察患者的心率、心律变化,做心电监护,及时观察有否心悸、呼吸困难、粉红色泡沫样痰等情况出现。

(2)脑出血表现为嗜睡、昏迷、肢体偏瘫、面瘫,伴有或不伴有感觉障碍,应加以观察,出现异常情况及时处理。

(3)肾衰竭观察尿量,定期复查肾功能,使用呋塞米时尤其应注意。

(王艳红)

第九节 甲状腺功能亢进危象

甲状腺功能亢进危象简称甲亢危象，是甲状腺毒症急性加重的一个临床综合征。甲亢危象是甲状腺功能亢进症患者在急性感染、精神创伤、高热、妊娠、甲状腺手术或放射性碘治疗等诱因刺激下，病情突然恶化而发生的最严重并发症。主要表现为高热、大汗、心动过速、呕吐、腹泻、烦躁不安、谵妄甚至昏迷。甲亢危象病情凶险，必须及时抢救，否则患者常因高热、心力衰竭、肺水肿及水、电解质紊乱而导致死亡。

一、病因与诱因

(一)病因

本病病因尚未完全阐明，目前认为可能与交感神经兴奋，垂体-肾上腺皮质轴应激反应减弱，大量 T_3、T_4 释放入血有关。

(二)诱因

1.严重感染

严重感染是临床上最常见的危象诱因，约占全部诱因的 40%，其中以呼吸道感染最为常见，其次为胃肠道、胆道及泌尿道，少数为败血症、腹膜炎、皮肤感染等，原虫、真菌、立克次体等全身性感染亦可诱发。危象发生一般与感染的严重程度成正比，且多发生于感染的高峰阶段。

2.各种应激

过度紧张、高温环境、过度疲劳、情绪激动等应激可导致甲状腺素突然大量释放。

3.精神创伤

甲亢患者受精神刺激时，交感神经-肾上腺兴奋性增强，机体对儿茶酚胺敏感性增加，很容易诱发危象的发生。

4.药物治疗不当

突然停用抗甲状腺药物，致使甲状腺素大量释放；口服过量甲状腺药物，使甲亢症状迅速加重。

5.严重躯体疾病

如心力衰竭、低血糖、脑卒中、急腹症等。

6.其他

手术前准备不充分、^{131}I 治疗以及过度挤压甲状腺，使大量甲状腺素释入血。

二、发病机制

甲状腺危象确切的发病机制未完全阐明，目前认为是由多种因素综合作用所导致的，其中血液中甲状腺素含量的急骤增多，是甲状腺危象发病的基本条件和中心环节。甲状腺手术、放射性碘治疗后，大量甲状腺激素释放至循环血液中。使患者血中的甲状腺素升高，而感染、手术等应激因素使血中甲状腺素结合蛋白浓度减少，游离甲状腺激素增加，而各系统的脏器及周围组织对过多的甲状腺激素适应能力降低，同时应激因素导致血液中儿茶酚胺增加，在游离甲状腺激素增加的基础上，机体对儿茶酚胺的敏感性增强，最终导致机体丧失对甲状腺激素反应的调节能力，从而出现甲亢危象的各症状和体征。

三、临床表现

患者除原有甲亢症状加重外，典型表现为高热、大汗淋漓、心动过速、频繁呕吐、腹泻、谵妄，甚至昏迷。

(一)高热

体温骤然升高，可达 39 ℃以上，甚至达 41 ℃，一般降温措施无效，患者面色潮红、大汗淋漓、呼吸急促，继而汗闭、皮肤黏膜干燥、苍白、明显脱水甚至休克。

(二)神经精神改变

患者可因脱水、电解质紊乱、缺氧等导致脑细胞代谢障碍而出现精神神经症状，表现为焦虑、极度烦躁不安、谵妄、表情淡漠、嗜睡甚至昏迷。

(三)心血管系统

心动过速出现较早，心率可达 140～240 次/分，心率的增快与体温的升高的程度不成比例，心率越快，病情越严重。可出现其他各种心律失常，如期前收缩、房颤等。心脏搏动增强、心音亢进，可闻及收缩期杂音，血压升高，以收缩压升高明显，脉压增大，可有相应的周围血管体征。一般来说，伴有甲亢性心脏病患者，容易发生甲状腺危象，当发生危象以后，促使心脏功能进一步恶化，较易发生心力衰竭、肺水肿。

(四)消化系统

患者可出现厌食、恶心、频繁呕吐、腹痛、腹泻、体重锐减，严重者可致水、电解质紊乱；肝功能损害明显者，可有肝大、黄疸，少数患者可发生腹水、肝昏迷。

(五)水、电解质紊乱

频繁呕吐、腹泻、大量出汗、进食减少等常导致水、电解质紊乱，表现为脱水、低钠、低钾、低钙血症等。

部分患者的临床症状和体征很不典型，无明显高代谢综合征及甲状腺肿大和眼征，而主要表现为表情淡漠、嗜睡、木僵、反射减弱、低热、乏力、心率减慢、血压下降、进行性衰竭等，最后陷入昏迷，临床上称为“淡漠型”甲亢，多见于老年甲亢患者，容易被漏诊或误诊而延误救治，易发生危象，应予以重视。

四、辅助检查

(一)血清甲状腺激素测定

血清甲状腺激素(T_4)、三碘甲状腺原氨酸(T_3)可明显增高，也可在一般甲亢范围，少数患者由于甲状腺结合球蛋白浓度下降使 TT_3、TT_4 下降，而甲亢危象患者血清中游离甲状腺激素水平(FT_3、FT_4)明显增高，可直接反映甲状腺功能状态，其敏感性明显高于总 T_3(TT_3)和总血清甲状腺激素 T_4(TT_4)。

(二)血常规

血中白细胞、血清转氨酶及胆红素可升高。

五、护理诊断及合作性问题

(一)体温过高

体温过高与血中甲状腺激素明显增高引起产热增多有关。

(二)有体液不足的危险

体液不足与高热、频繁呕吐、腹泻、大量出汗引起脱水有关。

(三)焦虑

焦虑与交感神经兴奋性增高、担心预后等有关。

(四)知识缺乏

缺乏疾病的预防和观察的知识。

(五)潜在并发症

水、电解质紊乱,心力衰竭。

六、护理措施

(一)紧急救护

1.迅速降低血液中甲状腺激素水平

(1)抑制甲状腺激素的合成:首选丙硫氧嘧啶(PTU),可以抑制甲状腺内 T_3、T_4 的合成。同时抑制外周组织中 T_4 向 T_3 转化。首剂 600 mg,口服或由胃管灌入,以后每次 PTU 200 mg,每天 3 次,口服待危象消除后改用常规剂量。也可用其他抗甲状腺药。

(2)减少甲状腺激素释放:复方碘溶液可以抑制已经合成的甲状腺激素的释放,能够迅速降低循环血液中甲状腺激素水平。服用抗甲状腺药 1～2 小时后,用碘/碘化钾,首剂 30～60 滴,以后5～10 滴,每 8 小时 1 次,口服或由胃管灌入,或碘化钠 0.5～1.0 g 加入 5%葡萄糖盐水500 mL中,缓慢静脉滴注 12～24 小时,视病情好转后逐渐减量,危象消除即可停用,一般使用 3～7 天停药。

(3)降低周围组织对甲状腺激素的反应:应用肾上腺素能阻滞药普萘洛尔可抑制甲状腺激素对交感神经的作用,并阻止 T_4 转化为 T_3。若无心功能不全,40～80 mg,每 6～8 小时口服 1 次。或2～3 mg加于 5%葡萄糖盐水 250 mL 中缓慢静脉滴注。同时密切注意心率、血压变化。一旦危象解除则改用常规剂量。

(4)拮抗应激:可用糖皮质激素提高机体应激能力,降低周围组织对甲状腺激素的反应性。一般氢化可的松 100 mg 或地塞米松 20～30 mg 加入 5%葡萄糖盐水 500 mL 中静脉滴注,每 6～8 小时 1 次。危象解除后可停用或改用泼尼松小剂量口服,维持数天。

(5)降低和清除血液中甲状腺激素:上述治疗效果不满意时,可采取血液透析、腹膜透析或血浆置换等措施,能够迅速降低血浆甲状腺激素浓度。

2.迅速降温

尽快采取降温措施,多用物理降温,如冰袋、乙醇擦浴、冷生理盐水保留灌肠、输入低温液体等或物理降温加人工冬眠,使体温控制在 34～36 ℃,持续数天或更长,直至患者情况稳定为止。在应用人工冬眠时,注意体温的变化并以测肛温为准。

(二)护理要点

1.严密观察病情变化

持续进行心电监护,监测患者生命体征、神志、瞳孔等变化,及时发现有无危及生命的心律失常,发现异常情况及时通知医师,配合抢救。

2.活动与休息

绝对卧床休息,保持环境安静,避免一切不良刺激,协助做好生活护理。

3.对症护理

保持气道通畅,缺氧者给予氧气吸入。烦躁不安者遵医嘱给予地西泮 10 mg 肌内注射或静脉注射,或 10%水合氯醛 10~15 mL 灌肠。

4.饮食护理

能进食者给予高热量、高蛋白、高纤维素、忌碘饮食,鼓励患者多饮水,每天饮水量不少于 2 000 mL;昏迷患者给予鼻饲;极度消瘦、进食困难或厌食者,遵医嘱予以静脉补充营养。忌用咖啡、浓茶等兴奋性饮料。

5.用药护理

心功能不全、支气管哮喘、房室传导阻滞的患者慎用或禁用普萘洛尔;使用碘剂治疗者,应注意观察是否有碘过敏症状。

6.并发症观察护理

监测血清电解质,监护各重要器官功能,积极抗感染治疗,纠正水、电解质紊乱和防治各种并发症。

7.心理护理

以熟练的技术配合医师抢救,安慰患者及家属,稳定情绪,运用积极、镇静的态度给予心理支持。

(三)健康教育

(1)疾病知识指导:向患者及家属介绍甲亢及并发症防治知识,尤其是引起甲状腺危象的常见诱因,如感染、严重精神刺激、创伤、突然停抗甲状腺药等,指导如何预防及避免。合理安排工作与休息,避免过度紧张、劳累。学会自我调节,保持情绪稳定,增强应对能力。

(2)用药指导:指导教育患者严格按医嘱服药,强调抗甲状腺药物长期服用的重要性,不可随意减量、停药;指导患者避免摄入含碘多的饮食及药物;教会患者及家属观察病情,一旦出现发热、呕吐、大汗等表现,立即就医。

(3)上衣宜宽松,严禁用手挤压甲状腺,以免甲状腺受压后甲状腺素分泌增多,加重病情。

(4)甲亢患者手术前必须完善各项检查,做好充分的术前准备,防止手术诱发危象。

(王艳红)

第十二章 病例分析

第一节 心力衰竭

一、病例摘要

王某，女，87岁。主诉：喘憋1周，加重1天。现病史：患者1周前无明显诱因出现喘憋，时有咳嗽、咳痰，腹胀明显，无发热、头晕、头痛、视物模糊、胸痛、腹泻等不适，遂就诊于当地诊所，给予输液治疗(具体不详)后喘憋有所改善。1天前喘憋突然再次加重，为求进一步诊断来我院急诊就诊，急诊予"左氧氟沙星、阿魏酸、呋塞米、硝酸甘油"等对症治疗后，效果较前稍改善，今以"心功能不全"收入院。患者发病以来，神志清楚，精神一般，食欲差，睡眠状况一般，大便干结，2～3天/次，小便量可，体重未发生明显变化。既往史："高血压病"病史1年，最高24.0/13.3 kPa(180/100mmHg)，未服用药物治疗；2月前发现"甲状腺结节"，未予以特殊诊治。入院查体：体温36.5 ℃；脉搏87次/分；呼吸23次/分；血压19.5/11.9 kPa(146/89 mmHg)。辅助检查：B型钠尿肽前体测定5 470 ng/L；红细胞3.71×10～12/L；血小板平均体积8.9 fL；*D*-二聚体990 ng/mL；清蛋白36.1 g/L；白球比1.16；葡萄糖6.79 mmol/L；钙1.93 mmol/L；钾3.2 mmol/L；二氧化碳17.5 mmol/L。胸部CT：慢性支气管炎、肺气肿、肺大疱。考虑肺水肿，双侧胸腔积液。B超：心脏增大；冠状动脉壁钙化；二尖瓣钙化；甲状腺病变。

二、诊疗过程中的护理

(一)护理问题

1.氧气供应不足

氧气供应不足与心力衰竭导致的氧气交换障碍有关。

(1)护理措施：①监测患者的氧饱和度和呼吸频率；②给予氧气吸入，并调整氧气流量以维持氧饱和度在合理范围内；③保持患者呼吸道通畅，有效排痰等。

(2)护理评价：患者的氧饱和度和呼吸频率得到改善，呼吸困难减轻。

2.活动耐受力降低

活动耐受力降低与心力衰竭导致的心肺功能下降有关。

(1)护理措施：①监测患者的心率、血压和呼吸状况；②协助患者进行适度的活动，避免过度劳累；③鼓励患者进行康复锻炼，提高心肺功能；④提供合适的休息环境，减轻患者的乏力感。

(2)护理评价：患者的运动耐受力提高，乏力感减轻。

3.知识缺乏

患者及家属缺乏疾病相关知识。

(1)预期目标：患者及家属能了解自身疾病知识。

(2)护理措施：耐心向患者讲解有关疾病及预防的知识，向患者及家属做相关知识教育包括特殊检查有关知识及配合特殊药物的作用及不良反应。

(3)评价：患者及家属大致能了解自身疾病知识。

(二)心理护理

(1)密切观察患者及家属的心理状态和精神变化。

(2)关心、尊重患者，鼓励其表达自己的感受。

(3)避免任何不良刺激和伤害患者自尊的言行。

(4)多与患者及家属沟通，耐心解答他们提出的问题，清除患者的思想顾虑。

(5)营造和谐的护患关系和舒适的休息环境。

(6)帮助患者克服抑郁、烦躁等不良情绪，促进康复。

(7)给予患者疾病相关知识健康教育、介绍康复成功案例。

(8)协调家庭成员积极给予精神和物质支持。

三、病例分析

心力衰竭是一种常见的心脏疾病，患者心脏泵血功能减弱，导致心脏无法有效地将氧合营养物质输送到全身各个部位，从而导致身体各部位缺氧和代谢产物积累的病理状态，若不及时就诊，可能会导致生命危险。

(一)饮食指导的重要性

低盐低热量、高蛋白高维生素的清淡易消化饮食，避免碳酸饮品、咖啡、浓茶和辛辣刺激性食物，戒烟酒，多食水果蔬菜，少食多餐不宜过饱，肥胖者应限制饮食，限制水分和钠盐的摄入。

(二)休息运动指导

根据心功能分级调整患者活动量，合理地休息与活动，活动循序渐进，活动量以不出现心力衰竭症状为原则。

(三)自我检测

患者及家属学习自我检测脉搏，观察病情变化，例如有无出现下肢水肿，突然气急加重，夜尿增多，体重增加，有厌食饱胀感，均提示心力衰竭复发。

用药指导：患者及家属应了解所用药物名称，如特殊药物(利尿剂，降压药，减慢心率药物)应注意服用方法，使用洋地黄类强心药物，要及时观察患者是否出现洋地黄中毒症状，患者有无恶心呕吐、头晕、视力模糊、黄视绿视等，如心率低于60次/分或有严重胃肠道及神经系统毒性反应时，应立即停药并通知医师；使用利尿剂时，一定要准确记录患者的尿量，见尿补钾，补钾提倡先食物后药物，先口服后静脉；需日常监测血压、心率、体重等指标，定期复查，复查电解质等指标，在医师的指导下调整治疗方案。

(孙大翠)

第二节　混合型颈椎病

一、病例分析

李某，女，56 岁。患者约 1 年前无明显诱因感颈部及左上肢疼痛、左手麻木，并感头晕、头沉、视物模糊，为综合治疗，来门诊就诊，门诊以“混合型颈椎病”收入院治疗。患者一般情况好，精神稍差，饮食可，睡眠差，二便调。患者颈部及左上肢疼痛稍减轻，左手仍感麻木。体温 36.0 ℃；脉搏 70 次/分；呼吸 18 次/分；血压 17.3/10.9 kPa(130/82 mmHg)。神志清楚，自主体位，查体合作。颈椎 MR 检查显示：“$C_{3\sim4}$、C_7～T_1椎间盘突出，$C_{5\sim6}$、C_7～T_1水平椎管狭窄；颈椎退行性变；鼻窦炎”。入院诊断：混合型颈椎病。

二、诊疗过程中的护理

(一)护理问题

(1)舒适度的改变与疼痛、颈部活动受限有关。

(2)自理能力下降与神经根、脊髓受压程度有关。

(3)焦虑与担心预后、疾病反复发作有关。

(4)跌倒的风险与椎动脉受压程度、快速扭转头部有关。

(5)知识缺乏与缺乏如何预防颈椎病的方法和相关药物用法的知识有关。

(二)护理措施

1.一般护理

(1)休息与活动：注意适当休息，避免头部剧烈转动。

(2)吸氧：头晕不适时，给予低流量吸氧。

(3)饮食护理：进食清淡、营养丰富、富含维生素的食物，忌食辛辣食物，戒烟酒。

(4)保持大小便通畅。

(5)病情观察：观察有无头晕、恶心、呕吐、麻木、视物不清、心动过速等。

(6)心理护理：消除精神紧张，积极配合各项治疗，以减轻疼痛，缓解肌紧张和痉挛。

2.专科护理

(1)保持正确的姿势。①坐：坐有靠背的椅子，颈背部挺直，臀部与膝部成 90°。工作时注意调整桌椅的高度，前臂与桌面平衡避免缩肩。座位靠近桌子以保持颈胸部挺直。避免长期低头位或头颈部处于固定姿势，工作 45 分钟后应该起来活动，定期做头颈后伸动作或颈部保健操。②卧：选择木板床，可维持脊柱的平衡状态，有利于颈椎病的防治。枕头的长度和高度应适宜，一般长度在 40～60 cm 或超过自己的肩宽 10～16 cm 为宜。枕的高度为人仰卧位时与其本人的拳头等高，侧卧位时，为一侧肩膀的宽度。这两种不同的高度可确保在仰卧位时保持正常的生理弯曲。保持良好的睡姿，使头颈部保持自然伸位，胸部及腰部保持自然曲度，双髋及双膝略呈屈曲状。

(2)颈围可固定颈椎于适当的体位和维持正常的生理弯曲。但急性期过后应去除，以防止颈部肌肉失用性肌萎缩及关节僵硬，不利于康复。

（3）牵引、手法、按摩、物理疗法等治疗后应卧床休息30分钟后再离床活动，以免出现颈部不适。

（4）医疗体操可锻炼颈背部肌肉，增强颈背部肌肉力量，保持颈椎稳定性。患者应在医务人员指导下循序渐进、幅度从小到大缓慢进行。

（张新晶）

第三节 腰椎间盘突出症合并神经根型颈椎病

一、病例分析

李某，女，63岁。患者10余天前无明显诱因出现腰及左下肢疼痛，门诊就诊，门诊以“腰椎间盘突出症”收入院治疗。患者一般情况可，精神可，纳眠可。腰部及左下肢疼痛较前减轻，颈肩部疼痛稍好转。体温36.4 ℃；脉搏74次/分；呼吸19次/分；血压17.9/9.7 kPa(134/73 mmHg)。神志清，精神可，发育正常，营养一般。腰椎磁共振检查显示：腰椎退行性变；$T_{11\sim12}$、$L_{3\sim4}$椎间盘膨出并$L_{1\sim2}$、$L_{2\sim3}$、$L_{3\sim4}$水平双侧侧隐窝狭窄；$L_{4\sim5}$、$L_5\sim S_1$椎间盘突出并椎管狭窄。入院诊断：腰椎间盘突出症；神经根型颈椎病；冠状动脉粥样硬化性心脏病。

二、诊疗过程中的护理

（一）护理问题

（1）舒适度的改变与腰椎间盘突出症所致的疼痛有关。

（2）日常生活能力下降与腰椎间盘突出症所致的感觉运动功能下降有关。

（3）躯体移动障碍与腰椎间盘突出症所致的运动功能下降有关。

（4）焦虑、恐惧与患者对疾病的了解较少有关。

（5）潜在并发症：跌倒、失用综合征。

（6）相关知识缺乏：缺乏如何预防腰椎间盘突出症和相关药物的用法。

（二）护理措施

1.一般护理

（1）按康复科一般护理常规。

（2）卧床休息，观察腰背疼痛、双下肢运动、感觉变化及大小便情况并记录好，下床佩戴腰围。

（3）指导患者避免使病情加重的因素，如弯腰拾物、久站、久坐、咳嗽等，并指导患者起床、下床、站立、下蹲的正确姿势。

（4）指导患者进行腰背肌锻炼，锻炼原则是循序渐进，量以患者耐受为宜，具体方法如下。①五式点：取仰卧位，头枕部、双肘、双足为支点，向上挺胸、挺腹，尽量使腰背离开床面。②三点式：取仰卧位，头枕部、双足为支点，向上挺胸、挺腹，尽量使腰背离开床面。③飞燕式：取俯卧位，双下肢并拢，双手分开置于身侧并同时伸直及抬头，双手后举，腹部为支撑点，形似飞燕。

2.专科护理

(1)卧硬板床加以薄褥或垫子,限制活动,不超过 7 天。

(2)进行牵引、推拿、手法等治疗后均应卧床休息 30 分钟,离床活动时宜采用腰围保护,使疗效得以加强。腰围不宜长期使用,一旦症状消失应及时取下,以防发生失用性肌萎缩及关节僵硬,不利于康复。

(3)保持正确的站姿。①站:头抬起、下巴内收、肩平直、挺胸、收腹、腰向后微凹。②坐:腰背坐直,双脚平放于地,使髋关节屈曲成直角。臀后靠,坐有靠背的椅子,可利用软枕保持腰的生理弧度。③卧:首选仰卧位,枕头的长度为 40～60 cm 或超过自己的肩宽 10 cm 为宜。④拾物时尽量避免弯腰,养成屈膝下蹲的习惯。⑤不可提取太重物件,尽量使用推车等工具搬运。

(4)加强腰背肌功能锻炼,注意选择合适的方法,动作准确、循序渐进、持之以恒。

(张新晶)

参考文献

[1] 呼海燕，赵娜，高雪，等.临床专科护理技术规范与护理管理[M].青岛：中国海洋大学出版社，2023.

[2] 孟红燕.护理综合技能实践[M].苏州：苏州大学出版社，2024.

[3] 王卫涛，赵洪艳，许春梅，等.常见疾病护理进展[M].上海：上海交通大学出版社，2023.

[4] 潘红丽，胡培磊，巩选芹.临床常见病护理评估与实践[M].哈尔滨：黑龙江科学技术出版社，2022.

[5] 于翠翠.实用护理学基础与各科护理实践[M].北京：中国纺织出版社，2022.

[6] 张文华，韩瑞英，刘国才.护理学规范与临床实践[M].哈尔滨：黑龙江科学技术出版社，2022.

[7] 朱玉珊.现代临床护理研究[M].成都：四川科学技术出版社，2024.

[8] 王玉春，王焕云，吴江.临床专科护理与护理管理[M].哈尔滨：黑龙江科学技术出版社，2022.

[9] 仇连美.临床护理理论与实践[M].上海：上海交通大学出版社，2024.

[10] 王林霞.现代临床护理概要[M].北京：中国纺织出版社，2024.

[11] 孙慧，刘静，王景丽.基础护理操作规范[M].哈尔滨：黑龙江科学技术出版社，2022.

[12] 张秀英，姜霞萍，王永霞.常见病护理评估与临床实践[M].哈尔滨：黑龙江科学技术出版社，2022.

[13] 张翠华，张婷，王静.现代常见疾病护理精要[M].青岛：中国海洋大学出版社，2021.

[14] 纪伟仙，王玉春，郭琳.基础护理学与护理实践[M].哈尔滨：黑龙江科学技术出版社，2022.

[15] 盛蕾.临床护理操作与规范[M].上海：上海交通大学出版社，2023.

[16] 李阿平.临床护理实践与护理管理[M].上海：上海交通大学出版社，2023.

[17] 曲丽萍，郭妍妍，马真真.临床护理学基础与护理实践[M].哈尔滨：黑龙江科学技术出版社，2022.

[18] 吴雯婷.实用临床护理技术与护理管理[M].北京：中国纺织出版社，2021.

[19] 韩典慧，王雪艳，冯艳敏.常见疾病规范化护理[M].哈尔滨：黑龙江科学技术出版社，2022.

[20] 石晶，张佳滨，王国力.临床实用专科护理[M].北京：中国纺织出版社，2022.

[21] 马英莲，荆云霞，郭蕾.临床基础护理与护理管理[M].哈尔滨：黑龙江科学技术出版社，2022.

[22] 潘莉丽，程凤华，秦月玲.基础护理学与常见疾病护理[M].哈尔滨：黑龙江科学技术出版社，2022.

[23] 傅辉.现代护理临床进展[M].上海:上海交通大学出版社,2023.
[24] 张锦军,邹薇,王慧.临床实用专科护理[M].哈尔滨:黑龙江科学技术出版社,2022.
[25] 梁晓庆.护理临床理论与实践[M].上海:上海科学技术文献出版社,2023.
[26] 于红静,郭慧玲.专科疾病护理精要[M].广州:暨南大学出版社,2023.
[27] 宋桂珍,吴小霞,刘莎,等.现代护理理论与专科护理[M].上海:上海交通大学出版社,2023.
[28] 刁咏梅.现代基础护理与疾病护理[M].青岛:中国海洋大学出版社,2023.
[29] 王芳.临床护理技能[M].北京:人民卫生出版社,2023.
[30] 赵振花.各科常见疾病护理[M].武汉:湖北科学技术出版社,2023.
[31] 刘华娟,孙彦奇,柴晓.常用临床护理技术操作规范[M].哈尔滨:黑龙江科学技术出版社,2022.
[32] 郑进,蒋燕.基础护理技术[M].武汉:华中科技大学出版社,2023.
[33] 刘玉杰.临床常见病护理操作与实践[M].北京:中国纺织出版社,2022.
[34] 曹娟,侯燕,贾慧.实用护理技术与临床实践[M].哈尔滨:黑龙江科学技术出版社,2022.
[35] 梁艳,甄慧,刘晓静,等.临床护理常规与护理实践[M].上海:上海交通大学出版社,2023.
[36] 陈建红.原发性高血压护理干预措施及实施价值研究[J].中国医药指南,2023,21(24):165-167.
[37] 骆林利.妇科护理中实施人性化护理的应用效果探析[J].中国医药指南,2023,21(10):34-37.
[38] 杜冰.整体护理在慢性肺心病合并心力衰竭护理中的应用价值[J].中国医药指南,2023,21(1):156-158.
[39] 胡保玲,李亚玲,王洁玉,等.我国护理领域中临床实践指南的相关研究情况[J].中国医药导报,2022,19(5):188-191,196.
[40] 王雪枚,霍姿君,张凌云,等.护理学理论与实践在基础医学研究中的应用探索[J].卫生职业教育,2022,40(15):12-14.